教育部哲学社会科学研究后期资助项目（17JHQ027）

活体器官
捐献与移植伦理

主审 夏 强 王明旭
主编 袁蕙芸 马 强

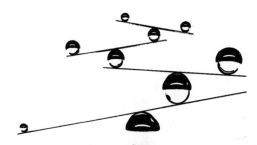

Ethics of Living Organ
Donation and Transplantation

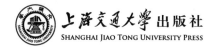

上海交通大学出版社
SHANGHAI JIAO TONG UNIVERSITY PRESS

内容提要

本书紧密契合中国器官移植事业的最新发展动向,借鉴国外器官移植管理模式与经验,首次在伦理学领域对中国活体器官捐献的实际情况进行系统研究,从医学人文的角度深入分析活体器官捐献的伦理问题,关注伦理学问题产生的根源,提出规范化管理的策略。具体包括国内外器官移植和捐献的发展现状及存在的问题,中国活体器官捐献个体、机构、社会这三个层面存在的伦理学问题,以及活体器官捐献的伦理监督管理和管理体系的建立。本书可供医学从业人员、机构伦理委员会成员和伦理学研究人员参考,也可供与人体器官移植与捐献相关的患者、家属及对医学伦理学感兴趣的人士阅读。

图书在版编目(CIP)数据

活体器官捐献与移植伦理／ 袁蕙芸,马强主编. ——
上海: 上海交通大学出版社,2019
ISBN 978 - 7 - 313 - 21503 - 1

Ⅰ.①活… Ⅱ.①袁… ②马… Ⅲ.①器官捐献－医
学伦理学 Ⅳ.①R193.3

中国版本图书馆 CIP 数据核字(2019)第 154923 号

活体器官捐献与移植伦理

主　　编:袁蕙芸　马　强
出版发行:上海交通大学出版社　　　　　　地　　址:上海市番禺路 951 号
邮政编码:200030　　　　　　　　　　　　电　　话:021 - 64071208
印　　制:苏州市越洋印刷有限公司　　　　经　　销:全国新华书店
开　　本:710 mm×1000 mm　1/16　　　　印　　张:14.75
字　　数:251 千字
版　　次:2019 年 9 月第 1 版　　　　　　印　　次:2019 年 9 月第 1 次印刷
书　　号:ISBN 978 - 7 - 313 - 21503 - 1/R
定　　价:68.00 元

编 委 名 单

（按姓氏汉语拼音排序）

序

进入 20 世纪以来，人体器官移植技术取得了令人瞩目的进步。由于其在应对人体器官机能衰退而导致的疾病方面具有巨大优势，逐渐成为根治中晚期重大病症的最具疗效的医疗技术之一。作为一项多学科、多环节的复杂临床技术，人体器官移植技术被誉为 21 世纪医学之巅，在延长寿命、改善生命质量，甚至是拯救濒危生命等方面，发挥着越来越大的作用。

然而，器官来源匮乏仍然是目前全世界面临的严峻挑战。当我在世界卫生组织任职期间就曾组织全球的有关专家探讨异种移植（xenotransplantation）的可能性。我国卫生部与世界卫生组织于 2008 年 11 月 19—20 日，还在我国长沙召开了第一届异种移植临床研究监管要求的全球磋商会议，但由于异种移植可能带来的各种风险，这一器官来源未能成为可行的现实方案。虽然 30 年来干细胞的研究，特别是近年来诱导多能干细胞（iPS）研究的突飞猛进，对衍生同种并且可个性化的器官移植有了殷切的期待，但当前器官移植的来源主要还是依靠活体器官和脑死亡患者的器官捐献。建立科学有效的器官捐献体系是克服器官短缺难题，促进器官移植事业迈入规范化和法治化轨道的重要举措。

开展活体器官移植是有效缓解器官短缺的重要途径之一，也是现阶段符合我国国情的重要选择，适合我国未建立"脑死亡法"的现实情况。以活体肝移植为例，活体器官移植的优点明显，如来源广泛；术前准备时间充分，因供肝来自活体，可选择最佳的移植手术时机；费用低；若供、受者为直系亲属，移植术后免疫排斥发生率相对较低等。

但是，我们也应该看到活体器官捐献移植有着更大的生命健康风险和更多的伦理争议。活体器官捐献本身是一项损己利人的高尚道德行为，在对捐献者只有风险和损害而没有好处的前提下，必须受到更加特定的制度的约束。

我国人体器官移植技术虽然起步较晚,但近些年取得了突飞猛进的发展,逐渐获得了国际同行的高度认可。2015 年中国器官移植成功过渡到全面进入公民捐献器官的历史变革阶段,世界卫生组织赞成中国在人体器官捐献和移植立法以及实践方面做出的重要改革。

器官捐献事业涉及众多濒临死亡的潜在捐献者和器官功能衰竭患者的生命健康权益,临床过程涉及面众多、伦理规范要求高,对相关医务人员有较高的职业素养和专业水平要求。

为进一步提高我国活体器官移植的技术水平,保证活体器官移植事业的健康发展,总结出一套较为成熟的与活体器官移植技术相适应的技术理论、法律规范和伦理操作规程显得十分必要。

为更好地维护器官捐献者和接受者的生命及健康权益,在医护人员器官移植技术水平不断提高的同时,更需要接受宽泛的伦理知识的培训,需要对从业人员有着较高的职业素养、专业水平和慎独精神等要求。社会人群也需要了解器官移植技术的基本概念以及相关问题,不断提高自愿捐献器官的意愿。

活体器官移植技术是一个极其复杂的医疗行为,《活体器官捐献与移植伦理》一书的研究内容全面实用,涉及活体器官捐献相关临床技术、法律、伦理、管理等多方面,对于医务人员、伦理委员会成员、社会民众普及活体器官捐献相关方面的知识,具有很好的指导作用。难能可贵的是,作者还在有关章节中提出了值得社会共同关注、探讨和完善的思路及问题。本专著的出版对中国器官移植技术在突飞猛进阶段不断健全工作机制,着力加大专业化、规范化建设具有一定的现实意义和重要的历史意义。

上海交通大学医学院附属瑞金医院终身教授
上海市临床研究伦理委员会主任
世界卫生组织前副总干事
联合国教科文组织生命伦理委员会委员

前　言

　　20世纪中叶以来，人体器官移植技术逐渐成为根治因器官功能衰竭导致的中晚期重大病症的最具疗效的医疗技术之一，在拯救濒危生命、改善生存质量、延长寿命、提升生命价值、倡导社会新风等方面，发挥着越来越大的作用。

　　近年来，我国活体器官移植在技术上逐步趋于成熟，并因活体器官具有器官质量好、排异发生率低、受者存活率高等诸多优势，逐渐受到社会尤其是患者及其家属和医生的重视与认可。活体器官移植在带给患者及其家属福音的同时，也因其特殊的器官来源方式和社会文化而引出诸多相关伦理原则的挑战，这些伦理挑战主要集中在器官捐献人和接受人合法权益的保障，以及对生命质量的影响等方面。新的医学技术能否得到伦理的充分辩护，已成为现代社会医学技术发展过程中无法回避的问题。随着医学技术的发展、医学人文的普及与社会法制的不断完善，活体器官移植在维护捐受双方的权利与重视生命质量等方面逐渐形成了某些共识，但仍有不少需要共同探讨、共同面对的质疑和难题。这种质疑和难题均根植于我国社会思想文化发展所处的阶段，受制于可供移植的器官数仍处于极其有限的现状。在这种特殊历史条件下，如何界定"应当"与"善"？如何坚守医学之本源？如何维护生命的尊严？医学伦理工作者、临床医务工作者与社会有关专家应当为此提供伦理的思考与辩护，引发更多的关心与研究，推动我国活体器官移植领域的发展和规范化、法治化进程。

　　鉴于此，我们首次共同就一个重大临床问题进行系统的伦理学论述与探讨，并编撰成册供各方参考。本书在编撰过程中主要立足于伦理学的基本理论、我国社会的现实状况和临床医疗实践来探讨器官移植（活体器官移植）与生命伦理学相契合的价值原则，需要关注和研究的相应伦理、法律问题，建议和展望等。希望通过本书，能为人体器官移植技术在活体器官移植领域更好地发展、拯救更多的生命、更好地维护生命的尊严和法制管理提供有益的参考。

在编者们的共同努力下,本书介绍了器官移植以及活体器官移植的相关概念、发展历史、管理实践等内容(第一章和第二章);医学伦理学的基本原则与捐献伦理(第三章);国内外活体器官捐献立法现状和管理概况(第四章和第五章);分别阐述活体器官捐献个体、机构、社会这三个层面的伦理问题(第六章到第八章);机构人体器官移植伦理委员会建设(第九章);研究如何进一步规范我国活体器官捐献的伦理管理体系(第十章);活体器官捐献的特殊案例及其特殊情形分析(第十一章和第十二章)

活体器官移植技术是一项极其复杂的医疗行为,对本身是健康人的活体器官捐献人而言,捐献器官后存有一定的生命健康风险。作为一部活体器官移植领域伦理学方面的著作,本书希望阐明的主要观点是:在全社会人体器官"供""需"失衡的状况下,严格法制管辖下的活体器官移植技术发展的利和弊,以及随之产生的伦理问题需要重视;活体器官捐献存在的伦理问题可分为个体、机构、社会三个层面;活体器官捐献对社会法制与伦理道德观带来的挑战与碰撞日益加深,进一步规范活体器官捐献的伦理评估与管理体系将有利于该技术的可持续发展。

本书是"教育部哲学社会科学研究后期资助项目"的研究成果(项目名称:活体器官捐献的伦理问题和规范化管理研究,编号:17JHQ027),全书编撰历时两年余,由于篇幅、时间和个人水平限制,定会存在诸多有待商榷和不完善之处,期待广大同道和读者批评指正。

编 者

2019 年 5 月

目　录

第一章

器官移植

导读语

进入 20 世纪以来，人体器官移植技术取得令人瞩目的进步。由于其在应对人体器官功能衰退而导致的疾病方面具有巨大优势，逐渐成为根治中晚期重大病症最具疗效的医疗技术之一，在延长寿命、改善生命质量、提升生命价值，甚至拯救濒危生命等方面，发挥着越来越大的作用[1]。

中国人体器官移植技术虽然起步较晚，但近些年取得了突飞猛进的发展，逐渐获得了国际同行的高度认可。为了明确活体器官移植和捐献的相关问题，有必要了解器官移植的基本概念。本章将介绍器官及器官移植的相关概念、发展历史、实践和管理等内容。

第一节　器官及器官移植概述

人体器官移植技术经过漫长的发展历程,已经成为一项具有划时代意义的现代医学标志技术之一。其重大意义在于从根本上改变了救治因器官功能衰竭而濒临死亡患者的传统救治方法,极大地提高了临床的治愈率和缓解率,给很多患者带来绝处逢生及重返工作岗位与社会生活的机会,有效地提高了患者的生存质量,总体上节约了医疗费用,降低了社会成本,提高了社会劳动生产率,增强了社会的稳定性,尤其是在以独生子女为主的中国更具有重要的意义。

与其他传统医疗方法相比,器官移植技术在带给器官衰竭患者希望的同时,也给社会伦理、法律法规和管理带来了一定的冲击与挑战,产生众多需要探讨与研究的问题。

一、基本概念

1. 器官

器官(organ)是进行人体器官移植技术的基础。不同的学科对于器官的定义有不同的科学内涵,本书中提及的器官主要指人体器官。《辞海》中对器官的解释是:器官是生命体中能够行使一定功能的结构单位。《人体解剖学和组织胚胎学》的定义为:器官是由几种不同的组织结合成的具有一定形态和功能的结构,如心、肺、肾、胃、肝等。在法律中,各国对于器官所包含的内容有所差异,有些国家把某些人体组织移植也统筹到器官移植中进行统一立法规制[2]。

我国《人体器官移植条例》明文规定,该条例所涵盖的器官包括心脏、肺脏、肝脏、肾脏和胰腺等器官的全部或部分。器官由不同的组织构成,且本身也是生物个体的组成部分,在生物体中能独立行使某些生理机能。随着现代医学科技的快速发展,医学界对于"器官"一词的覆盖范围也在不断拓展,器官移植领域也不断扩大。正是医学技术的进步,使得活体器官在一定时间内保持其生物学活性,以及人体中的某些器官具有巨大的代偿功能,在正常情况下并未满负荷使用这些功能,这就为尸体器官和活体器官移植提供了一定的可能性。

2. 器官移植

器官移植(organ transplantation)的概念目前主要有以下表述。

(1) 器官移植通常指用手术的方法,将整个保持活力的器官移植到自己或另一个体体内的某一部位,临床上用来治疗一些已不能用其他治疗方法治愈的器官致命性疾病[3]。

（2）器官移植指用手术的方法将一个有活力的器官摘除并将其置于同一个体（自体移植）,或另一个体（同种异体移植）,或不同个体（异种移植）的相同部位（原位）或者不同部位（异位）的医疗手段。被摘除器官的身体称为供体,接受器官的身体称为受体,被移植的器官称为移植物[4]。

（3）器官移植也称脏器移植,即用手术方法将整个保持活力的器官移植到自己或通常是另一个体体内的某一部位[5]。

（4）器官移植是通过手术等方法,替换某一个体体内已损伤的、病态或衰竭的器官,也指将体内的器官移位[6]。

尽管理论界对器官移植概念的表述各有不同,但是本质上都体现了该概念的基本内容。综合前述和目前临床器官移植技术的发展,器官移植就是指在医学领域以拯救和改善人的生命和生存质量为目的,以手术为实现方式,将整个或部分保持活力的供体器官移植到受体身上的医疗过程。

中国的《人体器官移植条例》对人体器官移植的定义：是指摘取人体器官捐献人具有特定功能的心脏、肺脏、肝脏、肾脏或者胰腺等器官的全部或者部分,将其植入接受人身体以代替其病损器官的过程。

目前,人体器官移植是治疗因器官衰竭而导致疾病的最有效方法,是挽救因器官基本或完全丧失功能而生命垂危患者的有效措施之一。例如,终末期肝硬化、终末期肾衰竭等。

二、人体器官可移植的范围

随着医学科学的发展及对器官移植中“器官”概念的拓展,传统认识的“器官”已经从肾脏、肺脏、心脏、肝脏、胰腺等重要器官扩大到了子宫、小肠等。治疗过程中冠以器官移植一词的则更多,如：肢体、耳朵、鼻子、骨、皮肤、组织等移植,还有将骨髓移植和细胞移植等也纳入其中的表述。从现代医学技术进步角度看,人体一些大的器官基本上都可以进行移植,除了心脏、肺脏、肝脏、肾脏、胰腺、小肠、皮肤等,断肢、断指、角膜、血管、软骨等组织的移植也已经非常成熟,还有一些器官的移植处于实验和伦理论证与辩护阶段,个别器官的移植还存在较大的认识分歧和伦理问题,比如全脸移植、子宫移植、大脑移植等。

1. 肾移植

肾移植（kidney transplantation）作为目前公认的治疗终末期肾脏疾病最理

想的方法之一,临床移植技术成熟,来源相对较多,成功率高,越来越受到医院、家庭和社会的关注。肾移植开创了移植先河,是器官移植的"先驱"。

目前,全球有130余万人接受了器官移植,其中肾移植受者逾百万人,与其他脏器移植相比,肾移植手术例数和临床效果迄今仍居所有器官移植手术的首位。同种异体肾移植已成为当代医学界挽救慢性肾衰患者生命最有效的措施,是终末期肾病患者最佳的替代治疗方法。

1954年12月23日,美国波士顿哈佛大学默里(Murray)等成功施行了世界上首例同卵双生子间的肾移植,由Murray、Harrison和Merrill共同完成了这例具有里程碑意义的肾移植手术。

中国器官移植始于20世纪60年代,虽然起步较晚,但发展速度较快。1960年,吴阶平院士成功完成第一例人体肾移植手术。1972年,广州中山医科大学第一附属医院开展了首例活体肾移植,受者存活一年以上。目前,肾移植已成为各种器官移植中数量最多、成功率最高的大器官移植项目之一,肾移植也成为临床上的常规手术。据报道:2016年底我国登记的年度肾移植数累计已达12万余例次,而且每年均以突破5 000例次的速度在增长。无论数量和质量上均位于世界前列,仅次于美国,居世界第二位、亚洲之首。

2. 肝移植

肝移植(liver transplantation)的概念于1955年首次在文献中被提出,1956年美国加州大学的Jack Cannon教授首次提出了肝移植的实验设想并进行了动物实验,然而受限于当时手术技术、排斥反应应对条件的限制并未能很好地进行下去。20世纪60年代初期,被认为是"肝移植之父"的美国Thomas Earl Starzl医生首先提出了应用硫唑嘌呤和类固醇进行的二联免疫抗排斥治疗方案,并于1963年成功进行了3例肝移植临床手术,但限于该时期的技术手段有限,患者肝移植术后情况并不理想,存活时间均未超过1个月。

中国肝移植起步于20世纪70年代。自1977年起,华中科技大学同济医院的裘法祖教授、夏穗生教授及其研究组,上海第二医学院(现上海交通大学医学院)附属瑞金医院董方中、林言箴教授及其团队同期分别开展了临床原位肝移植术,揭开了我国临床肝移植的序幕。2017年,肝脏移植手术的总例数达到4 732例,其中公民逝世后捐献肝脏移植的手术是4 138例,而亲属间的活体肝脏移植手术是594例。

3. 心脏移植

公元前5世纪我国就有扁鹊进行换心术的记载,是人类最早关于心脏移植

(heart transplantation)的记录。早在 20 世纪初期,医学科学家就开始了对心脏移植的研究。1967 年 12 月,南非的 Bernard 医师在首都开普敦成功施行人类第一例同种异体原位心脏移植术,患者是 53 岁的缺血性心肌病患者。虽然术后患者仅存活 18 天,死于肺部感染,但他的初步成功引起全世界瞩目,使心脏移植翻开了崭新的一页。20 世纪 80 年代,由于环孢霉素的诞生、心肌保护技术的改进、外科技术的提高等原因,共同为心脏移植术开辟了一个新时代。

目前全球已有 7 万余例患者接受了心脏移植手术,手术成功率在 95% 以上,5 年生存率在 76% 以上,最长存活者达 30 余年。我国于 1978 年 4 月由上海第二医学院(现上海交通大学医学院)附属瑞金医院张世泽医师为一例 38 岁风湿性心脏瓣膜病患者施行首例心脏移植术,术后存活 109 天,这也是亚洲第一例心脏移植术。1992 年 3 月 20 日,北京安贞医院成功完成中国第 2 例心脏移植术。1992 年 4 月,哈尔滨医科大学附属二院夏求明教授完成心脏移植术,患者获得长期存活。此后,福建等地也陆续开展了心脏移植技术。近年来,陆续有心脏移植术后生存期超过 20 年的病例,而且大多数患者术后可以重返工作岗位并获得正常人的生活质量。我国 2017 年完成心脏移植术 442 例,相比 2016 年增加了 21.2%。

4. 肺移植

肺移植(lung transplantation)的实验研究开始于 1946 年的苏联。此后,在动物实验的基础上,1963 年 6 月 11 日,美国密西西比大学医学中心 James Hardy 等为一位 58 岁左侧肺门部鳞癌、对侧肺气肿的患者进行了首例人类肺移植,术后第 18 天,患者死于肾衰竭。20 世纪 90 年代,肺移植在世界各地广泛开展,在南美洲、北美洲、欧洲和澳洲都取得了巨大成功,欧美国家的肺移植技术已经相当成熟,但在亚洲地区肺移植相对落后。1996 年,Takagi 调查了亚洲 11 个国家及地区的肺移植情况,其中泰国自 1993 年 2 月完成首例双肺移植,至 1995 年行肺移植 22 例;中国香港地区完成 3 例肺移植;沙特阿拉伯报告至 1994 年行单肺移植 4 例。

中国肺移植起步较早,1979 年北京结核病研究所辛育龄医师就为 2 例肺结核患者行单肺移植术,因急性排斥及感染无法控制,分别于术后第 7 天和第 12 天将移植肺切除。1995 年 2 月 23 日,首都医科大学北京安贞医院陈玉平医师为一名终末期结节病肺纤维化患者行左侧单肺移植,术后存活 5 年 10 个月,成为中国首例成功的单肺移植案例。1998 年 1 月 20 日,北京安贞医院又为一名原发性肺动脉高压患者在体外循环下行双侧序贯式肺移植,术后存活 4 年 3 个月,成为中国首例成功的双肺移植患者。2017 年中国肺移植的手术量达到了

299 例,与 2016 年同期相比增加了 46.6%。

5. 胰腺移植

胰腺移植(pancreas transplantation)是指将带有血管并有活力的胰腺全部或节段移植给另一个体,使受者获得其所缺乏的胰腺分泌功能。鉴于胰腺与糖尿病及糖尿病肾功能衰竭的密切关系,临床上将胰腺移植的种类分为单独胰腺移植(pancreas transplantation alone,PTA)、肾移植后胰腺移植(pancreas after kidney transplantation,PAK)和胰肾联合移植(simultaneous pancreas-kidney transplantation,SPK)。胰腺移植是治疗 1 型糖尿病、部分 2 型糖尿病的有效方法。成功的胰腺移植能维持正常的糖代谢功能并可以阻止和逆转糖尿病并发症。胰肾联合移植则能同时治疗糖尿病及糖尿病性肾衰竭。近年来,随着外科技术的不断改进和新型免疫抑制剂的应用,胰腺移植取得了长足进步,胰肾联合移植的受者和移植的胰腺 1 年存活率不断提高,胰腺移植的临床疗效已经达到心、肝、肾等同种器官移植的同等水平。

1966 年 12 月 17 日,Kelly 和 Lillehei 等在明尼苏达大学施行了全球首例临床尸体胰肾联合移植术,术后受者的血糖水平立刻恢复正常,并停用胰岛素,移植脏器有功能存活 2 个月,受者死于排斥反应和败血症。此后至 1973 年,Lillehei 等又施行了 13 例胰腺移植,仅 1 例移植的胰腺有功能存活超过 1 年,其余均因各种原因失败。

中国的胰腺移植起步较晚。1982 年,武汉同济医院器官移植研究所施行了中国首例胰腺移植;1989 年,该院又实施了中国首例胰肾联合移植。

此后,胰腺移植的发展大约经历了两个阶段。第一阶段(1989—1999):为起步阶段,全国 20 多个单位共施行 68 例胰肾联合移植。由于外科技术不成熟、缺乏强效免疫抑制剂及围手术期处理经验,术后受者和移植胰腺 1 年存活率均不足 5%。第二阶段(2000—2014):全国共施行胰肾联合移植超过 300 例,随着外科技术的不断进步,以及新型免疫抑制剂的应用和临床经验的逐步积累,受者和移植胰腺的 1 年存活率不断提高,手术成功率有了显著提高,并出现了一批长期存活病例。第三阶段(2015 至今):自 2015 年开始,中国器官移植全面进入了公民器官捐献时代,器官来源发生了根本性改变,胰腺移植技术加快普及和提高,面临着新的发展机遇和挑战。

截至 2016 年底,全球胰腺移植和胰肾联合移植已超过 40 000 例,其中 80% 以上为 SPK。大样本 SPK 长期随访结果显示,受者的 5 年和 10 年生存率已达 81% 和 67%,移植胰腺 5 年和 10 年存活率为 73% 和 60%。临床数据表明,急性胰腺炎、急性膀胱炎、术后感染、血管栓塞、缺血/再灌注损伤、免疫排斥反应等并发症影响胰腺移植成功率,是导致移植胰腺慢性失功的危险因素。

6. 小肠移植

小肠移植(small bowel transplantation/intestinal transplantation,SBT/IT)是指将一定长度或全部的异体小肠通过血管吻合、肠道重建的方式移植给因解剖和(或)功能性原因导致小肠解剖结构的缺如或消化、吸收功能丧失,需终身依靠营养支持维持生命的患者,通过移植小肠、免疫抑制等一系列治疗,使移植肠在患者体内有功能存活,并以此维持患者生命甚至恢复劳动力的医疗技术。鉴于小肠的特殊性,小肠移植技术属于器官移植领域中难度较大、发展较慢的器官移植技术之一。

1959 年 Lillehei 首次报道肠移植的动物实验研究。1964 年,美国 Detterling 首次尝试实施人体小肠移植,共尝试了 2 例,移植肠分别于术后 12 小时和 2 天后坏死,予以切除。1988 年,德国 Deltz 等施行亲姐妹间节段肠移植存活时间达 61 个月;同样是在 1988 年,加拿大 Grant 成功施行了首例小肠与肝脏联合移植。之后随着免疫抑制剂的发展和外科手术技术的进步,全球小肠移植的数量开始逐渐增多。

中国肠移植的动物实验研究工作始于 20 世纪 80 年代中期。南京军区总医院(现东部战区总医院)于 1994 年成功施行了亚洲首例临床异体肠移植,受者存活了 310 天。该院于 2003 年又成功实施了国内首例肝小肠联合移植。目前中国已有南京、西安、北京、广州、武汉、天津、上海、哈尔滨、杭州、内蒙古等多家移植中心,全国实施的小肠移植手术达 30 余例,最长存活时间已达 10 余年[7]。

第二节　器官移植的分类

一、根据器官移植术的特点分类

按供者和受者的遗传学关系、移植物植入的部位、移植物的活力、器官移植的数量可以有 4 种不同分类法。

1. 按移植器官供受双方的遗传学关系分类

根据移植器官供受双方的遗传学关系,可分为自体移植、同系移植、同种异体移植和异种移植。

(1) 自体移植：是指供者与受者系同一个体，移植后不引起排斥反应。若将移植物移到原来的解剖位置，称为再植术，如断肢再植；若移植到另一部位，则称异位移植，如自体皮肤移植、肾动脉狭窄患者切除狭窄段动脉后实施的自体肾移植等。

(2) 同系移植：也称同质移植，指移植物取自遗传基因与受者完全相同的或基本相似的供者，如同卵双胞胎间移植，移植后少有发生排斥反应。

(3) 同种异体移植：指供者和受者同一种族但非同一个体，由于受、供者的遗传基因差异等原因，移植后常会发生不同程度的排斥反应。同种异体的器官移植，是目前临床上应用最广泛的移植方法。按供者情况可分为活体移植和尸体移植。

(4) 异种移植：指不同种之间的组织或器官移植，移植后可引起强烈的排斥反应。因涉及人类遗传基因安全、人畜共患病的风险防范，以及极高的排斥率等预后与伦理问题，目前全世界认知总体统一，禁止临床开展此类器官移植。

同种自体移植和同种异体移植的区分标准是在同种器官移植中，捐献人和受体是否为同一人。前者是指摘取自身可再生器官并把它置于同一个体中，临床上主要是指植皮术等；后者是指捐献人和受体非同一人，也就是说把捐献人的器官移植到受体身上，即通常所指的器官移植。

2. 按移植物植入的部位分类

按移植物植入的部位分类，可分为原位移植、异位移植和原位旁移植。

(1) 原位移植：是指移植器官植入到受者该器官的原解剖位置。

(2) 异位移植或辅助移植：是指移植物植入到该器官原解剖位置以外部位。

(3) 原位旁移植：是指移植物植入该器官原解剖位置旁边。

3. 按移植物的活力分类

按移植物的活力分类，可分为活体移植和结构移植或支架移植。

(1) 活体移植：是指移植物在移植的过程中始终保持活力，在术后即能恢复其原有功能。临床上大部分移植均为活体移植。

(2) 结构移植或支架移植：指移植物已丧失活力（一般如骨、软骨、血管、筋膜等），移植后仅提供支持性基质和机械解剖结构，使受者的同类细胞得以生长存活，术后不会发生排斥反应。

4. 按器官移植的数量分类

按器官移植的数量分类可以分为单独移植、联合移植和多器官移植。

(1) 单一或单独移植：是指每次仅移植单个器官，如肾、肝或心脏移植。

（2）联合移植：本书中指两个器官同时移植到一个受者体内，如胰肾、肝肾、心肺联合移植等。

（3）多器官移植：是指同时移植 3 个或更多的器官到同一个受者的体内。

二、根据人类移植器官来源分类

根据人类器官移植所使用的器官来源分类主要有人类活体器官移植、人类尸体器官移植和其他供体来源等。

1. 活体器官移植

活体器官移植（living donor organ transplantation）是指通过手术等方法，由健康的捐献人（供体）提供其可供摘取和替换的健康器官以替代患者（受体）体内已经受到严重损伤、病态或者衰竭的器官。活体器官移植的供体为健康人，捐献的器官类型以肾脏最多，其次为部分肝脏，小肠和胰腺则比较罕见。（注：本段的"活体器官"系人体器官移植学界业内专业术语，区别于第 8 页"**3. 按移植物的活力分类**"方式。）

活体器官移植不同于尸体器官移植，活体器官移植的首要前提是保障捐献人的生命健康，在此基础上捐献人自愿提供生理上和技术上可以摘取的器官移植给他人[8]。在目前的医学技术条件下，从临床数据反映来看，活体器官移植无论是在手术的成功率上，还是在术后受体恢复和存活时间上，都明显优于尸体器官移植。

活体器官供体有多种分类方式。按血缘关系分，可分为亲属活体供者和非亲属活体供者两大类。前者因为血缘接近、排斥反应较弱，故在器官匹配上较为容易，移植成功率也更高。按情感关系分，可分为情感型供者（如师生、朋友、夫妻等）和非情感型供者。也有学者提出，还可依照利他利己划分，并给予供者一定的回赠等。

从免疫学的角度看，亲属之间，尤其是直系亲属之间基因相似比例较高，情感归属性较强，可以在较少抗免疫药物投放的情况下匹配器官程度更高，这也解释了世界上首例器官移植在技术相对落后时仍然可以在一对同卵双胞胎身上匹配成功的原因。

大量的医学实践表明，活体器官移植的效果，诸如在术后患者的存活时间、身体素质等方面，都优于尸体来源的器官移植。通过对当前中国已经成功开展的亲属间肾移植的统计结果来看，术后 1 年的存活率高达 97%，而存活 4 年和 10 年的比例分别为 90% 和 82%，超过 50% 的患者生存时间超过 19 年。以上这些数据也表明了器官移植技术层面的可靠性。

在国外,例如在日本,虽然肾移植数量少于我国,但活体移植率高达70％;在美国,活体器官移植约占30％,2003年前后高达50％。另外,医学研究表明活体肾移植的存活期平均为21年,比尸体移植长8年之多。造成这种差距的原因目前尚无定论,但尸体移植中器官存在不同程度受损确是不争的事实。

2. 尸体器官移植

人体器官移植(human organ transplantation)是指摘取人体器官捐献人具有特定功能的心脏、肺脏、肝脏、肾脏或者胰腺等器官的全部或者部分,将其植入接受人身体以代替其病损器官的过程。目前,器官移植界通常将移植用的器官来源于临床判定捐献者已经死亡后切取的器官开展的移植称为"尸体器官移植";将移植用的器官来源于直接从健康人体中切取的器官而开展的移植称为"活体器官移植"。从本质上理解,两者的核心区别在于捐献的器官在切取时,捐献者是否在临床上已经被判定为死亡。

尸体器官捐献(deceased donors)又称公民逝世后器官捐献,指公民生前表示同意或未表示不同意捐献其人体器官的,逝世后其配偶、成年子女、父母可以书面形式共同表示同意捐献该公民人体器官的意愿;或由公民生前授权委托人、监护人以书面形式代其表达捐献器官的意愿。理论上,目前我国现行通过公民逝世后器官捐献而取得的尸体器官主要通过三种方式在临床上判定捐献者是否已经死亡。中国一类(C-Ⅰ)即国际标准化脑死亡器官捐献(donation after brain death, DBD);中国二类(C-Ⅱ)即国际标准化心死亡器官捐献(donation after cardiac death, DCD)(见《卫生部办公厅关于启动心脏死亡捐献器官移植试点工作的通知》附件2);中国三类(C-Ⅲ)即中国过渡时期脑-心双死亡标准器官捐献(donation after brain death plus cardiac death, DBCD)。

其中,中国一类(C-Ⅰ)DBD是根据"脑死亡标准"确认患者已经死亡后立即对捐献器官进行切取。DBD实行有三个条件:一是经过严格的医学检查后,各项指标符合脑死亡国际现行标准和国内最新脑死亡标准[9],由认证专家明确判断为脑死亡;二是家属完全理解,选择按脑死亡标准停止治疗,并同意捐献器官;三是获得案例所在医院审核组织的同意。

当前,我国主要是通过三类(C-Ⅲ)即中国过渡时期"脑-心双死亡标准"器官捐献(donation after brain death plus cardiac death, DBCD)来推进和实施公民逝世后器官捐献工作。并明确规定:"给供体治疗、移植的医生不得参与器官捐献者死亡与否的判定工作"。

我国于 2015 年成功实现了移植器官来源的根本性转型,公民自愿捐献器官成为器官移植的唯一合法来源,其中包括公民逝世后器官的自愿捐献及亲属间、"有帮扶关系"的活体器官捐献两种形式。经过近十年的努力,我国已经初步建立了符合国情的人体器官捐献与分配工作体系,建立了科学的器官移植申请登记系统与尸体器官的计算机分配系统,实现了器官移植的量、质双升。从数量上看,2015 年,也就是实现器官移植根本性来源改革的这一年,我国公民逝世后器官捐献数量是 2 766 例,而在 2016 年就达到了 4 080 例,提高了近一倍。2017年我国公民逝世后自愿捐献达到了 5 146 例,年均增长速度已经超过 20%,增长速度极快,捐献例数居亚洲第一、世界第二。截至 2017 年底,公民逝世后器官捐献已累计突破 1.51 万例,捐献大器官近 4.2 万个,每百万人口年捐献率从 2010年的 0.03 上升至 3.72(数据来自国家卫生健康委员会 2018 年 7 月 31 日新闻发布会文字实录)。

尸体器官捐献是我国乃至世界移植器官的主要来源,不同的标准对死亡的判定会产生时间上的不同,而供体从心跳停止至器官移植入供体的时间间隔长短对尸体器官移植的成功率具有极其重要的意义。用传统的心脏死亡标准(或心跳呼吸均停止的标准)来确定个体死亡时,器官会随着血液循环衰竭进入缺血缺氧状态而坏死,在现今条件下器官的生物活性与捐献者死亡时间长度呈负相关,即心肺死亡时间越长,器官的生物活性越低。心肺功能停止的时间直接影响捐献器官移植的成功率,影响受者的康复状况。相较之下,脑死亡者的遗体器官更能保持良好的生物活性,有助于器官在受体内维持应有的功能状态,进而提高手术的成功率和康复效果。虽然目前我国医学界已从技术层面明确了临床实施脑死亡判定的标准及流程,但我国尚无对脑死亡做出相关立法,且如何判断"死亡"还涉及公众、患者家属的理解度和接受度,受制于社会法制环境、医学实践和医学伦理学的发展等。从另一个角度分析,也应该看到,尽管目前大部分患者家属还无法接受脑死亡判定标准,但是从近年来人体器官捐献的实际状况看,对死亡判定方式的认识在部分人群中正在悄然发生变化。因此,就总体而言,目前我国脑死亡器官捐献尚无法代替心死亡器官捐献,公民逝世后器官捐献仍需进一步推广和宣传,科学的死亡判定标准应通过各种科普渠道广为传播。

虽然在目前历史阶段,活体器官移植在移植存活率等诸多方面都优于尸体移植,但尸体器官移植的比例仍将远远高于活体器官移植,达到 60%,甚至 80%。

另一方面,需要器官移植的患者日益增多,可用于捐赠的尸体器官的损失却只增不减,这使器官移植陷入需求急剧增多而供体相对需求增量不足的境地。

中国人口数量庞大,对器官的需求远超国外。中国每年的死亡人数将近 900 万人,其中非正常死亡人数超过 300 万人,限于对死者须留全尸等观念的束缚以及相关法律的欠缺,死者的处理办法多为火葬或土葬的传统。事实上,从器官移植的需求角度来看,这些死者的某些器官仍然可以造福在病痛中挣扎的患者。

3. 其他供体移植

其他供体移植是指除上述活体器官、尸体器官这两种常见移植供体外,在临床实践中还存在着动物器官、人工器官、克隆供体、异种器官供体、胎儿供体等类别的供体[10]。这些类别的供体在临床应用中相对较少,大多还处于实验阶段。

(1) 克隆供体移植(clone donor transplantation):指采用实验室"克隆"技术复制出与人类遗传性状完全相同的器官,然后将此克隆供体植入人体的医疗行为过程。这也是人们在克隆羊"多利"成功出世后提出的一个新概念,旨在通过"克隆"技术与其他基因技术的结合拓宽器官供体的来源渠道,但"克隆技术"兴起多年来始终未得到大范围推广,主要在于克隆技术涉及对人类基因与胚胎干细胞的操作与改变,涉及"克隆"中一系列的管控风险及对"克隆"生命体的长期健康安全与人类长远的安全问题,有待科学与伦理的不断论证,防止一旦失控与失误,后果不堪设想。

(2) 异种供体移植(xenotransplantation):指采用非人类的生命体组织或器官移植到人类身体上的医疗行为过程。因涉及人类遗传基因安全、人畜共患疾病的风险防范,以及极高的排斥率等预后与伦理问题,目前全世界认知基本统一,禁止临床开展此类主要器官移植。

迄今为止,临床上运用动物进行器官移植的数量少,效果并不理想。主要原因有以下几个方面:现有的大型哺乳类动物作为供者各有优缺点,尚未选出一种理想的动物供者;异种移植后将出现各种急性排斥和慢性排斥;人畜共患疾病和某些供者动物易患病可能跨越种间屏障危及人类受者,甚至是社区健康;动物脏器功能能否长期替代人类脏器功能尚无答案[11]。

(3) 新型材料供体(new material donor):近年来,医学与其他领域的先进技术紧密结合,科学家研究金属、塑料等新型材料制造出心脏起搏器、髋关节、膝关节等,尤其是生物材料与现代智能 3D 打印技术的应用与发展,使人体的部分组织、器官面临着新的机遇。尽管目前新型材料供体在功能上还不能与人体的自然器官相提并论,但是技术更新与完善却非常迅速,越来越受到医学界的重视。

(4) 胎儿供体(fetal tissue transplantation):专指利用医学上鉴定死亡或淘

汰的胎体作为供体,为器官移植提供胚胎。选择胎体作为供体的主要原因在于胎体排斥反应较少,在器官移植时更容易成功。但是,胎体的来源只能是晚期的胎儿,而早期或中期引产涉及重要的伦理法律问题,在国际上是明令禁止的。这类供体占比很少。

三、同种移植和异种移植

根据器官的提供者(供体)和器官的接受者(受体)是否为生物学的同一种可以将器官移植分为同种移植和异种移植。同种移植(allotransplantation),是指移植中供受体同属于生物学上同一种群而开展的器官移植。异种移植(xenotransplantation)又称跨种移植,是指移植中的供受体分属于生物学上的不同种族而开展的器官移植。

随着人体器官移植的广泛开展,供体器官来源越来越困难。为了寻求解决器官供不应求问题的新途径,推进医学科技的发展,国外较早开展了异种器官移植研究,有些已进入临床实验阶段。我国异种移植研究起步很晚,尚处于基础研究阶段。从长远来看,异种移植理论上存在,有可能成为同种移植的补充;更重要的是从人类科学进步角度看,异种移植研究具有突破种属屏障的意义。因此,异种移植研究除了探索临床治疗方面的价值外,在揭示自然规律上也有重要意义[12]。

最早的异种移植是在 1905 年,法国医生普林斯特罗(Princeteau)将兔肾切片移植到人的肾包膜下用来治疗尿毒症,结果无效。之后,他把家兔肾移植给一个肾衰竭的儿童,术后移植肾排尿良好,但患儿术后 16 天死于肺部感染。1906年,法国医生乔布雷(Jaboulay)把猪肾异种异位移植给一位慢性肾衰竭的女性患者,由于超急性排斥反应未能成功。其后 10 年中,也有过猪、羊、猴的肾脏移植给人的尝试,均未成功。

20 世纪 60 年代免疫学机制被揭示。由于灵长类动物与人类的亲缘关系最近,人们考虑利用灵长类动物器官进行移植。已经开展的移植研究均在美国进行,其中临床异种肾移植完成了 20 余例,移植肾存活时间最长的 1 例达 9 个月。但问题随之而来:① 不同种类生物间器官移植是否会显著增加不同种类间的人类不可知疾病传播风险;② 灵长类动物数量稀少,价格昂贵,且在国际上大多属于珍稀保护动物;③ 灵长类动物世代间隔长,繁殖率低;④ 人工喂养困难;⑤ 器官尺寸匹配度差;⑥ 灵长类动物与人类有亲缘关系,对灵长类动物的保护要求使研究试验同样具有严格的伦理审核和伦理保护。因此,灵长类动物难以成为临床异种移植最适宜的供体来源。

目前异种器官移植的研究多集中于使用猪的器官作为异种供体源,因其具有如下优势:① 猪的器官在大小、解剖和功能上与人相近;② 饲养容易,繁殖迅速;③ 与人亲缘关系远,传染疾病的概率小;④ 可通过基因调控来增强供体器官的匹配性;⑤ 与灵长类动物相比,伦理学方面的问题较少。尽管猪能源源不断地为人类提供器官来源,但异种移植面临着巨大的科学和伦理问题,短时间内很难逾越。

第三节　人体移植器官的获得方式

基于不同国家和地区的不同法律法规、文化传统、风俗习惯、社会经济的发展状态及对生命权利的认识,各个国家和地区对人体器官移植的来源限定有所不同,主要为自愿捐献、推定同意、器官商品化三种形式。

一、自愿捐献

自愿捐献(voluntary contribution)是指自然人生前自愿表示,在本人死亡后,由其执行人将遗体的全部或部分捐献给医学科学事业和临床移植;或生前未表示是否有捐献意愿的自然人死亡后,由其直系亲属将遗体的全部或部分捐献给医学科学事业和临床移植的行为。

自愿捐献在实施过程中,一般有两种形式:口头形式和书面形式,如本人的直接表达和直系亲属(或监护人)的表达。自愿捐献中有通过谈话(临终遗言、嘱托等)的形式表达自己的捐赠意愿,最后形成书面捐赠书的;也有因失去意识而无行为能力的患者其直系亲属(或监护人)通过电话、口信、面谈等方式,最终在现场签订自愿捐献证书。部分亲属因限于条件而代濒临死亡、失去行为能力的重症患者表达捐献意向时,采用电报、邮件、电话、转托口信等提出"自愿捐献"器官。这种"自愿捐献"的表达虽然极为简约、易行,但在实践过程中存在事中难以核实、容易失真等问题,易引发法律纠纷和伦理问题。

由于器官的捐赠与普通物品的捐赠存在着诸多不同,直接涉及捐赠者生命体征的延续与否,涉及捐献反悔将影响受者的医治和病情稳定,涉及捐献者直系亲属(监护人)之间的权利等。在活体器官捐献中还涉及捐赠者的自主权利、身心健康、名声荣誉、亲属意愿以及受赠者术后存活时间、生活质量等多个方面。

对自愿放弃治疗希望实现器官捐献者、濒临死亡失去意识者(但身边有监护人或者直系亲属守护者)一般不应该实行口头捐献方式。对于突发重症、事故而身边没有监护人与直系亲属照护者,监护人或直系亲属通过电报、邮件、文件、远程电话、口信等非直接的书面形式提出希望捐献器官,具有一定的合理性。但是工作人员也要严格按照规定与程序操作,保留原始录音及其他旁证,尽量形成证据链。

近年来,有些关于捐赠形式的法律法规也逐步出台,2005 年制定的《福建省遗体和器官捐献条例》、2003 年制定的《深圳经济特区人体器官捐献移植条例》等就捐赠形式的相关内容,如口头捐赠的各种限制条件,明示同意的行使情境等都有所涉及。

二、推定同意

推定同意(presumed consent):一般是指在死者本人生前没有明确表示不愿捐献器官的情况下,根据不同的方式由其近亲属或者医生将其器官捐献的原则,此原则适用的主要目的是鼓励人们捐献其身后器官。

推定同意有别于自愿捐赠。推定同意是部分国家或地区针对死者器官捐赠的一项原则,即死者生前如果没有明确表示不捐献器官,则默许为死后愿意捐献,且其亲属不得反对;但在行使的过程中,多半会征询亲属意见,否则对死者的所有权、器官的摘取方式、成本等方面存在争议,部分国家也在该原则的基础上做出了相应的修改,比如纳入了家属的知情、同意等。

推定原则的内容具有一定的引导性,因其能够在解决器官供体紧缺方面具有立竿见影的效果而备受青睐。有学者建议,在中国目前大力推行社会医疗保险制度的前提下,参加医疗保险者即可推定为死亡后自愿器官捐献者,这一主张受到了来自多方的挑战。也有人主张在驾驶证照领取发放过程中,加上身后器官捐献意向栏目等。目前推定同意原则也仅在新加坡等少数国家实行。而中国由于千百年来逐渐形成的人本思想的深远影响,推定同意原则有些"水土不服"。

目前中国更适宜采用"知情同意"的方式,即事前告知捐赠者器官捐赠的相关知识、手术方式、潜在影响等信息,使其对期待器官捐赠有一个正确、清晰、高度的认识之后自发地进行捐赠;而对于公民逝世后的器官捐赠,也应该采用循循善诱的方式,向患者家属传递和解释中国的《人体器官移植条例》等法律法规,阐明患者家属的权利与义务,从而达到推定同意与自愿捐献的良好结合。

深圳是中国人体器官捐献的先行地区,《深圳经济特区人体器官捐献移植条例》第八条明确规定,器官移植的供受双方享有知情权和决定权,而对于部分特殊患者,其法定监护人可代为决定,医师在其中的重要作用便是正确传达与移植相关的信息。

三、器官商品化

器官商品化(commercialization of organs),又称器官买卖。人体器官是否可以买卖是任何一个国家在面对器官移植时都需要加以正视和解决的一个问题。这一问题主要是由可供治疗性移植的人体器官总量大幅低于迫切需要器官移植的患者总量,造成严重供需失衡而引发的。

活体器官的极度匮乏是世界性问题,导致了供需方严重失衡,某些国家学者提出了器官商品化的理论,但至今仍然得不到主流社会在法律层面和社会道德层面上的支持。更有一些人利用活体器官的严重供需失衡,非法组织地下人体器官黑市交易。有学者分析认为,人体器官与商品存在着天壤之别,器官的两头维系着两条生命的安全与健康,维系着医学道德、社会伦理与社会安定。如果器官作为商品交易,它虽然可以对器官捐赠者给予一些直接的经济补偿,但是却无法保障对于健康生命的尊重和社会的安全。如果器官作为商品交换,因其具有与生命相关的特殊性和巨额盈利,必然引来人体器官的黑市交易甚至跨国犯罪等问题。因此,也有人认为这堪称继毒品问题之后的又一世界性问题,人体器官商品化引发的黑市交易与器官移植的初衷——救死扶伤背道而驰。

人体器官能否商品化在一定范围引发了空前的伦理争论。多数国家和组织在多年前便意识到由此引发的犯罪问题与其对社会的负面影响,并制定了大量的法规、合约、公约、条例和准则来联合遏制器官商品化的势头。

20世纪90年代末,世界卫生组织明确提出禁止买卖人体器官。美国国会随后通过《全国器官移植法》,指出对器官买卖处以高额罚款。中国也出台相应的法规,如2007年5月实施的《人体器官移植条例》第三条中指出禁止买卖器官,规定任何组织或个人不得以任何形式买卖人体器官,不得从事与买卖人体器官有关的活动。

第四节 器官移植的发展历程

人体器官移植的发展经历了3个重要的阶段:远古的神话阶段、近代的医学探索阶段和当代器官移植技术与社会、伦理、法律的协调阶段。器官移植的发展不仅体现了人类对自身认识的深入,更加体现了人类对待生命和死亡的反思。器官移植发展到现阶段,亟须解决的问题已经不仅是医疗技术进步的问题,更是科技的发展与生命价值、社会秩序、传统道德之间的矛盾问题。

一、神话传说阶段

自远古时代开始,器官移植的想法古代就有。在西方,《创世纪》中有上帝用亚当的肋骨创造夏娃的故事;在东方,中国古代文献《列子》中也有神医扁鹊给鲁、赵两位患者做心脏交换手术,两人均痊愈回家的传说。很早以前人们就认识到,人体健康或生命之所以不能维持,往往不是机体所有器官受到损害,而是因部分组织或个别生命重要器官丧失功能所致,因而产生了更换受损组织或器官的设想。

大约在公元前600年,古印度的外科医师就用从患者本人手臂上取下的皮肤来重整鼻子。这种植皮术实际上是一种自体组织移植技术,该技术及此后的异体组织移植术成为今天异体器官移植手术的先驱。15世纪,意大利人卡伦齐奥(Calenzio)提到当时奴隶将自己的鼻子献给主人;文艺复兴时期,科斯马斯和戴门将一个已经死去的黑人的下肢移植给一个下肢患有癌症的白人。考古学上也证实,在古埃及、希腊、南北美洲、罗马、印度和中国,均有牙齿移植的记载。

二、试验探索阶段

19世纪的欧洲,人们为了实现用新的器官替换功能低下的器官的愿望,进行了器官移植的实验研究。角膜移植是最早的移植,1824年赖辛格首次设计出了角膜移植术,并成功地在鸡兔之间施行了异种角膜移植。眼角膜移植是最先取得成功的异体组织移植技术。首次异体眼角膜移植是由一位爱尔兰内科医师比格于1840年前后完成的,他将从羚羊眼球上取下的角膜移植到人的眼球上[13]。1906年,齐姆(Zirm)医生实现了人类首例同种异体角膜移植手术,他应用一个男孩因眼外伤而摘除的眼球为一个碱性烧伤的患者进行了全层角膜移植,术后患者的视力得以恢复并终身保持。1931年,费拉托夫(Felatove)首次将尸体眼球保存在2~4℃环境中,于1~3天内使用,获得了令人满意的效果。人们很快就想到,能否把器官在个体内进行移植。1902年奥地利医生维尔曼进行了肾移植实验,他把摘除的肾移植到同一条狗的颈部[14]。1905年美籍法国外科医生卡雷尔发明了血管缝合术,从而促进了后来器官移植实验的发展,使一切临床器官移植在技术上成为可能。

1912年,卡雷尔由于他所从事的包括血管和器官移植在内的一系列研究工作而荣获了诺贝尔奖。他首次报告用缝合法获得稳定可靠的血管吻合,这为真正的器官移植奠定了基础。经过大量的动物实验后,这些学者立即应用此项技术成功地移植血管及整个器官,包括心脏、脾脏、肾、卵巢、各种内分泌腺、肢体、头部及颈部。在动物实验的基础上,逐渐有人用器官移植来治病。1923 年,威廉姆森进行了病理组织学研究。伯内特(Burnet)和梅达马尔(Medamar)等进行了针对免疫现象的理论研究和实验证明。1927 年,盖耶(Gayei)做了胰腺移植动物实验。1932 年,帕吉特(Pedgett)医生曾报道过同种异体皮肤移植。1937年,布朗(Brown)医生为一对单卵双生子施行了交叉皮肤移植。1947 年德米奥(Demioa)做了肺移植动物实验。

1951 年开始,美国休斯敦的医生大卫休姆做了一系列人的肾移植手术,但均未获得长期存活。1954 年,美国波士顿的布里格姆医院,默里(Joseph Murry)做了世界第一例同卵双胞胎之间的肾移植手术,接受手术者存活了 8 年,开辟了器官移植的新纪元,也为其他器官如肝脏、胰腺和心脏等的移植铺平了道路。

1955 年,休姆在肾移植中使用了类固醇激素,使同种移植有了新的进展。1969 年,美国的唐纳尔·托马斯做的第一例骨髓移植获得成功。1956 年,古德里奇做了肝移植动物实验。1956 年,苏联的沃罗诺伊进行了最早的同种肾移植。这个时期,由于 20 世纪下半叶两个外科重大发明即全身麻醉及无菌操作,使得一切外科手术获得了前提条件,加上血管吻合技术的发展,从而使器官移植在外科手术上成为可能。

受工业革命的影响,自然科学日新月异的进步,而随着社会科学的发展,社会上对健康的要求不再满足于一般维持生命的治疗原则,逐渐注重生命质量的提高和寿命的延长。对外科也不再满足于单一的切除一部分脏器的现状,而希望换上一个新的健康的器官,达到彻底根除疾病的目的。这些进步对器官移植的开展起了推动作用。

另一方面,由于对同种异体器官移植的免疫排斥反应、移植抗原系统等的认识缺乏,移植后未能使用免疫抑制,使得任何同种异体器官移植均未能长期存活。许多人甚至包括器官移植的研究者开始对这种研究产生了疑虑,极少的器官移植的临床尝试都因为不可避免的排斥反应而造成移植器官的失活,从而导致整个器官移植的研究处于断断续续、十分艰难的境地[15]。

三、临床应用阶段

20 世纪 60 年代开始出现了早期的临床移植免疫抑制方法,最初是试用 X

线照射并用骨髓移植的方法，但由于造成出血和感染导致患者死亡。1960 年，诺贝尔奖获得者梅达沃(P.Medawar)发现了免疫防御系统在对移植物排斥中的作用。几乎同时，多塞因为发现了人类移植抗原而获得 1980 年诺贝尔奖。1960 年，卡恩(Calne)在狗的肾移植中用了 6 - 硫基嘌呤，后来在临床中发现不良反应而停止使用。1962 年，硫唑嘌呤临床应用使肾移植的成功率大幅度提高。随后，淋巴细胞免疫球蛋白制剂的普及，以及使用了脾切除术抑制排斥等方法为移植的成功奠定了基础。

1963 年，哈迪施行了临床肺移植。1967 年，欧洲器官移植中心成立。希钦斯(Hitchings)和伊莱昂(Elion)由于发现了第一批细胞毒性药物而获得了 1988 年诺贝尔奖。1967 年，南非外科医生巴纳德进行了首例人类异体心脏移植手术。1968 年，美国医学会提出了"大脑死亡就等于死亡"的新观念，并从医学角度确定了"脑死亡"的诊断标准。之后，英国、法国、意大利、西班牙、澳大利亚、瑞典、瑞士、丹麦等国家相继通过"脑死亡"法案，或以"脑死亡"为前提的器官移植法案，为器官移植的发展提供了保障。1974 年，托马斯成功地进行了个体之间的骨髓细胞移植，从而为白血病、再生障碍性贫血、地中海贫血等遗传性疾病和免疫系统疾病的治疗展示了广阔的前景。

20 世纪 50 年代以前，处于实验阶段的器官移植还是一种被人怀疑的技术。但随着显微外科技术和低温生物技术的发展，以及免疫抑制剂的产生，解决了器官移植中血管吻合、移植物保存和器官排斥三大难题，从而使脏器移植运用于临床。

四、中国器官移植的发展

从 20 世纪 60 年代开始，在中国器官移植奠基者裘法祖教授、夏穗生教授带领下开始了动物实验，中山大学附属第一医院开展了国内首例亲属活体肾移植，此后肾与肝脏移植的临床实验渐渐在中国展开。1993 年后，一批中青年学者从海外学成归国，随着免疫抑制剂环孢素的推广使用，国外肝移植先进技术的引进，临床肝移植再度起步发展，并形成了广州、天津、南京、杭州等肝移植中心。

至 21 世纪初，中国器官移植技术渐臻成熟，肝移植由临床试验进入临床应用阶段。一大批中青年移植专家成为后起之秀，使我国移植事业逐步掀起了发展的高潮。每年约 1 万人次接受器官移植手术，肝、肾、心、肺、胰肾联合、小肠和多器官移植等手术均可在我国开展，中国成为仅次于美国的世界第二器官移植大国。

但与发达国家相比,中国的供体器官短缺问题尤为突出。20 世纪 80 年代,中国的移植器官来源受到部分国家诟病,有关部门制定了严格的程序规章,根据自愿原则实施了器官获取,挽救了大量终末期患者的生命,促进了中国器官移植技术的进步。

中国器官移植工作者经过十余年的艰辛工作,逐步完成了公民自愿捐献器官的体系建设。2005 年,在西太平洋地区召开的世界卫生组织移植高层会议于菲律宾的马尼拉举行,时任中国卫生部副部长的黄洁夫应邀参会,并代表中国卫生部向世界许诺,中国要改革器官移植体系,要逐步立法,改变死囚捐献器官作为移植器官来源的状况 *(据凤凰卫视 2015 年 1 月 10 日《问答神州》报道)。2006 年,国家卫生部医政司出台中国第一部卫生行政部门对器官移植行业规范的法规《人体器官移植技术临床应用管理暂行规定》,组建了人体器官移植技术临床应用委员会(Organ Transplant Committee, OTC),并于同年 11 月 14 日在广州召开的"全国人体器官移植的临床应用和管理高峰会"上发布了"广州宣言",号召全体器官移植医务人员凝聚共识,进行改革。这次峰会拉开了中国器官移植改革的序幕。

2007 年 3 月 21 日,国务院颁布了《人体器官移植条例》,使中国器官移植事业开始走向一条法制化的轨道。《人体器官移植条例》明确了器官捐献的来源和公民捐献器官的权利,由国家卫生部与中国红十字会承担中国器官捐献与移植的行政管理。2009 年,国家卫生部办公厅下发了《关于境外人员申请人体器官移植有关问题的通知》,严格限制"移植旅游"。为打击器官买卖,2011 年 5 月 1 日,《中华人民共和国刑法修正案(八)》施行,增加了一条刑事罪名为"器官买卖罪"。

为贯彻落实国家卫生和计划生育委员会 2013 年 8 月下发的《人体捐献器官获取与分配的规定》,同年 11 月在浙江杭州举行了中华医学会器官移植大会,广大移植医师达成共识并通过了"杭州决议"。11 月 2 日下午,现场 38 家大移植中心签署了移植医疗机构协约,贯彻落实《人体捐献器官获取与分配管理规定》,使器官获取公开、公正、透明、可溯源,全面停止使用死囚器官。2014 年 3 月 1 日,在国务院领导的关心和支持下,为协调国家卫生和计划生育委员会与中国红

注:* 2013 年 3 月,国务院将卫生部的职责、人口计生委的计划生育管理和服务职责整合,组建国家卫生和计划生育委员会(简称国家卫计委);2018 年 3 月,国务院设立中华人民共和国国家卫生健康委员会(简称国家卫健委)。本书按当时的机构名称书写。

十字会总会两部门的合作,将 OTC 与中国人体器官捐献工作委员会(China Organ Donation Committee,CODC)合并,成立了中国器官捐献与移植委员会。该委员会将负责器官捐献与移植改革事业顶层设计,并制定具体措施与政策,推进移植改革深入。经过多次筹备会议,中国 169 家移植医院成立了由国家器官捐献与移植委员会领导和中国医院协会协助管理的中国医院协会人体器官获取组织(Organ Procurement Organization,OPO)联盟,开始规范器官获取和严格中国人体器官分配与共享计算机系统(China Organ Transplant Response System,COTRS)的分配。

中国于 2015 年成功实现了移植器官来源的转型,使得公民逝世后器官的自愿捐献和亲属之间的活体捐献成为器官移植的两个合法来源,也就是说所有移植的器官均来源于公民自愿捐献。目前,已经建立了符合国情、社会和社会治理结构的人体器官捐献与移植工作体系,并实现了器官移植的量、质双升。截至 2016 年 12 月 31 日,中国大陆已累计实现公民逝世后器官捐献 9 996 例,捐献大器官 27 613 个。从数量上看,2015 年中国公民逝世后器官捐献是 2 766 例,而在 2016 年就达到了 4 080 例,提高了约 50%。2017 年中国公民逝世后自愿捐献达到了 5 146 例,年均增长的速度已经超过 20%,捐献例数居亚洲第一、世界第二。每百万人口年捐献率已经从 2010 年的 0.03 上升至 2017 年的 3.72。2018 年上半年的捐献例数又有提升,前 6 个月中国公民逝世后自愿捐献已经达到了 2 999 例,近 3 000 例;全年有望突破 6 000 例。

综上所述,中国的器官移植技术最早出现在 20 世纪 50 年代,经过几十年的快速发展,目前中国是仅次于美国的世界第二大器官移植国,且多个方面的移植技术达到世界一流国家的水平。

然而器官移植技术为中国广大患者带来福音的同时,也引发了一些社会和伦理问题。为了应对这些问题,从 20 世纪 80 年代开始,国家陆续出台一系列规范器官移植技术的法律法规,并取得一定的成效。

参考文献

[1] 姜帆.我国人体器官移植的伦理思考[D].沈阳师范大学,2017.

[2] 窦肇华.人体解剖学和组织胚胎学[M].5 版.北京:人民卫生出版社,2004.

[3] 张树峰,刘云章,武菊芳.当代医学伦理学[M].石家庄:河北人民出版社,2004.

[4] 胡继春.医学社会学[M].武汉:华中科技大学出版社,2013.

[5] 郑文清,彭智海.医学伦理学概论[M].武汉:武汉水利电力大学出版社,2000.

［6］ 刘邦武.医学伦理学［M］.北京：人民卫生出版社,2000.

［7］ 叶啟发,石炳毅,张钢,等.中国人体器官捐献工作指南［M］.5 版.北京：中国人体器官捐献管理中心,2017.

［8］ 王磊.论人体活体器官移植的法律规范［D］.武汉：华中科技大学,2013.

［9］ 宿英英,张艳,叶红,等.脑死亡判定标准与技术规范（成人质控版）［J］.中华移植杂志（电子版）,2015,9(1)：13－17.

［10］ 万晓华.器官移植及其伦理学问题的思考［J］.中华医学研究杂志,2007,7(12).

［11］ 李幼平,马玉奎,何秋明.临床异种大动物器官移植的现状、问题与对策综述［J］.中国修复重建外科杂志,1998;12(2)：99－100.

［12］ 方毅,任守双,尹梅.异种器官移植及其伦理问题［J］.医学与哲学：人文社会医学版,2011,32(5)：18－20.

［13］ 胡继春.医学社会学［M］.武汉：华中科技大学出版社,2013.

［14］ 窦科峰,宋振顺,王德盛.活体器官移植学［M］.北京：人民军医出版社,2007.

［15］ 唐媛.器官移植的伦理研究［D］.长沙：中南大学,2008.

第二章
活体器官移植

导读语

人体器官移植质量除了与器官移植外科手术水平、免疫抑制剂效能直接相关外，供体器官与受体的组织配型适合度及供体的生物活性状况均具有极其重要的意义。21 世纪初，在国家卫生行政部门以及中国红十字会总会领导下，大力推进公民逝世后的器官捐献与国务院《人体器官移植条例》落实。经过十余年的不懈努力，中国公民逝世后器官捐献与健康者活体器官捐献均得到了快速发展，初步形成了一个符合中国国情与相关国际伦理原则的人体器官捐献体系。

然而，囿于传统死亡判定标准与方法、供体器官的生物活力保护技术水平、主要脏器的人工器官开发状况、公民逝世后捐献的供体器官与患者及临床需求的严重失衡、公民捐献的器官在组织配型与生物活性方面对移植质量的巨大影响等众多因素，致使亲属间捐献活体器官移植所具有的来源保证、组织配型好、手术风险可控、患者康复快等优势更加凸显，受到社会和临床移植界的高度关注和欢迎。活体器官移植成为我国目前快速发展的一个重要领域，但是，我们也应该高度关注与此相关的重要伦理规范和发展趋势。

第一节　活体器官及活体器官移植概述

活体器官移植在技术上已趋成熟，具有器官质量好、排异发生率低、受者存活率高等诸多优势，并逐渐受到社会公众的认可。但是活体器官移植衍生的伦理学问题是多元的，如何在挽救一条生命时，最大限度地保障捐献人和接受人的合法权益、维护生命的尊严、获得最大的社会效益，促进活体器官捐献与移植事业健康有序的发展，有必要对活体器官及活体器官移植的基本概念有准确的认识。

一、活体器官的概念和范畴

1. 活体器官的概念

活体器官（living organ）：指在有生命的生物体内由各种不同组织有机构成并具有一定生理功能的结构单位。这个概念包括三层含义：首先，该器官是有生命的；其次，该器官是由生物体内不同组织有机构成的；第三，器官具有一定的生理功能。本章阐述的"活体器官"是按照第 9 页"**二、根据人类移植器官来源分类**"中的"活体器官"而展开的阐述。因为在广义上，临床上开展的器官移植所用的所有人体器官都具备并符合活体器官概念的三层含义。而本书、本章节着重讨论的"活体器官移植"是专指人体器官在离开供体时供体的生命继续存续，即在临床上还没有被判定死亡的健康人群，区别于人体器官离开供体时供体已经在临床上被判定为死亡的"尸体器官"。

因此，活体器官的捐献、移植直接与供者的生命权、健康权、身体权等相关，还不可避免地会递延影响到作为社会人的婚姻、财产、社会名誉等其他民事权利。基于此，各个国家和地区对于活体器官捐献均高度关注，分别制定相关法律法规对活体器官移植中的"器官"进行了明确的规定，保护活体器官捐献人和接受人的生命健康权。同时，各国相关立法也将促进活体器官移植工作的健康、规范运行作为重要内容。

2. 活体器官的范围

活体器官的范围各国规定各有不同，主要通过列举立法模式和概括立法模式进行规范。列举立法模式可以分为肯定列举立法模式和否定列举立法模式。采取肯定列举立法模式的主要有美国、日本、德国和中国台湾地区。例如，美国国会于 1984 年通过了《国家器官移植法》(*National Organ Transplants Act*,*NOTA*),1988 年修订后,在该法第 301 条采取肯定列举的方式明确规定:"人体器官指人类(包括胎儿)的肾脏、肝脏、心脏、胰腺、骨髓、角膜、眼球、骨骼、皮肤、小肠、大肠、食道、胃脏和胃肠道的任何部分以及由卫生与公众服务部部长规定的其他人体器官。"这种列举加赋权的模式,可以使法规能够适应医学发展,不至于由于技术进步和移植器官范围扩大而频繁修订相关法律。

与上述国家和地区相比,德国和中国的相关立法则显得非常严谨,只是单纯列举了器官范围。中国于 2007 年公布施行的《人体器官移植条例》第 2 条将可移植的人体器官范围限定为具有特定功能的心脏、肺脏、肝脏、肾脏或胰腺等器官的全部或部分。同时,并未将血液和骨髓等组织列入移植器官的概念中,考虑到血液和骨髓具有再生性等特点,在其他立法中进行单独规定。

除了肯定列举立法模式之外,有些地区也采取否定立法模式来规定器官范围。例如,中国澳门特别行政区《第 2/96/M 号法律,制定以捐赠、摘取及移植人体器官及组织为目的之行为所应遵守之规定》第 2 条规定:"下列者不属本法律之范围:a) 抽血及输血;b) 卵子及精子捐赠;c) 受孕物及胚胎之摘取、转移和处理。"[1] 该条款规定以外的器官和组织均属于器官移植的范围。

概括立法模式可以分为完全概括立法模式和概括兼列举的立法模式。采取完全概括立法模式的主要有中国的香港特别行政区。香港特别行政区《人体器官移植条例》规定:"器官指人体内任何由有机结构组织构成的部分(而该组织如被完全切除,是不能在体内再生的),亦包括任何器官的一部分。"该条例对可移植的器官并没有进行列举式规定,而是概括了器官的定义。由于完全概括立法导致器官范围太宽泛,因此,多数国家与地区选择概括加列举的方式。如中国深圳地区也是采取概括加列举方式。2003 年的《深圳经济特区人体器官捐献移植条例》规定,其适用范围为人体器官(人体组织),但是血液及其制品、精子、卵子、胚胎之外的人体组织除外。

二、活体器官移植的概念和范畴

1. 活体器官移植的概念

尽管医学界对活体器官移植的含义众说纷纭,目前还没有一个明确、统一、权威的标准。活体,即活着的自然人的身体。所谓的活体器官就是隶属活着的自然人(供体)体内的构成组织。由此可见,活体器官移植必须要求供体是活着的健康个体。

从医学角度上看,对活体器官移植的范畴有广义和狭义的理解。其中狭义的活体器官移植指医疗机构为达到一定医疗目的通过手术方式进行的器官植入行为,其中捐献器官的人称为供体,接受器官的个体称为受体[2];广义的活体器官移植则包括器官的捐献行为、选配行为、摘取行为、保存行为、运送行为、分配行为及植入行为等一系列与器官移植活动有关的行为。

基于法律视角,活体器官移植包括器官捐献、摘取和植入三个行为。即基于一定医疗目的,器官捐献者自愿捐献自己的器官,并由符合资质的医疗机构实施器官的摘取和植入行为的系统过程。

根据器官捐献主体的生存状态不同,可以将器官捐献分为活体器官捐献和尸体器官捐献。活体器官捐献者称为活体器官供体。所谓活体器官供体,是指医疗临床上健康供体同意从自己身上摘取某一成双器官中的一个或某一器官的一部分用于拯救他人生命与医学科学事业的捐献者。尸体器官供体是指在医疗临床上已经宣布死亡,但其身前(或身后监护人、委托人、直系亲属依法尊重逝者意愿)同意摘取其体内器官中的一个、多个或某一器官的一部分用于拯救他人生命与医学科学事业的捐献者。

2. 活体器官捐献的分类

(1) 受体特定和不特定的活体器官捐献:根据器官捐献对象(受体)是否确定来划分。所谓对象确定的活体器官捐献,就是捐献器官在临床切取前,已经由器官捐献者依照法律许可的范围确定了器官的接受者是谁。为了防止权利滥用,世界各国根据国情分别做出了不尽相同的限定范围,一般都是为救治自己的配偶、亲属、好友等而捐献自己的器官。在我国,《人体器官移植条例》则明确限定为捐献者的活体器官可以救治三代以内的直系亲属及有明确帮扶关系的人。受体不特定的活体器官捐献是指器官捐献人并没有明确表示将自己的器官捐给何人(受体),委托器官捐献协调部门协调确定受体。该种情况理论上存在,现实中难以找到案例。

(2) 可再生和不可再生活体器官捐献:这种划分是以捐献的活体器官是否可以再生为标准。如,医学临床实践证实,在一定的健康条件下,以肝为代表的脏器在被部分切除后具有一定的自然修复(再生)能力;而肾、胰等在摘除后则不具备再生能力。但是,无论移植所用的活体器官是否具有再生能力,医院、医生都必须以保障器官捐献人的生命健康为前提,在对患者无更佳的替代治疗方案的前提下,充分尊重捐献人的自愿捐献权力,始终将维护捐献者的健康与安全放在第一位。

（3）供医疗使用和非供医疗使用的活体器官捐献：根据对捐献器官的使用目的不同，可将活体器官捐献划分为被用作医疗救治的活体器官捐献和被用作科学实验的活体器官捐献。前者是指器官捐献者为挽救他人生命、解除他人病痛的目的实施的捐献活动；后者是指捐献人为了促进医学事业发展和人体器官移植技术提高而做出的崇高的捐赠行为。

第二节　活体器官移植的发展

随着合理的器官移植选择标准的建立和移植手术技术的持续改进，免疫抑制剂、相关设备的研制和改进，以及活体捐献流程的规范、社会的理解、政策的支持等，活体器官移植得到了广泛的开展，移植质量快速提升，尤其是在活体肾移植、活体肝移植方面取得了令人瞩目的进展。

一、活体肾移植

（一）活体肾移植的发展

奥地利 Ullman 于 1902 年首次通过动物实验施行了狗肾移植及狗与羊的肾移植。1905 年，法国的 Carrel 医生在大量研究基础上，开创血管吻合方法并取得了成功，为后来肾移植外科血管吻合技术奠定了重要基础。同样是法国人的 Jabulay 于 1906 年施行了人与人之间的首例肾移植试验，将一个健康肾脏接种于尿毒症患者的臀部，遗憾的是仅仅获得了短暂的功能。

直至 1953 年，法国的 Michon 和 Hamnburger 等实施了世界上首例临床亲属活体供肾移植，供受双方为母子，移植肾脏存活了 23 天。1954 年，Murray 和 Merrill 为同卵双生兄弟间施行了世界首例长期存活的活体供肾移植，受体于移植后存活了 8 年，最终病死于心肌梗死。1959 年和 1962 年，Hamnburger 等先后施行了异卵双胞胎间和表亲亲属间活体供肾移植，术后采用了全身照射疗法作为术后的免疫治疗，手术获得了成功[3]。

开展移植手术的早期，由于缺乏有效的免疫抑制剂，最初获得长期存活的肾移植几乎均为活体供肾移植，可以说活体供肾移植开创了临床肾移植的先河。但由于活体肾移植要取一个健康者的肾脏，因此带来了一些问题，例如近期和远期医疗风险、额外产生的医疗费用以及可能导致的伦理和心理问题。出于这些医学和伦理学方面的顾虑，活体供肾移植在起步后相当长的时间内不能普及。

随着免疫学的发展及新型免疫抑制剂的问世,大大提高了移植肾的长期存活率,促进尸体供肾移植的快速发展,并逐渐成为移植肾的主要来源。

美国器官资源共享中心(United Network of Organ Sharing,UNOS)的统计资料表明,尸体供肾的 5 年受体/移植肾存活率分别为 78% 和 64%,10 年存活率分别为 63% 和 43%;而活体供肾的 5 年受体/移植肾存活率分别为 90% 和 77%,10 年存活率分别为 80% 和 63%。由于肾脏来源的短缺以及活体供肾的上述优点,活体供肾所占的比例呈现逐年上升的态势。据美国 UNOS 统计,1990 年尸体与活体供肾分别为 4 509 例和 2 124 例,1995 年分别为 5 361 例和 3 458 例,至 1999 年为 5 847 例和 4 721 例,活体供肾移植比例已占肾移植总数的 44%。

中国从 1956—1958 年间开展肾移植的动物实验,1960 年吴阶平等首次进行 2 例尸体肾移植,1972 年广州完成了第一例活体亲属供肾移植。20 世纪末,由于可供移植用的器官短缺,使得尸体肾移植的发展进入瓶颈效应,活体供肾移植再次得到重视。

据了解,从 1988—2000 年,全世界共有近 14 万例肾移植,其中活体肾移植的数量占 30%。中国亲属活体肾移植由于受传统观念以及医疗费用等因素的影响,1999 年全国共开展了 5 000 多例肾移植手术,其中只有 76 例是亲属供肾的肾移植手术,不到总数的 2%,2004 年中国肾移植数量约有 7 000 例,活体肾移植的比例上升至约 4%,但这个比例远远低于国外。从 1972—2005 年,全国共施行亲属活体供肾移植 539 例,亲属活体供肾移植不到肾移植总数的 1%,这种状况正在逐渐改变。如华中科技大学同济医院 2005 年亲属活体供肾移植占当年肾移植总数的 14.5%[4]。

另据不完全统计,直至 2000 年,中国已经完成 34 832 例肾移植术,在 2000 年共计施行 5 500 余例,仅次于美国,为世界第二。上海市长征医院资料统计,受体/移植肾的存活率已分别达到:1 年为 97%/93%,3 年为 90.2%/79.7%,5 年为 82.4%/71.8%。目前,已经有多个单位年肾移植数超过 100 例,有的超过 200 例。

(二) 活体肾移植的优缺点

1. 活体肾移植的优势

活体亲属供肾移植来源于和受体有直系三代内血缘关系的亲属或配偶,活体肾移植和尸体肾移植比较有以下优势:组织配型适合程度高、供肾质量好、排斥反应发生率低、术后肾功能恢复快、可任选适宜手术时间、缩短受体透析和待肾时间、长期存活率高等优点。具体而言主要包括以下几个方面。

第一，组织配型适合程度高。由于遗传学的规律，人群中无血缘关系的人类白细胞抗原（human leucocyte antigen，HLA）相同者极少，而亲属中就多得多。如父母与子女之间可有一个单倍体相同；同胞之间，一个单倍相同的概率为50%，两个单倍体完全相同或完全不同的各占25%。选择组织配型好的亲属供肾，能降低术后排斥发生率。

第二，供肾质量好。供肾质量直接影响移植效果，其取决于供肾切取前有无休克、热缺血和总缺血时间的长短，以及供肾的完整性和灌洗情况等。活体亲属供肾术前须对患者进行全面体检，了解供肾动脉、静脉、肾盂及输尿管有无解剖变异，从而保证所取供肾的完整性。供受体同时手术可缩短总缺血时间，热缺血时间控制在一分钟以内。灌洗时间和灌洗容量可准确控制。供肾切取前无休克状况，血供良好。这些因素都有助于术后移植肾功能早期得到良好恢复。

第三，免疫抑制剂用量减少。由于术前能充分了解供、受体的免疫状况，选择合适的组织配型，适时地对供、受体术前进行免疫学处理，术后排斥反应发生率明显下降，免疫抑制剂用量减少，从而降低药物对机体产生的不良反应。

第四，活体亲属供肾可按接受者的身体情况安排手术时间，不需长期等待而丧失移植时机，术前有充足的时间完成血型检测，群体反应性抗体（panel reaction antibody，PRA）、HLA、补体依赖的细胞毒性（complement dependent cytotoxicity，CDC）等免疫学检查，可防止超急性排斥反应发生。有时术前还可作特异性供体输血或特异性骨髓输法等供体免疫学处理，试图诱导免疫耐受，从而减少术后排斥反应发生率和降低排斥反应程度。

第五，可术前诱导受者对供者特异性免疫耐受。对受体进行移植前预治疗，如给予免疫抑制剂、供体特异性抗原输注受者（输血、输骨髓细胞或造血干细胞），更加有利于长期高质量存活。

第六，亲属间的供肾移植始终处在"爱"的氛围之下，有利于受体在手术前后的情绪稳定、心理状态调整，与心理、情绪相关的各项机能指标保持良好的状态，更加有利于移植手术的进行。

2017年我国的肾脏移植已经达到了10 793例，其中公民逝世后器官捐献（CDCD）肾脏移植数是9 040例，亲属间的活体器官捐献的肾脏移植数为1 753例。

2. 活体肾移植的两难问题与局限

从治病救人角度，亲属自愿捐献肾脏以挽救亲人的生命值得鼓励；从科学技术进步角度,移植技术日趋成熟,活体肾移植是有效、安全的。亲属愿意捐献而通过医生之手挽回一条生命,带来全家幸福、社会安宁,自然是医学、医生道德的内含之意。然而,活体肾移植中活体供肾切取术是对接受手术者生理上没有益处的手术。从一个健康者身上取走一个肾脏,是一次对供者的损害过程,手术为其带来了一系列可能发生的并发症风险,也一定程度上降低了供者长期抵抗疾病风险的能力,这与医生治病救人的初衷发生碰撞。另外,供肾者也面临着其他风险,如对于未婚供者,在其谈婚论嫁时也许会产生一定的潜在影响;如果受者手术失败(包括存活期较短),对亲属肾供者与受者均为一次残酷的精神打击。

再则,由于中国社会正处在转型期,家族、社会等的习俗与舆论是否会形成对捐献者的道德绑架?物欲的力量是否会带来无知的"自愿"?相对贫困的人群是否会受到巨额报酬的利诱?重男轻女的习俗是否会牺牲同族女性的健康?是否会上演为救命与金钱而领证"结婚"?"救星宝宝"是否会变为某些父母的实际行动?这些原存于社会道德层面的问题在一条生命面前,有时会变得异常脆弱,超出常人的想象。

尽管医学界负有治病救人的崇高使命,在挽救生命面前绝不会因两难问题而退缩,不会因社会的某些道德缺陷和法制滞后而停步。但是,严格按照移植手术指征,依法依规、科学慎重地选择供体,严格按照自愿的原则进行伦理审查,全面考虑供体的生理状况及心理素质,采取适当的手术方式,确保供者的健康、安全和移植成功是医疗单位和医务人员的职责和要求。

二、活体肝移植

(一) 活体肝移植的发展

活体肝移植的历史比活体肾移植要短很多,然而它又与肾移植有许多相似之处。供体的缺乏是目前移植领域里尚未解决的最大的非免疫学障碍。鉴于儿童供肝来源较成人更加困难的现实,活体肝移植的最初设想是应用于不能及时获得脑死亡者供肝的儿童患者[3]。

1969 年,Smhit 首次提出关于切取左侧肝脏行部分肝移植具有可行性。1984 年,为了开拓小儿肝移植供肝来源,Bismueh 和 Broeseh 首先提出减体积肝移植(reduced-size liver transplantation),即将成人供肝切除一部分后植入受体原来的解剖部位。

1987—1988 年,Margreiter 和 Houssin 为适应器官移植愈加尖锐的供需矛盾,提出分割器官和一肝两受的观点,为劈裂式肝移植技术的发展奠定了理论基础。1988 年 12 月,Raia 报道人类首例活体肝部分移植术。

1989 年 7 月,澳大利亚医师 Strong RW 成功实施世界首例活体肝移植术,患儿虽在一年后因病毒性肝炎复发及慢性排斥导致移植肝无功能,但接受再次尸体肝移植(cadaveric liver retransplantation)后获得长期存活。

尽管活体肝移植术的技术难度及手术风险很大,但基于尸体供肝的严重缺乏,一些晚期肝病患儿在等待供肝到来之前即去世的现实,人们还是勇敢地接受了这一术式。特别是由于文化背景的差异,一些亚洲国家及地区,例如日本、中国香港和台湾地区关于脑死亡已经立法,公民逝世后捐献供肝相对容易,因此这项技术得到迅速发展,20 世纪 90 年代后期在一些肝移植中心已成为常规手术。中国王学浩等 2002 年报道 13 例次活体肝移植术,其中 10 例为 Wilson's 病,供体均来自患儿母亲,全部供体手术后未出现任何并发症,9 例受体已获长期健康生存,这种术式在儿童肝移植术中更具前景。

由于活体肝移植技术的迅速发展,小儿供肝不足问题得到一定程度的缓解,而成人肝脏的供需矛盾更加尖锐,如何尽快开展成人间的活体肝移植技术迫在眉睫。1996 年 5 月,香港大学玛丽医院成功完成首例成人间活体右半肝移植(adult to adult liver donor liver transplantation)。随后,美国、日本、西欧等国家的肝脏移植中心在充分确认其安全性和必要性后,相继开展这一技术。2000年以来,活体肝移植(主要是儿童)普及趋势更加明显。

1995 年 1 月,中国大陆地区首次施行活体肝移植。1997 年 6 月,第四军医大学附属西京医院开展了国内首例成功的活体肝移植,术后对供体的长期随访证实了成人间活体肝移植的安全性,为此后的工作奠定了一定的基础。该院在日本京都大学 Tankaa Koihci 教授的指导下完成了一例父女间的亲体肝移植手术,患儿获得长期生存。经过 10 余年的努力与探索,中国活体肝移植取得了长足的进步。虽然在总体上与国际水平仍有一定差距,但在某些领域已经接近或达到国际先进水平,并形成了一定的特色。

至 2017 年,中国的肝脏移植手术的总例数达到 4 732 例,其中公民逝世后捐献肝脏的移植手术是 4 138 例,而亲属间的活体肝脏移植手术是 594 例。

(二)活体肝移植的优缺点

1. 活体肝移植的优势

活体肝移植的优点已获得移植界的广泛认同,如:① 供肝来源广泛,缓解了供肝匮乏的困难,适合我国未建立"脑死亡法"的国情;② 经过严格的术前准备,且供肝冷保存时间短,可得到优质的供肝;③ 因供肝来自活体,可选择最佳的移植手术时机；④ 费用低；⑤ 若供、受者为直系亲属，具有组织相容性，可能具有免疫功能方面的优势，移植术后免疫排斥发生率相对较低等优点。

2. 活体肝移植的缺点

活体肝移植同样存在一些缺点。① 供体风险：供体术后并发症，包括出血、胆漏、切口疼痛或愈合不良、腹腔粘连等；供体残余肝脏不足，导致术后肝功能不全甚至衰竭，严重者需要肝移植手术；供体死亡，尽管迄今只有 3 例供体死亡的报告，但理论上供体行肝切除仍然有 2%～3% 的死亡率，全球尚无一个移植中心可术前承诺供体绝对安全。② 受体风险：相对而言活体肝移植受者手术复杂、难度系数增加；术后外科并发症风险相对增加。③ 一旦移植失败，将对供、受体均产生不良的心理学影响[5]。

三、活体胰腺移植

在活体大脏器移植中，首先是肾移植的成功。全球首例活体胰腺移植于 1979 年 6 月 20 日在美国明尼苏达大学完成，为肾移植后胰腺移植；第一例单独活体胰腺移植于 1980 年 5 月完成；而首例活体胰肾同期移植至 1993 年 3 月才随多脏器联合移植技术的发展而成功。但活体胰腺移植开展并不广泛。据国际胰腺移植登记处最新报告，截至 2001 年 10 月 1 日，全球仅进行 142 例活体胰腺移植，占所有胰腺移植的 0.8%，其中 120 例由美国明尼苏达大学完成，占该中心胰腺移植总数的 8.5%[6]。

第三节 活体器官移植的安全性问题

随着外科技术的改进和免疫抑制剂的发展，活体器官移植取得了巨大的进展，但是供体和受体活体器官移植手术仍将面临死亡、术后并发症、手术创伤及痛苦、心理健康等安全性问题。不同国家与地区采用不同的方式对此分别进行调查，提出了不少值得参考的意见。

一、供体死亡

开展活体器官移植最受重视的问题便是供体死亡率，因此进行活体器官移植首要任务是确保供体的手术安全[7]。但是活体器官移植手术和其他医疗干预行为一样，具有不确定性和风险性，尚无一个移植机构能保证供体的绝对安全。

以活体肾移植举例,仍有万分之几的人因孤肾死亡。在临床上,不同器官的死亡风险并不相同,肝脏部分切除术的死亡风险至少比肾脏高 15~30 倍[8];捐献同个器官的不同部位的死亡率也不同[9]。

二、并发症和感染风险

活体器官移植手术因移植器官的不同会有相应的并发症,在不同程度上影响了手术的效果。但是由于并发症的认定和报告方面缺乏统一标准,因此难以知晓准确的发生率。另外,受体由于基础疾病的长期消耗、移植前后大量激素及免疫抑制剂的使用,体质明显减弱,免疫功能低下,受体极易发生感染[10]。而且随着移植手术的增加,在临床上也逐渐发现新的可传染病毒和细菌,如微孢子虫病[11]。

三、受体术后的免疫排斥治疗

由于移植双方的基因差异,在术后 1 周至 3 个月内容易发生急性排斥反应。急性排斥反应发生的频度、强度、时间和临床表现因供、受者间组织相容性程度、移植术后免疫抑制方案、个体免疫反应功能以及是否存在诱发因素而有所不同[4]。如能及时诊断,尽早治疗,80%~90%的排斥反应可以被控制,得到逆转。

轻度的急性排斥反应大多由于免疫抑制不足引起,可通过增加免疫抑制剂的剂量得到有效逆转;中重度的急性排斥反应则需要采用大剂量的激素冲击疗法,大部分病例可以得到逆转。此外,受体因移植器官的不同,在移植后的不同阶段需要使用的药剂量差别很大,并且需要随时根据受体的实际健康状态进行给药方案的调整[12]。目前,临床上对受体已开始个体化的抗排斥给药[13]。

四、创伤及痛苦

因为器官移植手术会形成创口容易产生瘢痕,进而对供体造成一定困扰甚至负担,部分供体因而不愿进行手术。临床的发展趋势之一就是尽量减少手术创伤,尽可能地达到治愈的目的。临床上尽量采用微创技术以缩小手术切口,尽量减轻全身炎性反应和缩小瘢痕以减少供体生理和心理上的创伤。此外,不能忽视手术本身带给供体的痛苦。在国外,对供体的问卷调查中,供体认为术后早期疼痛严重或很严重的占 81%,认为术后疼痛比预想的更严重的占 50%,有67%认为对其身体影响较大[14]。

五、对心理健康的影响

目前评估器官供者的心理及生活质量的量表数量众多,如症状自评量表(symptom check list90,SCL－90)、抑郁自评量表(self-rating depression scale,SDS)、焦虑自评量表(self-rating anxiety scale,SAS)和社会支持评定量表(social support rating scale,SSRS)等。Ware 等 1992 年报道了著名的 SF－36(36－item short)健康调查量表,随后明尼苏达大学器官移植中心也在 1999 年制订了 25 条问卷题目以了解活体供肾者的生存质量。SF－36 健康调查量表包括 PF(躯体功能)、RP(身体对工作的影响)、BP(身体疼痛)、GH(总体健康)、VT(活力)、SF(社会功能)、RE(情绪对工作的影响)、MH(心理健康)。SF－36 健康调查量表前 4 个项目侧重生活质量,后 4 个项目侧重心理变化。SF－36 的可信度和真实性高,并可全面评估测评对象的心理和生活质量,故被广泛用于健康人群和各种患者生命质量的评估。

目前有少数供者术后存在轻微的心理问题,其中大部分供者无须心理干预和治疗。Tellioglu 等研究提示供者的心理健康、活力、社会功能得分均低于普通人群,但差异无统计学意义。国外有报道供者在术后自杀,国内未见报道。中国活体肾移植的供体均为亲属;供者不仅承担手术带来的痛苦和风险,同时受者在肾移植术后的疗效等都会影响到供者的心理健康。雒启东等对 103 位活体肾移植供体的生存质量进行问卷调查[15],结果提示:供者术后心理健康好于普通人群;影响供者术后心理健康的因素很多,主要有经济压力、供肾质量、受体效益等。Gracida 等报道的 421 例活体供者术后长期随访结果,在精神健康上得分高于常模;而国内张佩芳等通过对 56 例活体供者术后 6 个月到 4 年的随访结果与 Gracida 等报道基本一致。

六、对生命质量的影响

供体经非治疗性、侵袭性手术后有出现并发症及影响预期寿命的风险,对其生活质量可能产生一定影响。Garcia 等对供者进行前瞻性研究提示,供者总体生存质量满意。Clemens 等回顾性大型队列研究提示,供者生存质量比普通人群更好,供肾对所有供者心理没有负面影响。张磊等对 87 例供体进行 65 个月的随访研究表明,供体术后中期生活质量较术前稍有下降。狄桂萍等通过对 41 例供体长期生活质量随访调查结果提示:27 例切口在天气变化时感轻度不适;供者术后 1 个月生活质量明显下降;术后 1 年仍有少数供者自感有轻度躯体疼痛；术后 5 年所有供者生活质量不受供肾影响。邱江等对 219 例活体肾移植供者长期随访分析提示，偶尔感觉伤口疼痛 31 例，经常感觉伤口疼痛 4 例。供者中长期安全性和生活质量良好，大量研究提示绝大多数供者术后生活质量并未受到影响。供肾术后时间的长短与生活质量的高低没有关系。

第四节 中国活体器官移植的管理与实践

一、活体器官移植管理与运行

相对于世界上其他国家而言，中国在活体器官移植研究方面起步较晚，自 20 世纪 50 年代末，才开始探索活体器官移植技术。

1960 年吴阶平教授完成的首例尸体供肾肾脏移植，开辟了中国临床器官移植的先河。如今器官移植手术已经成为重要的治疗手段。20 世纪 70 年代末，中国受到国外活体器官移植技术的影响，在全国掀起了一场器官移植的热潮，在肾移植基础上还开始对身体其他脏器进行移植，如肝脏、肺脏等。中国在对活体器官移植的研究上落后于其他国家，但是在临床技术上的发展较快。进入 21 世纪后，中国活体器官移植技术发展比较迅速，技术水平逐步被世界同行认可，被誉为世界第二大器官移植大国，某些移植技术领域手术完成数量世界领先，例如，截至 2017 年 12 月，上海交通大学医学院附属仁济医院儿童活体肝移植年完成数量已经连续 5 年位于世界第一。

二、活体器官移植面临的挑战与展望

活体器官移植在技术上已趋成熟，具有器官质量好、排异发生率低、受者存活率高等诸多优势，并逐步受到社会公众的认可[16]。

但是，我国活体器官移植领域依然面临诸多挑战。一方面，受某些落后的传统伦理道德观念制约，中国社会长期被封建礼教思想所束缚，一些陈规陋习直接影响着人们的思维与行为，所谓"身体发肤，受之父母，不敢毁伤，孝之始也"。因此，大部分人基于情感因素，很难做出捐献器官的决定，导致我国器官捐献比例低于其他国家，且活体供体捐献的器官严重匮乏。

其次，相关法律体系不尽完善。我国关于器官移植与器官捐献的立法体系尚在完善中，2007 年国务院颁布并实施了《人体器官移植条例》（以下简称《条例》），

2009年卫生部印发了《关于规范活体器官移植的若干规定》(以下简称《规定》),对于规范人体器官移植管理、维护器官供体和受体的合法权益起到了积极作用。

第三,随着《条例》与《规定》的实施,活体器官移植技术的开展日益规范,主要体现在各级卫生行政监管部门对活体器官移植监察和管控的力度不断加强,医学伦理审查的要求也在不断提高[17]。在实践中,器官移植伦理审查工作的重点与难点在于能否通过对供体进行一套科学、可行的伦理评估方法,以充分保障供受双方尤其是有时处于弱势的供体一方的利益,避免不符合伦理的情境出现。

第四,社会进步将逐步缓解活体器官捐献的过重压力。人体器官移植质量与器官移植外科手术水平、免疫抑制剂效能等因素直接相关,作为移植物本身的供体器官与受体匹配程度及生物活性高低具有极其重要的意义。

我国是由半封建、半殖民地社会脱胎而来,西医较大规模进入中国也只是在19世纪末20世纪初开始,新中国一穷二白、百废待兴,医疗卫生底子薄弱,更有封建传统思想、习俗的干扰,尤其是与器官移植成效直接相关的人体器官捐献和捐献时"心跳呼吸停止"的死亡判定方式,严重束缚了我国移植器官的来源、切取的及时性,严重影响了供体器官的生物活性,从而直接影响了受体患者移植手术的质量和术后康复。

正是基于医学上对身后捐献的器官生物活性保持的技术滞后、免疫抑制剂的进步跟不上发展要求、死亡后捐献器官的数量有限等因素,同种亲属间活体器官才呼之而出,抢救了终末期器官衰竭为主的无数患者的生命,活体器官移植成为我国人体器移植领域的重要支撑力量。在高度重视活体器官移植所涉及的供受体双方的权利义务,从确保捐献者健康安全和受体安全的前提下,做好捐献、移植前后等众多的伦理问题,活体器官捐献将发挥重要的积极作用。

当然,我们也应该看到,随着现代生物技术的进步,离体器官保存其生物活性的能力提高、免疫抑制剂的更新换代都将极大地拓展对尸体器官的利用度。伴随着社会进步,人工(含生物、电子、机械、复合材料等)替代性器官开发,尤其是社会陈规陋习的改变、死亡判定的科学化,公民捐献器官的总量与质量提升、器官利用率上升是历史的必然。目前难以满足终末期器官衰竭患者需求的状况也将得到改善,活体器官捐献和移植的发展前景将更加宽广,社会进步将逐步缓解活体器官捐献的过重压力。

参考文献

[1] 唐义红,荣振华.活体器官移植法律与伦理问题研究[M].北京:中国政法大学出版社,

2017：5 - 7.

[2] 孙福川,王明旭.医学伦理学[M].北京：人民卫生出版社,2013：156.

[3] 窦科峰,宋振顺,王德盛.活体器官移植学[M].北京：人民军医出版社,2007.

[4] 田普训.亲属活体供肾移植的进展[J].临床外科杂志,2007,15(3)：210 - 211.

[5] 张峰.活体肝移植系列研究[D].南京：南京医科大学,2004.

[6] 陈曦,彭承宏,李宏为.活体部分胰腺移植[J].外科理论与实践,2003,8(6)：507 - 508,512.

[7] 黄景峰,王晓.活体肝移植与供体安全[J].医学与哲学,2007,28(7)：56 - 57.

[8] Tojimbara T T, Fuchinoue S, NakajimaI, et al. Analysis of the riskand surgical stress for donors in living-related liver transplantation[J]. Transplant Proc, 1999, 31(1 - 2)：507 - 508.

[9] Middleton P F, DuffieldM, Lynch S V, et al. Living donor liver transplantation-adult donor outcomes：a systematic review[J]. Liver Transpl, 2006, 12(1)：24 - 30.

[10] Echaniz A, Pita S, Otero A, et al. Incidence, risk factors and influence on survival of infectious complications in liver transplantation[J]. Enferm Infect Microbiol Clin, 2003, 21(5)：224 - 231.

[11] Hocevar SN, Paddock CD, Spak CW, et al. Microsporidiosis acquired through solid organ transplantation：a public health investigation[J]. Ann Intern Med, 2014, 160(4)：213 - 220.

[12] 周爱东,杨利平,张健.异源器官移植研究进展[J].中国生物工程杂志,2006,26(4)：101 - 105.

[13] 梁竹,何晖,刘召平.我院 2000—2004 年器官移植中免疫抑制剂利用分析[J].药学实践杂志,2006,24(1)：53 - 54.

[14] Verbesey J E, Simpson M A, Pomposelli J J, et al. Living donor adult liver transplantation：a longitudinal study of the donor's quality of life[J].Am J Transplant, 2005,5(11)：2770 - 2777.

[15] 雒启东.肾移植供者术后生活质量和心理健康状况及其影响因素的研究[D].长沙：中南大学,2010.

[16] 李艳.公众对活体大器官移植的认知态度与对策[J].医学与哲学：临床决策论坛版,2007,28(1)：47 - 49.

[17] 杨顺良,吴志贤,高霞,等.我国器官移植伦理委员会的建设与规范化运行思考[J].中国移植杂志(电子版),2011,5(2)：95 - 99.

第三章

人体器官移植与捐献伦理

导读语

　　医学科学技术日新月异，正在不断创造出人间奇迹。作为 20 世纪医学史上最伟大的成就之一，器官移植技术在带给人类福音的同时，对人类生命过程的干预也带来了一系列伦理问题。在器官移植领域，这些伦理问题主要集中在器官来源、器官摘取时机、器官分配方式、器官等待排队与急救的矛盾等方面。

　　新的医学技术与伦理的关系在现代社会已成为人们关注的重心，随着研究的不断深入，两者之间的契合关系逐渐得到了大家的认可，同时也面临着越来越多的质疑。这种质疑源于这样一个重要难题：如何界定"应当"与"善"。鉴于此，本章拟基于伦理学的基本理论论证器官移植与伦理相契合的价值原则，探讨相应的伦理问题。

第一节 基 本 理 论

伦理学是关于道德的科学，又称道德学、道德哲学。在西方，伦理学一词源出希腊文 ετησs，意为风俗、习惯、性格等。古希腊哲学家亚里士多德最先赋予其伦理和德行的含义，所著《尼各马可伦理学》一书为西方最早的伦理学专著。在中国，"伦理学"一词最早出现于清代末年，之前并未形成严格意义上的概念，19世纪后才广泛使用。道德是伦理学的核心，是指导人们行为规范的基本规则，本节将介绍伦理学和医学伦理学的基本理论。

一、伦理学

伦理学（ethics）是指专门、完全以道德作为研究对象的学说体系，即研究道德现象并揭示其起源、本质、作用及其发展规律的学科或科学。一定意义上来说，伦理学是关于道德生活的哲学概括，所以伦理学也称道德哲学[1]。

伦理学是以人们的道德意识、道德关系、道德行为为对象，研究优良道德品质的培养和形成，探索社会道德现象的内在本质和规律。伦理学的主要内容包括：道德的本源和发展、道德原则、道德规范和范畴、道德教育和修养以及道德选择和评价。从概念含义上讲，在中国"道德"偏重于规范人们身上形成的"品德"，"伦理"则偏重于"行为事实如何的规律"。

伦理学是道德思想观点的系统化、理论化成果。或者说，伦理学是以人类的道德问题作为自己的研究对象。伦理学要解决的问题既多又复杂，但伦理学的基本问题只有一个，即道德和利益的关系问题，即"义"与"利"的关系问题。

这个问题包括两个方面：一方面是经济利益和道德的关系问题，即两者"谁决定谁"，以及道德对经济有无反作用的问题；另一方面是个人利益与社会整体利益的关系问题，即两者"谁从属于谁"的问题。对这一基本问题的不同回答，决定着各种道德体系的原则和规范，也决定着各种道德活动的评判标准和取向[2]。

二、医学伦理学

（一）医学伦理学的概念和特点

医学伦理学（medical ethics）是指以医德为研究对象的一门科学，是人类尤其是医者认识医德生活的产物；是运用一般伦理学原理和主要准则，在解决医学实践中人们之间、医学与社会之间、医学与生态之间的道德问题而形成的学说体系;是医学与伦理学相互交叉的新兴学科,属于应用伦理学的范畴。

医学伦理学是伦理学的分支学科之一,是伦理学的一个重要组成部分。医学伦理学以医务人员的医德意识、医患关系、医德行为为对象,研究医务人员优良道德品质的培养和形成,探索医德现象的本质和规律。医学伦理学研究的主要内容包括:医德的本源和发展、医德原则、医德规范和范畴、医德修养、医德选择和评价[3]。

医学伦理学具有实践性。医学伦理学是医学实践活动的产物,是适应医学实践的需要产生的。医学伦理学是对医学实践中的道德关系、道德意识、道德行为的理论概括和说明[4]。而来自医学实践的道德原则、道德规范又对医学实践有着巨大的指导作用。

医学伦理学具有时代性。医学伦理学伴随着医学实践的发展而发展。在不同历史时期的医学活动中,医患之间、医务人员之间、医学与社会之间的关系具有不同时代的特点,导致不同时代的医学道德学说具有不同的内容。

(二) 医学伦理学的研究对象

医学伦理学的研究对象包括医学实践中所有的医德现象,即以医患关系道德为核心的医疗、预防、科研、健康诸方面的医德活动、医德关系和医德意识等。具体包括以下几方面的内容。

1. 医患关系

医患关系,即医务人员与患者(或患者的家属)相互关系中的医德现象,这是现代医学伦理学首要的研究对象。在中国,医患之间的关系是基于社会主义道德建立的"指导-合作型"或"共同参与型"的医患关系。

2. 医际关系

医际关系,医务人员相互关系中的医德现象。在为患者服务的过程中,医疗卫生单位内部与外部所形成的医务人员(包括医生、护士、医技人员)相互之间、医务人员与后勤、行政管理人员之间的人际关系,也需要道德调控。医际关系规范包括平等和尊重、帮助和信任、协作和监督、学习和竞争等。

3. 医社关系

医社关系,是指社会发展过程中,出于对人类整体健康的维护,在医务人员、医疗卫生单位乃至整个医学界与社会公众、社区乃至政府之间发生的具有道德意义的社会关系。一方面,医务人员必须正确地处理患者个体和社会整体健康利益所应承担的义务;另一方面,医疗卫生资源配置中需做出合乎道德的制度设计。

4.医学科研领域的医德现象

这类现象主要包括两个方面：其一是医务人员从事科研工作时必须面临的共性科研问题，例如能否坚持求实精神；其二是医务人员在科研实践中必须解决的特殊伦理问题和难题，例如人体试验的特殊伦理原则和规则等。总而言之，就是如何坚持实事求是、人道主义的科研精神，如何坚持受试者健康利益与医学发展利益的合理统一。

5.生命科学发展带来的医德现象

自古以来，医学科学发展过程中就不断产生两难选择的伦理难题，例如医生对患者讲真话与保守患者秘密发生矛盾冲突时应如何解决等。医学技术使得诊治手段日益增多，治疗效果也日益多元化，医学伦理学的研究与探索将有利于为医务人员提供未来技术可能导致的伦理问题的理论、观点、规范等方面的指导。

（三）医学伦理学的内容体系

1.医学伦理学基本理论

医学伦理学主要阐明医德的本质、发生、发展规律及其社会作用，通过对古今中外医德现象及其内容的描述研究，帮助判定"医学伦理学应该是什么"。

2.医德规范体系

医学伦理学作为应用伦理学，无疑更应该注重医学道德的研究和确定，不仅要研究一般道德规范，借鉴和吸收历史的经验，继承和发扬优良道德，而且还要研究不同学科及医学职业不同分工中的具体规范和要求。

3.医德的基本实践

实现医学道德的基本实践，就是通过医德教育、医德培养、医德评价等，使社会确定医学道德在医务人员身上得以实现，形成优良的医学美德。

4.生命伦理难题

随着现代生物科技的突飞猛进，诸如基因技术、生殖技术、人类增强技术等研究带来了诸多生命伦理学难题。科学技术不能脱离伦理而单独发展，伦理和科技的互动目的在于为科学技术发展提供正确的方向和规范的行为。

（四）医学伦理学基本原则

医学伦理学基本原则是指医学道德最一般的道德原则，是构建医学道德最根本、最一般的道德工具，贯穿医学道德体系的始终。在西方，由美国学者比彻姆和查尔瑞斯提出的"生命伦理学四原则"，即自主原则、不伤害原则、行善原则和公正原则一直作为伦理决策的首选。

"生命伦理四原则"传入中国后，逐渐成为教科书中的主要内容，并不断本土化。如：其中的自主原则被改称为尊重原则，行善原则被改成为有利或有益原则[5]。

1. 尊重原则

尊重原则（principle of respect for autonomy）狭义上是指医务人员尊重患者及其家属的人格和尊严，广义上是指除尊重患者人格外，还包括对患者自主性的尊重。尊重原则是现代"生物-心理-社会"医学模式的必然要求和具体体现，也是医学人道主义基本原则的必然要求和具体体现。实现尊重原则是保障患者根本权益和建立和谐医患关系的必然要求。

尊重原则的主要内容包括尊重患者的生命、人格、隐私权、自主权以及处理好相关的一些特殊问题等。

（1）尊重患者的生命：首先，要尽力救治患者，维护其生命存在，这是对人的生命神圣性的尊重；其次，要通过良好的医疗照护提高患者的生命质量，以维护其生命价值，这是尊重人的人格生命的具体体现。尊重人的生命及其生命价值是医学人道主义最根本的要求。

（2）尊重患者的人格：患者享有人格权是尊重原则具有道德合理性并能够成立的基础。所谓人格权，是指一个人生下来即享有并应该得到肯定与保护的权利。在中国，依据现行法律，公民享有的人格权包括生命权、健康权、身体权、姓名权、肖像权、名誉权、荣誉权、人格尊严权、人身自由权等，以及具有人格象征意义的特定纪念物品的财产权。其中，自然人的生命权、健康权、身体权及死后的遗体权等属于物质性人格权，其他属于精神性人格权。

（3）尊重患者的隐私权：是使患者的个人隐私得到保护、不受他人侵犯的权利。主要有两个方面的内容：一是个人的私密性信息不被泄露，二是身体不被随意观察。医生有义务为患者保守秘密，也有义务为患者实施检查治疗时保护患者的身体不被他人随意观察。

（4）尊重患者的自主权：患者自主权是指具有行为能力并处于医疗关系中的患者，在医患交流后，经过深思熟虑，就有关自己疾病和健康问题所做出的合乎理性的决定，并据此采取负责的行动。尊重患者自主权，必须处理好患者自主与医方做主之间的关系，尤其要正确运用医疗干涉权。因为患者自主与医方做主既相容又矛盾，因此医疗干涉既必要又不可滥用。

2. 不伤害原则

不伤害原则（principle of non-maleficence）是指医务人员的整个医疗行为中，不使患者受到不应有的伤害。临床诊疗中的任何手段都可能存在利弊两重性,有些伤害是难以避免的。不伤害原则的真正意义不在于消除任何医疗伤害,而在于培养医务人员对患者高度负责、保护患者健康和生命的医学伦理理念和作风,在实践中努力使患者免受不应有的医疗伤害,包括身体上、精神上的伤害和经济上的损失[6]。

在临床诊疗过程中,依据伤害与医方主观意志及其责任的关系,可以做出以下划分。

(1) 有意伤害与无意伤害。有意伤害是指医方出于主观或不负责任,拒绝给患者以必要的临床诊治或急诊抢救;或者出于某种目的,为患者滥施不必要的诊治手段等所直接造成的故意伤害。与此相反,不是医方出于故意而是实施正常诊治所带来的间接伤害,则属于无意伤害。

(2) 可知伤害与不可知伤害。可知伤害是医方可以预先知晓也应该知晓的对患者的伤害。与此相反,医方无法预知的对患者的伤害是不可知伤害(例如麻醉意外)。

(3) 可控伤害与不可控伤害。可控伤害是医方经过努力可以也应该降低其损伤程度,甚至可以杜绝的伤害。与此相反,超出控制能力的伤害则是不可控伤害。

(4) 责任伤害与非责任伤害。责任伤害是医方有意伤害,以及虽然无意但属可知、可控而未加认真预测与控制、任其出现的伤害。意外伤害虽可知但不可控,则属于非责任伤害。

不伤害原则对医方的具体要求是:强化以患者为中心和维护患者利益的动机与意识,坚决杜绝有意和责任伤害;恪尽职守,千方百计防范无意但可知的伤害以及意外伤害的出现,不给患者造成可避免的身体和精神上的伤害以及经济损失;正确处理审慎与胆识的关系,经过风险/治疗、伤害/受益的比较评价,选择最佳治疗方案,并在实施中尽最大努力,把可控伤害控制在最低限度之内。要求做到不滥施辅助检查、不滥用药物、不滥施手术。

3. 有利原则

有利原则(principle of beneficence)是指把有利于患者健康放在第一位,并切实为其谋利益的伦理原则。有利原则由两个层次构成,低层次原则是不伤害患者,高层次原则是为患者谋利益。因此,有利包含不伤害,不伤害是有利的起码要求和体现。

有利原则要求医务人员: ① 树立全面的利益观,真诚关心患者以生命和健康为核心的客观利益和主观利益;② 提供最优化服务,努力使患者受益,即解除由疾病引起的疼痛和不幸,照料和治愈有病的人,照料那些不能治愈的人,避免早死,追求安详死亡,预防疾病和损伤,促进和维持健康;③ 努力预防或减少难以避免的伤害;④ 对利害得失全面权衡,选择受益最大、伤害最小的医学决策;⑤ 坚持公益原则,将有利于患者同有利于社会健康公益有机地统一起来。

4.公正原则

公正原则(principle of justice)是指以形式公正与内容公正地有机统一为依据,分配和实现医疗和健康利益的伦理原则,即具有同样医疗需要以及同等社会贡献和条件的患者应得到同样的医疗待遇。公正原则强调的是医务工作者应以一视同仁的大医精神接洽每一位不同的患者。公共卫生资源必须首先保障人人得以公平享有。

公正原则主要体现在两个方面,即医疗卫生资源分配公正和医学人际交往公正。这两个方面对医务人员及其参与医学服务的所有人提出了以下的伦理要求:① 公正地分配医疗卫生资源,在其中医务人员既有分配宏观资源的建议权,又有参与微观资源的分配权,因此应该公正地运用自己的权利;② 公正地保障诊治质量和服务态度,平等对待患者,特别应该给予老年病、精神病、残疾、年幼患者等格外的医学关怀;③ 公正地处理医患纠纷、医护差错事故,坚持实事求是,合理兼顾各方利益。

(五) 医学伦理学在中国的发展

1926 年的《中国医学》刊有中华医学会制定的《医学伦理学法典》,全文共2 339个字,体现了当时中国所特有的医学伦理观。此法典还明确规定:"医生的职责应是人道主义的,而非谋取经济利益的。"

1932 年 6 月,上海出版了由宋国宾(1893—1956)主编的《医业伦理学》,这是中国第一部较系统的医学伦理学专著。《医业伦理学》一书中,宋国宾把"医师人格"列为首篇,论及职业才能、敬业、勤业和良好的仪表、言辞等内容。宋国宾对"医师与患者"和"医生与社会"的关系也做了全面阐述。《医业伦理学》一书的出版,为中国从传统医德学跨入现代医学伦理学阶段打开了一扇大门。

20 世纪 80 年代以后,中国医学伦理学的研究和建设获得突破性发展。

在国家卫生部的领导和支持下,1981 年 9 月,人民卫生出版社出版了新中国成立以来的第一本医学伦理教材《医德学概论》。

1981 年 6 月,在上海举行了第一次全国医学伦理道德学术讨论会,标志着我国医学伦理学研究的开端。同年 10 月 18 日,国家卫生部制定颁发了《医院工作人员守则和医德规范》。这些标志着我国当代医学伦理学建设的全方位展开。

1987年,中国社会科学院的邱仁宗教授出版了《生命伦理学》一书,首次系统、全面地介绍了生命伦理学。

1988年10月,全国第五次医学伦理学学术讨论会暨中华医学会医学伦理学会成立大会在西安召开。这次会议标志着中国医学伦理学理论队伍已经形成并走向正规。同年,在西安医科大学创办的《中国医学伦理学》杂志成为中国第一个医学伦理学研究的专刊和园地。

1988年12月,国家卫生部颁布了《医务人员医德规范及其实施办法》,系统地概括了"救死扶伤,人道待人;尊重患者,一视同仁;文明礼貌,关心体贴;谨言慎行,保守医密;互学互尊,团结协作;廉洁奉公,遵纪守法;严谨求实,精益求精"的医德规范,明确了医疗卫生服务的道德要求和标准。

1991年6月,全国第六次医学伦理学学术讨论会在成都召开。会议从理论上总结了前10年的医德建设,并对20世纪90年代提出了展望。同年9月,国家教委、卫生部、医药管理局、中医药管理局联合制定了《高等医药院校教师职业道德规范》《高等医药院校学生行为规范》和《医学生誓言》。

1997年,全国卫生工作会议通过的《中共中央国务院关于卫生改革与发展的决定》中提出了"发扬白求恩精神,树立救死扶伤、忠于职守、爱岗敬业、满腔热情、开拓进取、精益求精、乐于奉献、文明行医的行医风尚",并以此作为医德规范。

1999年5月1日起施行的《中华人民共和国执业医师法》明确规定:"医师不得利用职务之便,索取、非法收受患者财物或谋取其他不正当利益",明确了人道主义是医生的根本职责。

三十多年来,生命伦理学已逐步进入大学课堂,一些医院(尤其是三级医院)、医学院校和研究机构分别组建了伦理委员会。全国性的医学伦理学学术活动蓬勃发展,医学伦理学理论的研究、交流不断深化,对医学伦理学基本理论、医德基本原则、医德教育、卫生改革和医学科学发展实践中的伦理问题进行了广泛、系统的探讨,促进了中国当代医学伦理学体系的发展、完善和成熟。同时,随着现代医学技术发展和应用的长足进步,价值论、公益论和人道论、义务论的冲突与融合交织在一起,死亡定义和标准、安乐死、器官移植、产前诊断、人工生殖、行为控制、胚胎干细胞研究、卫生资源分配等人类社会普遍关注的敏感伦理问题接踵而至,中国医学伦理学研究也由一般的理论和临床医疗扩展到预防、科研、管理政策等所有医学领域,促进了中国生命伦理问题的研究,使当代医学伦理学的发展步入一个新的阶段。

第二节 器官移植的伦理原则

一、国际器官移植伦理规范

1. 世界卫生组织的器官移植指导原则

世界卫生组织在1987年5月13日第40届世界卫生大会通过了WHA40.13号决议，发布了人体器官移植的九条指导原则。

指导原则1：可以从死者身上摘取移植用的器官，如果① 得到法律要求的认可；② 在死者生前任何正式同意的情况下，现在没有理由相信死者会反对这类摘取。

指导原则2：可能的捐献者已经死亡，但确定其死亡的医生不应直接参与该捐献者的器官摘取或以后的移植工作，或者不应负责照看这类器官的可能受体。

指导原则3：供移植用的器官最好从死者身上摘取，不过活着的成人也可捐献器官。但总的来说，这类捐献者与受体应有遗传上的联系，骨髓和其他可接受的再生组织的移植是一个例外。如果活着的成人同意免费提供，则移植用的器官可以从其身上摘取。这类捐献者不应受到任何不正当的影响和压力，同时应使其充分理解并权衡捐献器官的风险、受益和后果。

指导原则4：不得从活着的未成年人身上摘取移植用的器官。在国家法律允许的情况下对再生组织进行移植可以例外。

指导原则5：人体及其部分不得作为商品交易的对象。因此，对捐献的器官给予或接受报酬（包括任何其他补偿或奖赏）应予禁止。

指导原则6：为提供报酬或收受报酬而对需要的或可得的器官进行广告宣传应予禁止。

指导原则7：如果医生和医疗专业人员有理由相信器官是从商业交易所得，则禁止这类器官的移植。

指导原则8：对任何从事器官移植的个人或单位接受超出合理的服务费用的任何支出应加以禁止。

指导原则9：给患者提供捐献的器官，应根据公平和平等的分配原则以及按医疗需要而不是从钱财或其他方面考虑。

2.国际移植学会的活体捐献准则

1986年,国际移植学会公布了《活体捐赠者捐献肾脏的伦理准则》。

伦理准则1：只有在找不到合适的尸体捐献者,或有血缘关系的捐献者时,才可以接受无血缘关系的捐献者捐献的肾脏。

伦理准则2：受者及相关医师应确认捐献者系出于利他动机,而且应该确定捐献者的知情同意书不是在压力下签字的。也应该向捐献者保证,若摘除器官后发生任何问题,均会给予帮助。

伦理准则3：不能为了个人利益,向没有血缘关系者恳求,或利诱其捐出肾脏。

伦理准则4：捐献者应该已经达到法定年龄。

伦理准则5：活体无血缘关系的捐献者应与有血缘关系的捐献者一样,都应该符合伦理学、医学和心理学方面的捐献标准。

伦理准则6：受者本人或家属或支持捐献的机构,不可付钱给捐献者,以免误导器官是可以买卖的。不过补偿捐献者在手术和住院期间因无法工作所造成的损失及其他有关的开支是可以的。

伦理准则7：捐献者和接受者的诊断和手术,必须在有经验的医院进行。医院中非进行移植手术的医护人员应该给捐献者提供帮助和支持。

3.《伊斯坦布尔宣言》十三项原则

国际移植学会和国际肾病学会2008年4月30日—5月2日在土耳其伊斯坦布尔召开了国际峰会,发布了《伊斯坦布尔宣言》。该宣言界定了器官移植旅游、器官移植交易、器官移植商业化等新概念,提出了十三项伦理原则,旨在进一步规范尸体和活体器官捐献以应对器官买卖和交易。

原则1：为预防和治疗器官衰竭应开展综合性项目(包括临床和基础领域的研究)。

原则2：应该给晚期肾病患者提供有效的透析治疗以减少等待肾移植患者的发病率和病死率。

原则3：尸体和活体供体器官移植应该作为医学标准上适合的受体器官衰竭的更佳治疗。

原则4：每个国家或司法体系应该立法规范尸体供体器官的获取和利用。

原则5：可供移植的器官应该分配给所有适合的受体,不考虑性别、民族、宗教、社会和经济地位等因素。

原则6：与移植相关的政策应该以给供体和受体提供最佳医疗照顾为首要

目标。

原则 7：政策和相关程序的制定和实施应该使可供移植的器官数量最大化。

原则 8：器官交易、旅游和商业化违背了器官移植应遵循的平等和公正原则。

原则 9：每个国家的卫生主管部门应该监管器官移植临床实践以确保公开透明和安全有效。

原则 10：建立全国范围的尸体和活体供体移植注册登记制度是监管的核心环节。

原则 11：每个国家或司法体系应努力实现器官捐献的自足，即为需要移植的居民提供充足数量的器官。

原则 12：只要国家之间的器官共享合作保护弱者、促进供体和受体的平等并且不违背以上的原则，这种合作就不会影响本国器官供应自足。

原则 13：利用弱势个人或群体并且引诱他们捐献的活动违背了打击器官交易、旅游和商业化的战略。弱势群体包括但并不仅限于文盲、贫困、非法移民和政治或经济难民等人群。

二、中国器官移植伦理规范

2006 年，国家卫生部制定并颁布了《人体器官移植技术临床应用暂行规定》；2007 年，国务院制定并颁布了《人体器官移植条例》。以上两个文件，在中国人体器官移植中具有法规性质，在器官移植过程中必须遵照执行。为规范人体器官移植的管理和行为，根据上述两个文件的精神，并参考人体器官移植的国际伦理规范，中国人体器官移植应该遵循如下伦理准则并处理好具体的伦理实务。

（一）我国器官移植的伦理准则

1. 安全有效准则

应努力防止对供体和受体可能造成的伤害。摘除和移植器官都要考虑风险/受益比，使效益大大超过可能的伤害。对尸体器官捐献，要注意保护家庭利益。对活体器官捐献，不能摘取他或她唯一的、不可再生或不能分割的器官或组织。未成年的家庭成员不应成为器官的供体。胎儿组织的获得要注意维护妇女利益。总之，要认真权衡对捐献者和接受者在健康方面的利弊得失，务必保证捐献者伤害最小化，努力避免引起致命的伤害，同时又能救助患者的生命。

2. 知情同意准则

必须获得供体的知情同意。供体必须是自愿捐献的，不受任何威胁利诱的外在强迫性压力。死者器官的捐赠者,必须有死者的生前书面意愿或遗嘱;或者死者生前无反对捐赠器官的表示,而家属或监护人又知情同意,才能作为摘取器官的对象。对自愿的活体捐赠者主要限于配偶、直系血亲或者三代以内旁系血亲,否则必须有证据表明供者与接受者因帮扶等形成的亲情关系,而且捐赠者已达法定成人年龄(年满 18 岁)和具有完全民事行为能力,以及在医务人员伦理委员会确认无不正当压力的情况下,才能作为摘取器官的对象。任何人无权强迫、欺骗、诱使他人生前或死后捐赠器官或器官的一部分。在器官捐赠者决定进行捐赠之前,医务人员必须明确告知捐赠的意义、过程和后果,特别是活体捐赠者可能发生的并发症和意外。在捐赠者充分理解后,捐赠者或死者的家属(或监护人)在知情同意书上签字和对活体捐赠者严格的术前检查后,才能摘取器官。在摘取器官以前,捐赠者或死者的家属(或监护人)有随时取消捐赠的权利。

3. 保密准则

医务人员对器官捐赠者、接受者和申请人体器官移植的患者个人信息和病情资料要保密,包括对捐赠者与接受者之间的保密(近亲属和法定帮扶人的活体器官捐献另行处理),对接受者的雇主、保险公司以及医药厂商等不得随意泄露,除非事先征得他(她)们的同意或法律需要。

4. 公正准则

在可供移植器官少而需求多的情况下,器官分配要保证公正、透明,应制订相应的医学和社会标准来分配器官,并建立伦理委员会来依据国家规定制订相应的原则、制度、流程来保障器官分配的公正合理性。应尽可能使最合适和最迫切需要移植器官的患者得到移植,避免受到患者及其家属社会地位、经济条件等的不公正影响。在世界范围内可供移植器官资源普遍短缺的情况下,优先满足国内的临床需求,禁止各种形式的跨国器官交易和"移植旅游"。

5. 互助准则

对器官功能衰竭、不移植他人器官无法存活的患者,其他人应该提供帮助。这些"其他人"的家庭成员也有可能依靠他人的器官来存活。在法制框架下,参考其他国家的经验,逐步探索建立有效机制,鼓励器官捐献,使社会成员可以彼此互助。

6. 非商业化准则

基于对人类生命尊严的尊重以及器官商业化可能的消极后果,禁止将人类的器官和组织作为商品买卖,尤其是活体器官和组织。

(二) 中国器官捐献的伦理原则

伦理难题不断困扰着器官移植事业的快速发展,为了确保其充分发挥征服疾病、造福人类健康的作用,制定严格的伦理原则无疑是必要的。要解决器官捐献面临的具体伦理问题,仍需结合国际和国内法律、道德规范,以及我国的实际情况建立起在器官移植领域具有合理性并有规范意义的道德原则和准则,从而强化供、受体与医务人员内心的道德自律,为走出伦理困境提供根本性指导。

1. 知情同意原则

现代社会中,知情同意是医学伦理学的一个最重要原则,其实质是自主权的重要组成部分,是患者做出决定的前提,也称知情承诺权,其基本内容是:临床医生在为患者做出诊断和制订治疗方案时,必须向患者提供包括诊断结论、治疗决策、病情预后及诊治费用等方面真实、充分的信息,尤其是诊治方案的性质、作用、依据、损伤、风险、不可预测的意外及其他可供选择的诊疗方案及其利弊等信息,使患者或家属经过深思熟虑后,自主做出选择,并以相应方式表达其接受或拒绝此种诊疗方案的意愿和承诺,在得到患方明确承诺后,才可最终确定和实施由其确认的诊治方案。

知情同意是指强调捐献者自愿捐赠,这是器官移植供体的最主要来源,也是器官移植首要的原则。除了一些精神类疾病和烈性的传染病之外,所有医疗活动都必须建立在受术者知情同意的基础上,这也是医学伦理学一个重要的实践原则。知情同意对于供体来说,就是需要供体自愿捐献,从尸体上获得器官组织,必须是死者生前没有明确反对捐献器官或死者生前具有自愿捐献的书面文件或近亲属(或监护人)的书面同意;对于活体捐赠者来说,供体与受体双方要充分了解器官移植的相关问题,保证双方对已知的危险和可能的危险做好心理准备,然后做出最终理智的决定[7]。

为做到真正客观和公正,术前说明应该在医院伦理委员会或者相关机构的监督下进行,说明时至少应向供体、受体及其家属交代以下事项:① 受体的病况和可能采取的治疗措施及预后;② 某一活体器官移植术的现状;③ 活体器官移植术的手术过程;④ 器官切取时可能发生的危险;⑤ 有关这一技术远期疗效及并发症发生率;⑥ 供、受体出现并发症后可能采取的救治措施;⑦ 术后需长期使用免疫抑制剂极有可能带来的不良反应;⑧ 手术期费用及术后长期的医疗费用;⑨ 供体术后的注意事项等。这样做是为了让供、受体完全知情,积极配合移植手术的进行。

另外,还应该客观判断受术者本身或其监护人有无自主行为能力,让供、受体完全知情,还要帮助供、受体排除其来自内部或外部压力因素的影响,以最终获得真正意义上的自愿。而这一点对于供体而言尤为重要,供体的内部压力主要是自身的责任感使然,担心自己如果不提供器官,受体会死亡。供体的外部压力则主要来自家庭成员(只针对亲属活体器官移植),当然还有社会舆论,为了保证供体的真正自主同意,术前应该给予其必要的心理疏导并给予足够的考虑时间[8]。

2. 无偿捐献原则

器官作为一种稀缺资源,可能促使不法分子为了获取器官而铤而走险,走上犯罪的道路。在现实中,不论是国内还是国外、发展中国家还是发达国家都存在器官买卖现象。要使器官捐献这一方式正常健康运行,就需要遵循无偿捐献的原则[9]。

无偿捐献原则提倡器官捐献者将身体中部分器官无偿地提供给等待器官移植的患者。出于器官对个人身体重视程度以及器官移植手术价格昂贵等因素的考虑,有些人对无偿捐献提出反对意见,但多数人坚决反对器官的商品化。

每个人都有自主权,这种自主权体现在自身的组织器官捐献领域就是对本人器官的支配权,但是这并不意味着他可以随意出售自己的器官,这种将个人身体作为器官"加工厂"或商品的做法是对"人"的异化,是对人身体、生命神圣性的侵犯。器官商品化并非缓解器官资源稀缺的良方,一方面,会使社会中的弱势群体处于更加危险的境地,滋生犯罪;另一方面,也是对人的物化,挑战了人类的良知。因此,器官捐献也必须遵循无偿捐献的原则[10]。

3. 尊重生命原则

作为医学伦理学、生命伦理学的基本原则,尊重生命是各项原则的基础,体现在对生命本身以及对生命价值的尊重两方面。从浅层次来看,器官移植的诞生及发展体现了救死扶伤、造福人类的宗旨,这也是所有医疗活动的初衷。从深层次来看,这些活动是因为生命的存在,即生命是一切价值活动的客观基础,当一个人的生命丧失了,那么与其相关的价值就无从体现。基于此,一切活动、体系存在的基本原则应是对生命的尊重。器官移植手术作为诸多手术的一种,应体现出对生命及其价值的尊重;另一方面,器官移植也有别于一般手术,其利益相关者众多,且往往是建立在受体利益的基础上,因而要严格遵守生命的价值原则,尤其是供体的生命价值。

在器官移植的过程中,尊重生命及其价值体现在对受体术后存活时间、生活质量的周密考虑与对供体的无私奉献的赞美及其术后身心健康的关怀中,作为供受双方的桥梁——医务人员应做到以下几点：第一，严格管控器官移植手术的门槛，从设备、技术、经验、环境、职业道德、应急能力、突发事故处理等多方面、全方位严密把关，确保每一例器官移植手术都在充分、完善的环境中进行，对供受双方的生命负责；第二，医务人员对受体，即等待更换器官、渴望新生的患者的生命健康负有责任，对供体也负有同等重要的责任，不能站在受体的立场诱导供体捐赠甚至轻视供体的健康与安全，放弃对供体的关心与救治，应在供体知情同意的基础上最大限度地保证供体原有的生理功能、身体活动等不受影响，将双方的利益之和最大化，充分体现对供受双方生命的关怀与公正。

4.审慎原则

审慎原则，就个人而言，是在为人处世、待人接物中体现出的严谨慎重的态度；就伦理层面而言，则是对待科学的正确认识与对道德伦理的严格自律；具体到医生这一行业，因其与人们的生命健康息息相关，具有不同于其他行业的特殊性，因此审慎原则对于医生而言尤为重要。

审慎原则在实践中可以具化为两方面，即思想层与行动层。思想层面，医生对待客观事物，如当事人面对患者与供体时要谨慎小心、深入细致，面对技术与伦理层面的问题要慎重、严谨，决不能武断、轻率。行动层面，则是在围术期整个过程都要考虑到可能存在的风险，由于人体器官移植手术本身的复杂性、对环境的要求苛刻、对技术要求精湛，如果在手术过程中稍有疏忽，就可能伤及受体甚至是供体的生命安全。一般来说，选择器官移植是患者不得已而选择的唯一治疗手段，所以医务人员的卓越技术与审慎态度是患者能够康复的重要保证。可以看出，审慎原则虽然是对医务人员的要求，但仍是对供受双方生命的尊重，与器官移植的初衷与目标一致。

审慎原则要求医务人员在器官移植手术开展之前，要对供受双方开展必要的医学评估，深入了解双方的身体状况，并进行风险评估。目前活体器官移植的风险主要有以下几种：手术过程痛苦、后期创伤、后期潜在的并发症、器官部分功能丧失、抵抗能力降低、手术导致的工作损失，甚至死亡的可能性。虽然器官移植的风险很大，但其对于受体的意义非同小可，可以帮助受体重获新生，继续感受来自亲朋好友的关怀和生命的美好。在这种高风险与高利益共存的手术中，医生起到至关重要的作用，应该在严格遵守生命价值与审慎原则的前提下，让受体的利益远大于风险，同时降低供体面对的风险。

5.保护弱势群体原则

这一原则实质上是对自主原则的具体化以及特殊化，在器官移植中的弱势群体主要包括未成年人、老年人、残疾人、精神患者、贫困人群及其他无自主行为能力的群体，这类人群往往因为先天遗传、后天变故等诸多影响无法做到真正的自主。

目前，世界上对这一群体也有相应的保护性政策，如严禁将行为受限和未成年人作为器官移植的供体。在器官移植中也要尽力保护妇女的权益，据统计在全球已开展的夫妻之间的肾器官移植手术中，妻子为丈夫供肾的占比约为70%，而丈夫为妻子供肾的只占30%。实质上，不仅在供体的器官来源限制上要竭力保护弱势群体，因为他们容易受到不法分子的侵害；在受体的选择中，也应体现出对弱势群体的保护，因为他们长期受到疾病、贫困等因素的困扰，如果他们出现了器官功能障碍需要接受器官移植手术，这种代价往往是他们自身不能承受的，因而更需要得到社会的关注，需要社会为此类人群提供保护性政策。

第三节　器官捐献相关人员的权利和义务

器官移植时，要求不能以某一方获得利益为出发点，因此需要进一步明确谁该对其负责，规定相关人员的权利和义务；规定某一方违反了这个程序应该接受什么惩罚。规定各方的权利和义务，就可以避免发生买卖行为，有利于对移植过程中涉及的器官获取环节进行监督[11]。

一、供体的权利和义务

（一）供体的权利

中国现有法律无公民捐献器官义务的相关规定，在进行活体器官移植时，供体基于对自己身体的处分权，绝对无偿地捐献自己的器官，高于法理，高于人情，是绝对无私精神的体现，故必须保障供体应有的权益。

1. 生命健康权

活体器官移植中首先要做到对供体生命健康权的保护。医学发展的最终目的是造福人类，而活体供者是有生命的健康人。当其为了发扬人道主义精神，挽救他人生命的同时，作为一个健康人提供器官是需要做出自我牺牲，并冒着摘取器官手术后可能面临并发症和危及预期寿命的风险，其中蕴含的道德主义、人间情感、利他主义和同情心毋庸置疑。因此，提倡供体"舍己救人"精神的前提是，尽一切可能保障其基本的健康状况不受侵犯[12]。

2. 知情同意权

保障患者的知情同意本就是医学领域遵循的基本原则。所谓知情同意权，具体指医务人员必须向患者提供相关的医疗信息及知识，并详尽地告诉患者在诊疗过程中可能发生的风险问题，患者据此信息做出决定是否接受医疗的权利。知情同意的关键在于信息的告知，因为在活体器官移植中，供体会因为捐献器官而给自己身体带来一定的负面影响。因此，为了保障供体的生命健康权，供体有权知悉了解有关器官移植的所有知识和问题。中国的《人体器官移植条例》明确规定，医务人员有义务向活体器官捐献人说明器官摘取手术的风险、术后注意事项、可能发生的并发症及其预防措施等。综合相关法规对供体知情权的内容进行了规定，总结如下：① 医务人员必须如实告知供者的身体是否允许进行器官移植；② 医务人员要如实告知供者目前的器官移植技术现状及对身体的损害程度；③ 医务人员要如实告知供者有关于器官摘取程序和整个活体器官移植过程及供者所享有的权利；④ 医务人员要如实告知供者在捐献器官后是否有获得补偿的权利；⑤ 医务人员应该告知供者在摘取器官后可能出现并发症的情况及与此相关的救治措施等。

国外学者通常将摘取器官供者器官行为的正当化依据归结为器官供者的知情同意。知情同意并非仅是器官供者事实上的知情同意，而且是一个法律上的概念。固然原则上存在知情同意的事实就可以摘取其器官，但并非不受任何限制。为避免器官移植的滥用及其存在的道德风险，保护人们的权利，器官移植的立法普遍禁止以"知情同意"而摘取未成年和精神病患者等缺乏认识能力人的器官。

在特定情况下，即使行为人对摘取行为及后果完全知情而作出承诺，但也并不意味着这种承诺的合法有效。如特定重要的人体器官往往是唯一和不可能再生的，摘取这种器官就意味着死亡。即器官供体尽管享有生命健康权，仍有一定限制，要考虑法律和目的上的正当性，考虑是否为有效的知情同意。权利人不能随心所欲且毫无限制地行使这些权利，应当遵守社会的一般伦理道德和价值观念，避免商业化买卖。

3. 撤销权

中国现有的相关法律法规对活体器官移植中的供体给予撤销权。供体所享有的撤销权实质上是自愿决定权的延伸，法律并没有规定公民捐献器官的义务，任何组织或者个人不得强迫、欺骗或者利诱他人捐献人体器官，在器官未植入受体体内时，供体可行使撤销权。

4. 隐私权

《中华人民共和国民法通则》（以下简称《民法通则》）虽然没有明确规定公民的隐私权，但是一些法规对隐私权进行了变相的规定，对揭露他人隐私、侵害他人隐私权的行为以侵害名誉权论，对其追究民事责任。这是中国最高司法机关第一次对于公民隐私权保护有了司法解释。这种间接保护公民隐私权的立法方式还体现在最高人民法院《关于审理名誉权案件若干问题的解答》中。针对活体器官移植中的隐私权，《人体器官移植条例》也做出了规定，要求从事人体器官移植的医务人员应当对器官捐献人、接受人和申请人的个人资料进行保密。

(二) 供体的义务

1. 依法履行赠予权

供体（活体器官捐赠者）有遵守国家法律法规及卫生行政部门对于器官捐献、活体器官移植、禁止器官买卖等相关规定，依法行使器官捐赠权的义务。供体有义务将自己捐献或中止捐献的决定及时告知医疗单位和指定的委托人、监护人与亲属；供体有义务向医疗机构递交经慎重考虑后签署的知情同意书，保留复件知照委托人、监护人与亲属。同时，供体与亲属等相关人员应遵守国家及医疗单位的诊疗制度，如与医疗机构有不同意见和问题，应按照有关规定寻找协商、调解或通过司法途径解决。不得因捐献成功与否，或利益需求满足与否等原因扰乱医院的正常诊疗秩序，伤害受体及其他患者的治疗权和医院的正常经营权。

《中华人民共和国民法通则》第七条规定："民事活动应当遵守社会公德，不得损害社会公共利益，扰乱社会经济秩序。"国家卫生计生委、中央综治办、公安部、司法部四部门联合下发的《关于进一步做好维护医疗秩序工作的通知》，第一条规定："坚决打击涉医违法犯罪，维护医院良好秩序。"

2. 配合医疗，积极合作

器官捐献与移植诊疗活动的成功与否，不仅要求主治医疗人员尽职尽责，更要求供体人群给予充分配合。只有这样，高难度、涉及两条以上生命的器官捐献与移植医疗活动才能顺利进行。供体既有向医务人员全面了解情况的权利，也有诚实、全面地向医务人员提供本人健康、身份等相关信息的义务，并有遵守医疗机构的规章制度、遵从医疗服务人员医嘱、配合完成整个医疗活动的义务。

3. 如实陈述接受检查

供体在捐献器官前有权获得较全面的健康检查，也必须积极配合医院完成器官移植所需要的各项医学检查。医学检查是保证器官移植成功的重要保障，明确供体的身体状况、潜在疾病和隐患才能对症采取相应的医疗与预防措施，保障供体捐赠意愿的实施。对供体实施医学检查是法律和医院诊疗常规要求医务人员必须履行的权利和义务，也是对供、受双方负责任的表现。全面检查对于供体在捐献器官过程中预防意外、维护捐赠器官后的健康具有极其重要的意义。

4. 敬畏生命尊重医务人员

器官捐献和移植是直接与生命存续有关的重要医疗活动，支持诊疗活动就是对生命的尊重与敬畏。器官捐献过程中供体、医务人员、受体在人格和尊严上是同等的。受体是器官移植中的主要利益获得者，供体没有任何直接的利益，医疗机构和医护人员是帮助患者获得新生、帮助供体实现崇高行为的桥梁，也是医疗过程的行为主体，他们的工作和人格都必须得到尊重。

5. 签署知情同意书

签署知情同意书既是供体的权利，也是供体的义务。供体在充分了解无偿捐赠器官的相关内容、知识和自身状况后，经过深思熟虑，对于确定捐献的未来行为应该慎重地签署捐献器官的知情同意书。客观反映本人已经充分了解情况，并决定授权医务人员帮助其完成捐献的心愿。签署的知情同意书也就确认了医疗服务者对其进行"可允许范围内"的人体器官切取的医疗行为，这也是对受体的一种承诺。经供体签署的知情同意书是整个活体器官移植诊疗活动最核心的法律依据之一。

二、受体的权利和义务

（一）受体的权利

1. 生命健康权

在活体器官移植手术中，一切医疗活动都是为了挽救受体的生命、解除受体的病痛，受体是绝对的受益者。其之所以能够拥有来自他人的身体器官，是因为受体依法享有生命健康权和接受赠予权。生命权和健康权是维持自然人生存的基本权利，当自然人的器官遭到折损、发生严重病变时，可以依法采取一切方式来争取挽救自己的生命与健康，也具有依法接受他人惠赠器官的权利。通过依法享有的医疗保障权，受体可以申请相关医疗单位募集器官，并实施人体器官移植手术。

我国的《人体器官移植条例》和相关法律法规给予受体享受接受器官移植治疗权利的同时，也赋予了符合技术要求的医疗单位帮助受体接受捐赠及开展器官移植的相应权利和义务。

2. 自主选择权

是否接受他人捐赠的器官实行移植、接受尸体器官还是活体器官等治疗的决定权是受体的自主权利,也称患者的知情同意和自我决定权。疾病治疗中的自主选择权是指处于诊疗关系中的患者在诊疗过程中,听取了解所患疾病和主治医生分析介绍的各种治疗方案后,经过自主思考,就关于自己的疾病和健康问题做出合乎理性和价值观的决定,并根据该决定配合医务人员采取负责的行动的权利,这一权利贯穿于医疗活动的始终。

受体具有治疗的自主决定权,自主权主要包含以下五个方面:① 受体事先具有获知一切与本人器官移植医疗行为有关的信息,包括所进行的诊断、治疗、使用的药物等有无危险性或不良反应,诊疗过程中痛苦的程度、预期效果、对日后日常生活的影响、有无替代方案,以及供体的来源和可能的手术时间等;② 人体器官供体的健康状况;③ 受体因医务人员的说明告知而充分理解整个医疗过程;④ 移植及移植后的抗排异等维持治疗费用的总体状况等;⑤ 受体根据自己的价值观、人生目标等做出主观意见的表达,确定治疗方案。

提倡受体的知情同意、自主权,并不意味着医务人员可以推卸责任、过分加重患者心理压力、完全依照受体的意愿进行医疗活动;而是强调重大医疗行为开展前,事先与受体沟通有关医疗活动的总体内容,使其了解与自身疾病相关的常识及治疗的风险等,便于受体积极配合医疗活动,使诊疗方案取得最佳疗效。

3. 受体的隐私权

2014 年,国家卫计委发布的《人口健康信息管理办法(试行)》明确指出,在人口健康信息采集、管理、利用等过程中,要落实隐私保护要求,确保人口健康信息的安全性,不得泄露隐私信息。除了《人体器官移植条例》第二十一条中对器官接受人的隐私权规定外,我国《执业医师法》也对患者隐私权做出了规定:"医师在执业活动中应该履行关心、爱护、尊重患者,保护患者隐私的义务。"受体作为患者,其疾病及其程度和治疗方式等都属于隐私,应当受到保护。医疗机构未经受体本人同意,不得做任何有损其隐私权的事情。其次,在"互联网+"的条件下,必须完善相关技术保护与受体相关的数据。器官移植是一个重大的诊疗过程,受体的各种信息泄露都可能直接影响其精神和健康,以及其作为社会人的相关利益。

(二) 受体的义务

受体除必须依法履行与供体相近的有关义务外,还必须特别注意履行以下三方面的义务。

（1）受体在等待器官时期，不能利用自己的疾病及其在家族中的地位和影响力等对亲属实行"道德绑架"，也应主动防止家属和亲友实行具有"道德绑架"性质的"动员"以达到他人捐献器官的目的。

（2）受体有义务向移植医院如实报告活体器官捐献者与本人的关系；并会同亲属坚持实事求是、不弄虚作假，保证活体器官捐献者相关证明的真实性，协助医疗机构共同杜绝伪造亲属关系和帮扶关系、变相器官买卖等违法行为的发生。

（3）受体在整个器官移植诊疗过程中，必须切实遵照主诊医院和医师的要求，客观如实地反映病情，接受术前检查。术中和术后严格遵守医嘱服药、定期复查、科学康复。康复期间自觉调节和控制情绪，控制烟酒及不适合的剧烈运动等。活体器官移植成功是另一条生命以巨大的自我牺牲精神换来的，是患者与众多医务人员艰苦努力的结果，珍惜移植的成果就是尊重捐赠者的生命和奉献精神，尊重医务工作者精益求精的技术和劳动成果。

三、医务人员的权利和义务

医疗工作是具有高科技、高风险、高奉献精神的工作，医务工作者历来享有崇高的社会地位，以医生护士为主体的医务人员通过历代传承和救死扶伤工作，自然形成了良好的医德，并得到"白衣天使""提灯女神"等誉称。在白求恩、南丁格尔为代表的医护人员面前，患者以生命相托，医护人员的"权利"与"义务"融为一体。为加快医学的发展和社会的进步，必须进一步规范医患双方的行为，1998年我国颁布了《中华人民共和国执业医师法》，而后分别颁布了与医务人员权利和义务直接相关的《护士条例》《执业药师资格制度暂行规定》《医疗机构管理条例》《医疗事故处理条例》《药品管理办法》等一系列法律法规，医护人员的权利和义务更加清晰。

（一）医务人员的权利

1998年首次颁布的《中华人民共和国执业医师法》第二十一条对医师执业活动中的权利有明确的规定："在注册的执业范围内，进行医学诊查、疾病调查、医学处置、出具相应的医学证明文件，选择合理的医疗、预防、保健方案；在执业活动中，人格尊严、人身安全不受侵犯。"

2008年颁布的《中华人民共和国护士条例》第三条规定："护士人格尊严、人身安全不受侵犯。护士依法履行职责，受法律保护。全社会应当尊重护士。"在

第三章《权利和义务》中,除了维护护士的其他合法权利外,进一步明确了护士在诊疗活动中的权利。其中第十五条规定:"护士有获得疾病诊疗、护理相关信息的权利和其他与履行护理职责相关的权利。"从赋权角度理解,第十七条规定:"护士在执业活动中,发现患者病情危急,应当立即通知医师;在紧急情况下为抢救垂危患者生命,应当先行实施必要的紧急救护。护士发现医嘱违反法律、法规、规章或者诊疗技术规范规定的,应当及时向开具医嘱的医师提出;必要时,应当向该医师所在科室的负责人或者医疗卫生机构负责医疗服务管理的人员报告。"可见,第十七条中的"应当"均为赋权。

综上,为维护公民的生命与健康,法律分别赋予医生和护士独特的医治权,并形成相互之间的协同和监督。在人体器官捐献与移植过程中,他们能否依法履行职责,在某种意义上是具有决定性作用的。医生、护士有权依照法律赋予的权利,结合活体器官移植的实际履行职责。

(二) 医务人员的义务

权利和义务是同等的,《医师法》和《护士条例》等法律法规在赋予医生、护士医疗护理权的同时,也明确规定了医护人员的义务。

《执业医师法》第二十二条至第三十条分别对医师在执业活动中的义务进行了规定。《护士条例》在第二章第十六条至十九条对护士执业中应履行的义务进行了明确规定。其他法律文件通过对医疗机构及其医务人员执业行为和职责的规范来体现医疗机构及其医务人员应履行的义务。

医师的法定义务包括下列内容。① 遵守法律、法规,遵守技术操作规范。② 树立敬业精神,遵守职业道德,履行医师职责,尽职尽责为患者服务。③ 关心、爱护、尊重患者,保护患者的隐私。④ 努力钻研业务,更新知识,提高专业技术水平。⑤ 宣传卫生保健知识,对患者进行健康教育。⑥ 医师实施医疗、预防、保健措施,签署有关医学证明文件,必须亲自诊查、调查,并按照规定及时填写医学文书,不得隐匿、伪造或者销毁医学文书及有关资料;医师不得出具与自己执业范围无关或者与执业类别不相符的医学证明文件。⑦ 对急危患者,医师应当采取紧急措施进行诊治,不得拒绝急救处置。⑧ 医师应当使用经国家有关部门批准使用的药品、消毒药剂和医疗器械。除正当诊断治疗外,不得使用麻醉药品、医疗用毒性药品、精神药品和放射性药品。⑨ 医师应当如实向患者或者其家属介绍病情,但应注意避免对患者产生不利后果。⑩ 医师进行实验性临床医疗,应当经医院批准并征得患者本人或者其家属同意。⑪ 医师不得利用职务之便,索取、非法收受患者财物或者牟取其他不正当利益。⑫ 医师发生医疗事故或者发现传染病疫情时,应当按照有关规定及时向所在机构或者卫生行政部门报告。医师发现患者涉嫌伤害事件或者非正常死亡时,应当按照有关规定向有关部门报告。

护士的法定义务包括下列内容。① 护士执业,应当遵守法律、法规、规章和诊疗技术规范的规定。② 护士在执业活动中,发现患者病情危急,应当立即通知医师;在紧急情况下为抢救垂危患者生命,应当先行实施必要的紧急救护。③ 护士发现医嘱违反法律、法规、规章或者诊疗技术规范规定的,应当及时向开具医嘱的医师提出;必要时,应当向该医师所在科室的负责人或者医疗卫生机构负责医疗服务管理的人员报告。④ 第十八条进一步明确:"护士应当尊重、关心、爱护患者,保护患者的隐私。"

综上,为了更好地维护公民的生命与健康,法律在赋予医护人员医疗护理权的同时,也明确了医生、护士必须履行的义务。在活体器官移植中,医生、护士担任了重要的角色,某些义务与法律赋权直接统一。他们在活体器官移植的履职过程中,也必须同时自觉地履行法律所规定的义务。

四、医务人员的作用

医学是从生命和社会学等多角度专门研究"人"的专业,再结合现代各学科领域的先进科技和设备,具有重要的专业技能。从某种意义上说,当今的医学已经覆盖了人类从诞生前到死亡的整个过程。在宏观和微观上,医学技术已经可以干预精子与卵子结合、怀孕与否、遗传基因调整、胎儿发育、分娩方式和时间、生长发育状况,控制传染传疾病的预防与传播,成功开展对常见疾病的医治,实行人的体液、细胞、组织等的移植,推进延年益寿和对老年性疾病的预防治疗,延缓人类正常功能退化的速度等。

在复杂的人体器官移植领域,医生往往具备大量患者不具备的专业知识和技术,拥有疾病治疗和器官移植所需的大量资源和法律赋予的权利。而患者却基本不拥有上述资源、能力和权利。医务人员最核心的作用就是要用所掌握的医学技术,依法依规组织运用一切可能的资源,动员患者(包括家属)共同为患者的健康与生命的存续而努力,并成功实施临床移植手术。

鉴于人体器官移植直接关系到生命的存续可能,在人体器官移植过程中,医患双方在专业知识、医疗资源、权利权限等方面高度不平衡,由于患者对医护人员,尤其是主治医生的高度信任和依赖,医务人员更要防止过于主观引导、简单决断而忽略了患者的知情权、选择决定权,忽视了患者心理压力的舒缓。

正因为人体器官移植直接关系供受双方的生命与家庭幸福,尤其是受体及其家庭迫切希望获得合适的器官,因此,医护人员必须既给予理解,又高度重视和严格掌握捐献者的健康与安全、亲属供体的真实合法性,以及供受双方知情同意的充分性、整个移植手术方案的完整性,确保移植成功。

如果发生意外,医务人员肩负切实依法全力做好弥补及后续工作的责任,维护正常的医疗秩序,维护供受双方的合法权益,保障人体器官捐献和移植工作继续沿着正确的轨道前行。

参考文献

[1] 孙福川,王明旭.医学伦理学[M].4 版.北京:人民卫生出版社,2015.

[2] 樊浩.当前中国伦理道德状况及其精神哲学分析[J].中国社会科学,2009,(4):27-42.

[3] 陈亚新,王大建,冯照祥,等.当代医学伦理学[M].北京:科学出版社,2002.

[4] 郭照江.医学伦理学新编[M].北京:人民军医出版社,2003.

[5] 李艳.我国医学伦理学教材关于医学伦理学基本原则的评述[J].医学与哲学(A),2010,31(7):20-21.

[6] 刘军,葛国文,王承高.论器官移植应恪守的伦理原则[J].中国医学伦理学,2002(1):9-10.

[7] 刘玥.器官移植伦理问题研究进展[J].东南国防医药,2016,18(2):219-221.

[8] 王海艳.活体器官移植的伦理审视[D].桂林:广西师范大学,2010.

[9] 武少龙.人体器官移植的伦理思考[D].济南:山东师范大学,2012.

[10] 姜帆.我国人体器官移植的伦理思考[D].沈阳:沈阳师范大学,2017.

[11] 许卫平.我国遗体器官捐献的伦理研究[D].长沙:湖南工业大学,2015.

[12] 唐媛,吴易雄,李建华.中国器官移植的现状、成因及伦理研究[J].中国现代医学杂志,2008,18(8):1144.

第四章
活体器官移植的法律规制

导读语

　　活体器官移植技术是当代医学技术的进步，推进了生命伦理学的发展，使得该学科根植于更广阔的医学技术土壤，拥有了更为广阔的视野。技术的发展使各种争论不休的生命伦理学问题接踵而至，成为人们关注的热点问题。包括活体器官移植技术在内的现代医学技术对人类伦理道德提出诸多挑战，也对当代法律提出了挑战。从法理上来说，伦理是法律的基础，任何法律的制定都建立在一定伦理背景和道德动机之上，而法律则是伦理的底线和保障。当代医学技术的发展不仅需要人们运用生命伦理学的原则加以调整，更需要借助法律来加以引导和保障。作为当代医学技术前沿的活体器官移植技术自然也在此列。就目前来看，活体器官移植在国外已经有了相对成熟的规制模式，相关的国际组织和各个国家与地区分别通过发布伦理准则或者立法的方式对器官移植技术的实施进行了一定的规制。相关的规则对于中国立法的完善无疑具有重要的借鉴意义。

第一节　国内外活体器官移植立法

在过去的半个世纪里,人体器官移植逐步在全球普及,给很多人带来了生命的福音。然而,由于人体器官的特殊性,移植器官供小于求的局面一直未得到改善,为此,曾出现大量地下器官黑市以及相关犯罪行为,给人们的生命健康安全带来了极大挑战。这作为器官移植技术发展必须要正视和解决的一个棘手问题,直接催生了活体器官移植伦理学与法律的出现。

一、国际组织对活体器官移植的规制

作为全球卫生问题的指导和协调机构,世界卫生组织(World Health Organization,WHO)先后在活体器官移植领域颁布了一系列对于各成员国具有指导和参考作用的准则。这些准则尽管不是严格意义上的法律,但却是一种软性法规,在指导和推进各国相关立法、引导各国活体器官移植技术健康发展方面发挥了重要作用。

在活体器官移植中,肝、肾移植是起步最早且就技术水平而言也最为成熟的。正因为如此,国际上有关活体器官移植的规则基本上都是从肝、肾移植的规则中演变而来的。1986年,国际移植学会对活体捐赠肾脏提出了以下指导原则。① 只有在找不到合适的尸体捐赠者,或有血缘关系的捐赠者时,才可接受无血缘关系者的捐赠。② 接受者(受植者)及相关医师应确认捐赠者系出于利他的动机,而且应有一社会公正人士出面证明捐赠者的"知情同意"不是在压力下签字的;也应向捐赠者保证,若切除后发生任何问题,均会给予援助。③ 不能为了个人利益而向没有血缘关系者恳求,或利诱其捐出肾脏。④ 捐赠者应已达法定年龄。⑤ 活体无血缘关系的捐赠者应与有血缘关系的捐赠者一样,都应符合伦理学、医学与心理学方面的捐肾标准。⑥ 接受者本人或家属,或支持捐赠的机构,不可付钱给捐赠者,以免误导器官是可以买卖的。不过可以补偿捐赠者在手术与住院期间因无法工作所造成的损失与其他有关捐赠的开支。⑦ 捐赠者与接受者的诊断和手术,必须在有经验的医院中施行,而且希望义务保护捐赠者权益的公正人士也是同一医院中的成员,但不是移植小组成员。这些原则对于《世界卫生组织人体细胞、组织和器官移植指导原则》的形成和发布起到了重要的推动作用。

2008 年 5 月,"世界卫生组织执委会第 123 届会议"讨论了人体细胞组织和器官移植问题,形成了《世界卫生组织人体细胞、组织和器官移植指导原则(草案)》[后简称《原则(草案)》]。《原则(草案)》为以治疗为目的的人体细胞、组织和器官的获得和移植,提供了一个有序、符合伦理学标准并且可接受的框架。其中,适用于活体器官捐献移植的内容如下。

(1) 在得到合法的同意或者没有理由相信死者生前反对捐献的情况下,可以从死者或者活体身上摘取细胞、组织和器官用于移植。

(2) 成年人可在国内法律允许的范围内活体捐献器官。活体捐献人一般应与受者有基因、法律或情感上的关联且只有在以下情况下才可接受:捐献人知情并获得其自愿同意,能够确保对捐献人的专业照料和完善组织后续步骤,并已审慎执行和监督捐献人的选择标准;应以完整和可理解的方式告知活体捐献人,其捐献可能存在的危险、捐献的益处和后果;捐献人应在法律上有资格和能力权衡这些信息;捐献人应自主决定,不受任何不正当的影响和强迫。

(3) 除了在国家法律允许范围内的少数例外情况,不可出于移植目的从未成年人身上摘取任何细胞、组织或器官。应当具备保护未成年人的具体措施,在任何可能情况下都应在捐献前获得未成年人的同意。对未成年人适用的内容也同样适用于没有法定能力者。

(4) 捐献细胞、组织和器官不得以获得任何金钱支付或其他货币价值的报酬为前提;购买或提出购买供移植的细胞、组织或器官,或者由活人或死者近亲出售,都应予以禁止;禁止出售或购买细胞、组织和器官,不排除补偿捐献人产生的合理和可证实的费用,包括收入损失,或支付获取、处理、保存和提供用于移植的人体细胞、组织或器官的费用。

(5) 器官、细胞和组织的分配应在临床标准和道德准则的指导下进行,而不能出于钱财或其他考虑;应由适当人员组成的委员会规定分配原则,该原则应该公平、对外有正当理由并且透明。

(6) 应当对活体捐献人和接受人进行细胞、组织和器官捐献及移植的长期效果评估,以记录带来的好处和造成的伤害;移植用人体细胞、组织和器官属于具有特殊性质的卫生产品,其安全、功效和质量水平必须不断加以维护并做到最大化。

(7) 组织、实施捐献和移植活动以及捐献和移植的临床后果,必须透明并可随时接受调查,同时保证始终保护个人匿名以及捐献人和接受人的隐私。

总体来看,国际组织发布的活体器官移植指导原则对无血缘关系的器官移植都采取了谨慎的态度,这主要是为了遏制形式多变的器官买卖;对未成年人和限制行为能力人的捐献行为加以限制,主要是为了防止损害此类人的身体健康和防止在他人的诱导、欺骗下捐献器官。国际组织的指导原则具有一般性的指导意义,具体到每个国家都有自己独特的国情,很多国家和地区在立法时既遵循一般原则,也进行了一些变通。

二、各个国家和地区活体器官移植相关立法状况

立法产生于社会的现实需要,"法律是一种借以满足社会需要的方法"[1]。如果把法律视为一种产品,则社会需要决定了立法的供给。而器官移植立法则源自社会对该技术健康发展保障的需求,是器官移植技术发展的必然产物。伴随着各个国家和地区器官移植技术的快速发展,很多国家和地区都制定了各自的器官移植法,对以活体器官移植技术为核心的器官移植技术进行了相对有效的规范。

1. 国外对活体器官移植立法规制的概况

美国作为世界第一的器官移植大国,在器官移植立法理念及立法技术方面走在世界的前列。世界上首例长期有功能存活的器官移植手术就是在美国进行的,是在一对同卵双生的兄弟之间进行的。该手术的成功开创了人类活体器官移植乃至整个器官移植的先河,也带动了这一技术在美国医疗临床上的应用。而伴随着该技术的发展,规范这一技术应用的立法需求开始显现。为此,美国先后进行了一系列立法,对器官移植技术进行了规制。1948 年美国出台《统一尸体提供法》,此后又相继出台《统一组织捐献法》和《国家器官移植法案》(*National Organ Transplant Act of 1984*)。在这些立法中,美国大力鼓励遗体器官捐献,对于活体器官移植采取保守的原则,并坚决禁止器官买卖。在器官分配领域,美国依法建立了全国统一的器官移植分配系统,包括器官获取和移植网络(Organ Procurement and Transplant Network,OPTN)、器官移植受体科学登记系统(Scientific Registry of Organ Transplant Recipients,SRTR)、器官资源共享网络(United Network of Organ Sharing,UNOS)。

英国也是比较重视对器官移植进行规制的国家,于 1989 年出台了《人体器官移植法案》。该法案明确禁止人体器官买卖,并对非法摘取他人器官的犯罪行为进行严厉的打击。供受双方在具有血缘关系的前提下才可开展活体器官移植。但是,为了避免法规的僵化和提高活体捐献率,英国器官移植法对非亲属间的活体捐献进行了规定。此种捐献必须通过活体移植管理局的同意,否则不得

移植。2004 年英国颁布了《人体组织法》(*Human Tissue Act*，2004)，该法取代 1989 年的《人体器官移植法案》成为英国规范人体细胞、器官、血液等捐献和利用的国家立法。该法对非血亲之间的移植采取支持的态度，第 54 条规定，符合下列关系的人士之间可以依法进行活体器官的摘取和植入：① 配偶或伴侣(包括同性伴侣)；② 父母、子女；③ 同胞兄弟姐妹及其子女；④ 祖父母、外祖父母、孙子女、外孙子女；⑤ 继父母；⑥ 同父异母或同母异父的兄弟姐妹；⑦ 维持长期关系的朋友[2]。

西班牙是世界上器官移植捐献率最高的国家，立法在其中发挥了非常重要的作用。早在 1979 年，西班牙就颁布了《西班牙移植法案》，后虽几经修改，但是基本原则始终没有改变，如确立"脑死亡"标准、捐献器官自愿原则、禁止器官买卖、采取科学标准分配捐献器官等。1989 年，西班牙依法成立国家器官移植协会(National Transplant Organization，ONT)，主要负责提高器官、组织和细胞捐献率。该协会依法成立以来，即着手解决器官捐献率低的问题，研究后认为，捐献率低下并非因为缺乏合适的捐献者，而是没有一个完整的器官捐献体系以进行捐献者资格认定及获取其家属同意的工作。于是，该协会制订了标准的器官捐献规范，并在每个医院建立标准化的器官捐献团队。团队成员均为各单位具有良好声望并愿意从事这一兼职工作的医护工作者。医院器官捐献团队的职责就是妥善处理管辖医院内的器官捐献行为，并对器官捐献的每一个环节负责。首先，对捐献者进行评估，看其是否符合捐献标准，确定其家属是否同意进行器官捐献；此外，还要承担宣传器官捐献、协调医疗关系等任务。在西班牙，任何人都可被视为潜在的捐献者，除非其明确表示不愿意进行器官捐献。也就是说，在没有明确拒绝进行器官捐献的情况下，任何人都可被看作器官捐献者。这一鼓励政策也是促进西班牙器官捐献人数逐年上升的重要原因。据统计，从 ONT 成立至 2005年，西班牙的器官捐献率从 14/1 000 000 上升至 35.1/1 000 000，是欧洲乃至全世界器官捐献率最高的国家，形成国际上认可的西班牙模式[3]。

德国也是较为重视器官移植立法的国家，于 1997 年通过了《器官和组织捐赠、摘取和移植法》，后经多次修改，最后一次修改于 2013 年完成。该法对活体器官捐献的受体范围进行了明确规定，规定受体须为捐献者的一、二等血亲或配偶，同时规定登记的生活伴侣(如同性恋者)和未婚夫妻可以作为活体器官受体[4]。此外，该法还规定，不得摘取下列人员的活体器官：① 不满 16 周岁的未成年人；② 孕妇或者分娩后不足 3 个月的产妇；③ 患有精神疾病的人(医师认定有自愿同意能力的除外)；④ 吸食鸦片、大麻或精神药品成瘾的人。这些规定充分体现了德国对活体器官移植中弱势群体保护的重视,对活体器官移植技术在德国的健康发展及其在医疗临床上的理性应用起到了重要引导作用。

法国早于 1976 年就颁布了《器官摘取法》,并在后来出台的《生物伦理法》中有针对器官捐献移植的专门规定。依据法国的法律,活体器官移植的供体必须是精神正常的成年人,并得到该成年人的知情同意;如果从未成年人身上摘取器官则受体必须是他的兄弟姐妹,即为了救助他的兄弟姐妹才可以摘取其器官。但还有以下限制条件,即必须经过其法定监护人的同意和 3 名委员组成的委员会许可,最重要的还要经过未成年人本人的同意。在法国,依据其法律,任何违背捐献者意愿而利用其器官或组织的行为都构成犯罪,不仅相关的医生会因此接受刑事制裁,有关中介也会受到刑法的严厉惩处。

韩国在经过长期的争论与调研以后,于 1999 年 2 月 8 日制定了首部《器官移植法》,在此之后又对若干条文进行了修改和补充。虽然该部法律只有 49 条,但是几乎涵盖了器官移植的所有事项。该法规定:"摘取活人的器官仅限于本人同意的情形。但是,在摘取 16 岁以上未成年人的器官以及未满 16 岁未成年人的骨髓的情况下,除了本人的同意,还需要获得其父母(没有父母,给兄弟姐妹移植骨髓时,获得法定代理人)的同意。"[5] 也就是说,摘取捐献人活体器官必须经过本人的同意;但是,在摘取 16 岁以上未成年人的器官以及未满 16 岁未成年人的骨髓,除本人同意外,还需获得其父母或法定代理人的同意。从现实来看,虽然韩国器官移植法作出了对未成年人保护的规定,但是侵害未成年人权益的隐患依旧存在。同时《器官移植法》也规定了不能摘取活体的情形:未满 16 岁的人;孕妇、从分娩之日起未足 3 个月的人;精神病患者、精神痴呆者;吸食鸦片、大麻或精神药品成瘾的人。不难看出,韩国立法对于活体器官捐献移植的适用条件也是较为严格的。

印度也于 1994 年出台了《人体器官移植法》,并在 2014 年进行了修订,该法明文禁止商业化器官交易,但由于存在巨大的利润空间,黑市的人体器官交易并未得到遏制。此外,该法对于器官移植的规制力度和效果不尽如人意。根据该法,活体器官捐献者和接受者应为近亲,但进行手术不必经联邦政府委员会的同意,每个医院的委员会可以自主审核这些手术,且不接受外部监督和审查。这为医院徇私舞弊提供了制度空间,成为印度经常发生违规器官移植行为的重要原因。

除以上国家外,诸如加拿大、澳大利亚、比利时、瑞士、俄罗斯、芬兰、捷克、斯洛伐克、蒙古、日本、以色列、卢森堡、新加坡等国家也都制定了有关器官移植的法律。相关统计表明,全球 100 多个国家和地区制定有器官移植方面的法律。就各国对于器官移植立法的状况来看,对活体器官移植的法律规制都给予了高度重视,对于非自愿的活体捐献或器官买卖,都明确予以禁止。很多国家甚至不惜动用刑法来防范和打击本国的器官移植犯罪,如英国、德国、法国、斯洛伐克以及韩国等。这些立法措施有效保障了各国活体器官移植技术的健康发展。

2. 中国港、澳、台地区活体器官移植相关立法状况

中国香港特别行政区的器官移植起步比内地晚 16 年,然而,香港特别行政区器官移植立法的步伐要比内地早得多,早在 1995 年通过了《人体器官移植条例》,此后数年内多次修改。为了规范器官移植,保护捐献人的合法权益,香港特别行政区《人体器官移植条例》专门设立了人体器官移植委员会,处理有关器官移植的事宜,而对于活体器官移植则实行严格限制。依照条例的规定,除条例另有规定外,任何人自任何在生的人身上切除拟移植于另一人体内的器官,或将切除自任何在生的人身上的器官移植于另一人体内,即构成犯罪,除非获得器官移植或将会获器官移植的人与被切除器官的人有血亲关系;或在器官移植时,是被切除器官者的配偶,并且相关婚姻已持续不少于 3 年。同时,香港特别行政区在立法中对"任何人"进行了严格的限制,即"任何人"必须具有血亲关系。对于血亲和配偶的关系必须有委员会加以证明,否则不能认定此项关系。此外,香港特别行政区的《人体器官移植条例》确立了严格限制发布器官移植广告和禁止器官买卖的原则,违反即属于犯罪。由此可见,香港特别行政区将不可再生器官的移植严格控制在血缘关系或婚姻关系的供受体之间,这显然有助于防范和减少活体器官移植的风险,但是也加剧了器官短缺的状况。

中国澳门特别行政区器官移植立法的步伐始于 20 世纪 90 年代,到目前为止,基本形成了以关于"规范人体器官及组织之捐献、摘取及移植"的第 2/96/M 号法律为基本法,以第 4/96/M 号法律、第 12/98/M 号法律、第 111/99/M 号法律以及第 7/99/M 号等法律为补充的法律体系。中国澳门特别行政区法律部门考虑到活体器官移植与尸体器官捐献移植之间在医疗风险以及社会伦理上的巨大差异,在器官移植立法中分别规定了活体器官捐献与移植和尸体器官捐献与移植。对活体器官移植,澳门特别行政区注重保护捐献者的合法权益,体现了"保护捐献者为本"的立法价值,设置了包括许可制度、知情同意制度以及损害赔偿制度在内的具体制度。依澳门特别行政区有关器官移植的法律规定:"捐献者必须以书面明示的方式表示同意,且摘取过程不得严重及长期影响到捐献人的身体完整及健康的可能;捐献者可以获得医疗护理直到完全康复,并有权就因摘取其器官而造成的损害获得赔偿,而不论其本人或第三人有无过错;针对捐献人所规定的赔偿责任由实施摘取的医院承担,但该院可将有关责任转移给承受的保险实体。"澳门特别行政区在法律责任方面,规定了刑事责任、民事责任、纪律责任(相当于大陆的行政责任)。在民事责任中比较注重民事责任追究的公平性,保护弱势的捐献者。在刑事责任方面也规定得比较细致[6]。

中国台湾地区为了解决器官移植技术发展及其应用所产生的法律问题,自1987年开始先后制定并通过了《人体器官移植条例》《脑死亡判断准则》《人体器官移植条例实施细则》以及《人体器官组织细胞输入输出管理办法》等规定。同时在中国台湾地区刑事规定和《中国台湾地区人口贩运防制办法》中设置了一些有关人体器官捐献与移植的规定。这些规范性文件一起构成了中国台湾地区的器官移植法律组成。中国台湾地区医疗界普遍认为,器官移植是一种次优的治疗方案,须明确尝尽所能而不能治疗时才可考虑器官移植。正是在这种思想的指导下,中国台湾地区对器官捐献做出以下规定:"医生实施活体器官移植手术必须满足以下两个条件,第一,捐献人必须为成年人且具有完全民事行为能力,同时应出具最近亲属二人以上的书面同意证明。第二,不得以结束他人生命的方式捐献器官,器官应当移植于捐献人三等亲以内的血亲或配偶。"为了防止以结婚之名,实施器官移植的行为发生,中国台湾地区法律部门对配偶进行了限制解释:"配偶应当与捐献器官者结婚3年以上或者育有子女,但结婚满1年后才发病确诊需要移植的除外。"在现实中,三等亲以内想要找到合适的配型概率比较低,许多患者因此错失了生的机会。2002年,《人体器官移植条例》(中国台湾地区)进行了修改,把三等亲以内血亲放宽到五等亲;并明文规定了禁止器官移植买卖及其帮助行为,禁止以广告、出版品、广播、电视等其他媒体散布、播送或刊登促使人为器官买卖的信息,规定了相关法律责任,其中的很多做法都值得借鉴。

就中国香港、澳门和台湾地区的立法情况来看,活体器官捐献移植是这些地区相关立法规制的一个重要方面。为了避免非自愿捐献以及人体器官买卖的发生,保障相关当事人的生命健康,确保活体器官移植技术理性发展,香港、澳门和台湾地区在相关法律条文中不仅规定了违法开展活体器官移植的民事、行政以及刑事责任,且都明确设置了活体器官捐献的条件,明文禁止人体器官买卖,严重者甚至动用刑罚手段。在这三个地区,活体器官捐献移植得到了行政法规、刑事法规乃至民事法规的多重规制。这种多管齐下、多个法律部门共同规制活体器官移植的做法值得活体器官移植立法时参考和借鉴。

三、域外器官移植相关法规的启示

当今世界是一个开放的世界,学习、借鉴其他国家和地区先进的经验以促进本国或本地区发展,已经成为各个国家和地区发展进步的一条重要经验。在法制完善问题上也是如此。从比较法学的角度而言,参考和借鉴其他国家和地区先进的立法经验不仅是缩小与其他国家和地区法治差距的重要举措,也是节约立法成本的必要选择。器官移植法作为各个国家和地区应对器官移植技术发展而出台的当代生命立法,也遵循此律。就此而言,梳理和研究域外器官移植法,了解其中的相关规定,对于中国相关法律的健全和完善无疑具有深远意义。通过梳理域外涉及器官移植的相关立法,可以得到以下启示。

1. 立法是保障器官移植技术健康发展的必要选择

作为一项当代高新生命科技,器官移植的发展给越来越多身患器质性病变的患者带来了福音,拯救了无数人的生命,使很多人重新享受到了生命的阳光。然而另一方面,器官移植技术作为一项生命科学技术直接关系人们的生命健康,一旦被滥用,将直接危及人们的生命,会对生命伦理秩序乃至社会秩序的稳定产生负面影响。为此,各个国家和地区普遍对器官移植问题进行了立法,将器官捐献、移植的条件和程序、技术的监管以及相关人员合法权益的保障等关键问题都纳入了立法规制的范围之内。立法引导和保障器官移植技术发展是各个国家和地区的普遍做法。这不仅有效保障了器官移植技术在其国家和地区的健康发展,且对于维护本国或本地区生命伦理秩序的稳定发挥了不可抹杀的关键作用。

2. 活体器官移植需要有专门的法律制度

与尸体器官捐献或死后器官捐献移植相比,活体器官捐献移植有着更大的生命健康风险和更多的伦理争议。同时,器官捐献本身是一项损己利人的高尚道德行为,在伦理和法律都禁止人体器官买卖的情况下,对于活体器官捐献人而言,捐献器官只有风险和损害而没有任何好处。正因如此,活体器官捐献移植在各个国家和地区的立法中都受到了专门的对待,绝大多数国家和地区都将其与死后器官捐献移植区别开来,专门设置了特定的制度,如严格限制活体器官捐献的年龄和程序,禁止未成年人或无民事行为能力人捐献,禁止罪犯捐献,严格限定可以活体捐献的捐献者的对象范围等。同时,为了更好地保障活体器官捐献人的利益,避免人体器官买卖对器官捐献可能带来的负面影响,各国立法几乎无一例外地禁止人体器官的买卖,明确规定人体器官捐献的自愿和无偿原则。不仅如此,为了更好地保护活体捐献人的利益,不少国家和地区的立法中还专门规定了捐献者的撤销权,并规定活体器官捐献可以在器官未被摘取之前随时撤销捐献。这些做法都值得参考和借鉴。

第二节　中国活体器官移植立法及其问题与对策

作为一项高新生命科技,器官移植是当代生命法学与生命伦理学共同关注的热点问题之一,这使得器官移植法成为现代生命法的重要组成部分。近年来,伴随着器官移植技术尤其是活体器官移植技术在中国的发展及其在医疗临床上的日益广泛应用,器官移植立法已经从无到有地开展起来。中国共产党第十八届四中全会已经明确提出全面依法治国并将其上升为国家战略的宏观背景下,器官移植显然需要被纳入法治的轨道,然而就目前来看,现行立法还存在一些不足,需要进一步完善。

一、活体器官移植立法概况

从目前国家卫生健康委员会的统计数据来看,中国已成为继美国之后世界第二大器官移植大国。但相比于器官移植临床技术的发展,器官移植立法却相对滞后。中国器官移植立法经历了一个由地方先行先试再到国家统一立法的过程,而在立法规制的内容上则经历了由重点规范活体器官移植到尸体器官移植的转变。

1. 各地方器官移植的立法探索

器官移植技术尤其是活体器官移植技术自20世纪80年代以来获得了快速发展。这使很多人看到了重生的希望。伴随着中国器官移植技术的发展及其在医疗临床上的应用,一方面,器官移植方面的问题日渐增多,人体器官买卖、窃取骨髓或器官、违法利用死刑犯器官……,各种诸如此类的负面问题不断出现,给器官移植技术乃至医学事业的健康发展都带来了尖锐挑战。另一方面,由于无法可依,很多人捐献器官的权利无法得到保障,器官捐献来源严重不足,器官捐献事业发展缓慢,成为制约中国器官移植深入发展的突出障碍。于是,器官移植的立法需求逐渐产生,并随着这一技术的日益成熟而越发强烈。然而,很长一段时间内,器官移植都没有被纳入立法层面加以考量,以致器官移植一直都在法律的盲区中进行。直到1998年10月在北京发生了"眼球丢失案",才使得这个重要问题进入了立法者的视野。受此推动,器官移植立法在国内个别地方开始有了突破。2001 年 12 月,上海敢为人先,依据上海市遗体捐献工作的需要,率先制定了全国第一部涉及器官移植的地方性法规——《上海市遗体捐献条例》。在该条例中,上海市采取了谨慎的态度,仅对遗体捐献的条件、程序以及相关单位的权限加以规定,对于角膜捐献具有一定的促进意义,但有关活体器官捐献移植则未涉及。此后,山东省、武汉市、宁波市、重庆市等也分别制定了本地的遗体捐献条例。尽管这些地方性立法的主旨在于规范遗体捐献活动,还不是专门针对器官移植的立法,但对于加快中国器官移植的立法步伐无疑起到了重要的推动作用。在这些立法的带动下,2003 年 8 月深圳颁布了《深圳经济特区人体器官捐献移植条例》,成为中国第一部地方性器官移植专门法规,具有突破性的意义。该条例第一次以法律的形式规范了活体捐献人体器官的条件和程序,并确立了包括"自愿、无偿原则"和"公平、公正原则"等在内的原则与制度。不仅如此,该条例还明确了人体器官的范围,即血液及其制品、精子、卵子、胚胎以及法律、法规另有规定之外的所有器官。其中的很多原则和制度,如禁止未成年人成为生前捐献人、禁止器官买卖、捐献人的知情同意权等,都直接影响到中国后续的器官移植立法。2005 年 6 月,福建省通过了《福建省遗体和器官捐献条例》,首次将遗体与活体器官捐献合并规定在一个法规中。该条例借鉴《深圳经济特区人体器官捐献移植条例》的做法,将器官进行了扩大化规定,指"自然人除血液、精子、卵子、胚胎之外的人体器官和人体组织",换言之,角膜以及骨髓也在条例规定的器官范围之内,第三条明确规定:"捐献遗体、器官应当遵循自愿、无偿原则。捐献器官的移植应当遵循科学、公正、公平原则。禁止买卖遗体、器官。"第四条规定:"捐献人的捐献行为和人格尊严受法律保护和社会尊重。"

中国地方器官移植立法的出现有效弥补了在全国性器官移植法律未出台前的法律空白,使器官捐献与移植得到了一定程度的规范,也为今后的器官移植立法积累了法律素材。然而,受立法主体以及适用范围等的限制,地方立法在规范器官移植尤其是涉及公民生命健康权与身体权的活体器官移植方面存在着先天缺陷,只能够在各个地方发挥指导和规范作用,而且受法律保留原则的限制,无权规定涉及人们基本权利的相关事项。对于那些没有进行器官移植立法的地方来说,其器官移植行为依旧无法可依。在此背景下,2006 年,国家卫生部印发了《人体器官移植技术临床应用管理暂行规定》,从技术层面对人体器官移植技术临床应用管理进行了明确规范。2007 年 3 月国务院发布了《人体器官移植条例》,揭开了中国器官移植立法的新篇章。《人体器官移植条例》的颁布,将人体器官捐献与移植纳入了法治化的轨道,结束了中国器官移植无法可依的状态。

作为中国最为重要的生命科技立法之一,《人体器官移植条例》规定了中国器官捐献与移植的基本原则、基本制度,并就相关的法律责任进行了简要规定。这对于规范中国人体器官捐献移植活动,保障器官捐献者以及接受者的合法权益,提高广大人民群众的思想道德觉悟,推动人体器官捐献移植事业乃至整个社会公益事业的发展,都产生了重要影响。可以说,这在中国器官移植立法史上是一个里程碑式的事件[7]。

之后,中国器官移植立法继续稳步发展,器官捐献移植法治化进程不断加快。具体而言,2007 年 6 月,在《人体器官移植条例》生效后不久,卫生部办公厅印发了《卫生部办公厅关于境外人员申请人体器官移植有关问题的通知》,以规范性法律文件形式就境外人员申请人体器官移植做了明确规范。2009 年 12 月 28 日,卫生部又出台了《关于规范活体器官移植的若干规定》(以下简称《若干规定》),使中国活体器官移植工作有了一部完整的操作细则。

考虑到活体器官捐献移植对捐献者身体健康可能带来的巨大伤害,以及国内存在的器官捐献渠道不够畅通的问题,长期以来一直没有形成规范有序的人体器官捐献分配和管理体系,给扩大器官捐献来源带来了机制上的障碍。为了解决这些问题,国家卫生部与中国红十字会于 2010 年 3 月在全国十个省市(后逐渐扩大到全国)开展了人体器官捐献试点工作,旨在推动以遗体器官捐献为主的器官捐献事业。配合这一工作的开展,人体器官移植立法也加快了脚步。2011 年 8 月,中国红十字会总会和国家卫生部联合下发了《人体器官捐献登记管理办法(试行)》和《人体器官捐献协调员管理办法(试行)》,为中国人体器官捐献模式的转变提供了制度支持。在此基础上,2012 年 10 月,卫生部印发了《中国人体器官获取与分配管理办法(试行)》;2013 年 8 月,国家卫生计划生育委员会印发《人体捐献器官获取与分配管理规定(试行)》;2016 年 9 月,国家卫生计划生育委员会又发布《人体器官移植医师培训与认定管理办法(试行)》以及《人体器官移植医师培训基地基本要求(试行)》等规章和规范性文件;2019 年 1 月,国家卫生健康委员会对《人体捐献器官获取与分配管理规定(试行)》(国卫医发〔2013〕11 号)进行修订,形成了《人体捐献器官获取与分配管理规定》。

与此同时,很多地方性器官移植立法也相继出台,如《天津市人体器官捐献条例》《湖北省人体器官捐献条例》《贵州省人体器官捐献条例》《重庆市遗体和人体器官捐献条例》《云南省人体器官捐献条例》和《南京市遗体和器官捐献条例》。但很显然,自 2010 年之后,无论是中央层面的立法,还是各个地方的立法,都是为了适应人体器官捐献模式的转变而主要针对遗体及遗体器官捐献而制定的。

2. 人体器官移植立法中对活体器官移植的专门规定

从医学的角度上来说,活体器官移植中捐献人承受了较大的手术风险以及术后身体机能下降的可能性。为此,各国的器官移植立法都对活体捐献行为规定了更为严格的限制条件。这类规定为保障捐献人的生命健康和合法权益,起到了"安全阀"的重要作用。

中国规范活体器官移植的最早的地方性法规是 2003 年 8 月深圳通过的《深圳经济特区人体器官捐献移植条例》(以下简称《深圳条例》)。该条例第七条明确规定,生前捐献人体器官的需符合以下一些条件:(一)年满十八周岁并且具有完全民事行为能力;(二)有书面同意捐献的真实意思表示;(三)不危害其生命安全;(四)以移植于其直系亲属和三代以内旁系亲属为限,但捐献人体组织的除外。并明确规定了接受活体器官移植的配偶应当与捐献者生育有子女或者结婚满二年以上。但婚后患病确需接受人体器官移植的除外。从立法层面上来说,《深圳条例》是相对成熟的,它对捐献人的年龄和民事行为能力做出了严格的限制,有利于保护未成年人和特殊群体的利益。它以捐献者的知情同意权为前提,严格保护捐献人的生命安全,并且对受体进行了严格的限制——三等亲以内。该条例也对配偶进行了限制解释,防止以借婚姻之名,行器官移植之实。有专家认为《深圳条例》也具有一定的缺陷,对受体的接受范围限制过于死板,往往许多患者在三等亲以内不能找到合适配型,这些患者的利益在立法中未能得到很好的保护。

2006 年,卫生部制定的《人体器官移植技术临床应用管理暂行规定》(以下简称《规定》)立足于技术应用规范的角度解决了活体器官移植的程序性问题。在《规定》中原则性规定了人体器官禁止买卖、可以开展器官移植的医疗机构应当具备的条件、伦理委员会的组成、确立了伦理委员会术前的听证制度等。这些程序性制度的确立有利于规范医疗机构的器官移植行为,也为出台全国性的器官移植法奠定了基础。

2007 年,国务院颁布的《人体器官移植条例》(以下简称《条例》)是目前为止中国效力层次最高的立法。该《条例》结合中国的医疗需求对器官捐献移植尤其是活体器官捐献移植进行了规制。《条例》第二条对该条例所调整的器官范围进行了法律解释,区分了器官和人体组织,把人体组织排除在本条例所调整的范围外。第三条体现了现在国际社会所共同认可的禁止器官买卖原则。第七条体现了捐献的自愿、无偿原则。第八条对捐献者的行为能力做出了限制——捐献者应当为完全民事行为能力人,并且首次提出了捐献人的撤销权。第九条体现保护未成年人原则,任何组织或个人不得摘取未满 18 周岁公民的活体器官用于移植。第十条对活体器官接受人的范围作出了限制,相比于《深圳条例》,本条例中增加了具有中国特色的"因帮扶等形成亲情关系的人员"的规定。但该规定也易为变相人体器官买卖者提供制度上的空间,使得一段时间变相人体器官买卖在医疗实践中时有发生。为了进一步规范活体器官移植管理,确保活体器官捐献人和接受人的生命安全,卫生部于 2009 年出台了《关于规范活体器官移植的若干规定》。该规定中对配偶和帮扶关系进行了进一步的解释,婚姻仅限于结婚 3 年以上或婚后已育有子女的;帮扶关系仅限于养父母和养子女之间的关系、继父母与继子女之间的关系。同时规定了活体器官移植中捐献人和接受人应当提交的材料和伦理委员会的审查流程,以及医疗机构和医务人员的义务。

从现阶段的立法来看,中国在活体器官移植中越来越注重捐献者的保护,注重器官移植分配管理体系的建设。这有利于器官移植良好社会环境的构造,有利减少违法犯罪的发生,有利于保护医患双方的合法权益。

3.《刑法修正案(八)》对活体器官移植的专门规制

人体器官对于维系人生理机能以确保其生命健康的重要性决定了其在维护人们生命健康方面的无可替代性。就目前来看,供体器官来源短缺已经成为困扰临床人体器官移植技术发展的最大短板。在人体器官短缺的大环境下,一些急需接受器官移植的患者为了延续生命,往往不惜高价购买器官。在暴利的引诱下容易引发一些犯罪问题,如故意伤害、故意杀人、拐卖妇女儿童罪以及盗窃、侮辱尸体罪等。2007 年国务院出台的《人体器官移植条例》规定了禁止买卖人体器官,对违法要追究刑事责任,但是在该条例生效实施后的很长一段时间内《刑法》上并无与《条例》相应的处置人体器官买卖的罪名,导致该规定受罪刑法定原则制约而虚置。人体器官买卖以及变相买卖现象时有发生,极大地危害了广大人民群众的生命健康,严重破坏了医疗制度的稳定。为此,2011 年 5 月 1 日生效的《刑法修正案(八)》第三十七条对此进行了完善,即:在刑法第二百三十四条后增加一条,作为第二百三十四条之一:"组织他人出卖人体器官的,处五年以下有期徒刑,并处罚金;情节严重的,处五年以上有期徒刑,并处罚金或者没收财产。未经本人同意摘取其器官,或者摘取不满十八周岁的人的器官,或者强迫、欺骗他人捐献器官的,依照本法第二百三十四条、第二百三十二条的规定定罪处罚。违背本人生前意愿摘取其尸体器官,或者本人生前未表示同意,违反国家规定,违背其近亲属意愿摘取其尸体器官的,依照本法第三百零二条的规定定罪处罚。"

修正后的《刑法》明确规定了人体器官犯罪问题,表明了中国政府对打击器官移植犯罪以确保人体器官移植技术健康发展的决心;而这类犯罪在《刑法》中增设以来的司法实践充分表明,其在防范和打击人体器官犯罪方面非常具有成效。而国际器官移植发展的趋势表明,尸体器官利用将会成为今后器官捐献移植的主要模式。随着器官移植技术不断发展以及因此可能出现的新型人体器官犯罪的出现,刑法在防范和应对针对活体的人体器官犯罪方面的作用还有可能进一步强化。

二、活体器官移植立法面临的问题

人体器官捐献移植直接关系人的生命健康,是一个涉及医生执业、技术管理以及人们权益保障的事业。其涉及的法律关系错综复杂,既有民事法律关系,又有行政法律关系,还有刑事法律关系。为此,人体器官移植立法应当形成一个多部门共同参与、协同配合、相互支撑的体系。而就中国而言,相关的立法也涉及民法、行政法以及刑法,已经形成了一个以《人体器官移植条例》为核心,包括大量行政规章和规范性文件以及地方性法规在内,同时包含《民法总则》《侵权责任法》和《刑法》等民法、刑法规范在内的综合性法律体系。这对于保障中国人体器官移植技术尤其是活体器官移植技术的健康发展与理性应用来说,无疑具有不言自明的重要意义。然而另一方面,就目前来看,中国现行立法显然还存在诸多不足。

(一)《人体器官移植条例》的不足

1. 现行法律制度不利于防范人体器官买卖的发生

近年来,伴随着器官移植在中国医疗临床上的日益广泛应用以及作为器官移植瓶颈的器官供需矛盾的日益加剧,人体器官买卖问题曾一度报道较多,成为当前社会管理过程中急需要破解的一道难题。从其他国家和地区器官移植立法的实践来看,禁止人体器官买卖而将器官捐献建立在无偿基础上,是各个国家和地区的通例。作为防范人体器官买卖的第一道法律防线,《人体器官移植条例》显然也确立了器官捐献的无偿原则并通过给予行政处罚的方式对人体器官买卖给予了明文禁止,并将审查"有无买卖或者变相买卖人体器官的情形"的权力赋予人体器官移植技术临床应用与伦理委员会,希望借助人体器官移植技术临床应用与伦理委员会来防范和堵塞人体器官买卖的漏洞。然而,就医疗临床上发生的变相买卖人体器官的情形来看,人体器官买卖之所以发生,主要是由相关当事人寻找中介来伪造亲属关系证明才得以进行的,而人体器官移植技术临床应用与伦理委员会并没有技术能力和手段来审查相关证明文件的真实性。这就意味着,医疗操作层面上,只有人体器官移植技术临床应用与伦理委员会与民政部门、公安部门以及卫生部门多方协助与配合,才能顺利履行《人体器官移植条例》赋予其的审查职责。这导致现行上述规定执行不力,需要通过修改以上规定设立新的机制[7]。

2. 活体器官捐献受体范围过于局限

《人体器官移植条例》将受体限制在近亲属的范围之内,而且没有规定一定的例外情况,致使这一规定略显僵化死板。医疗实践中经常会出现受者近亲属中没有合适捐献者而非亲属中却有适合捐献的情况。在国内发生的"交叉换肾事件"就是一个例子。尽管该事件最终获得了相对圆满的解决,但从立法层面而言却存在很大的制度瑕疵,而且也与全面依法治国的要求不相符合。这显然也是今后《人体器官移植条例》需要进一步修改和完善的一个重要方面。

3. 其他制度疏漏

与器官捐献移植的实际需要相比,《条例》还存在很多制度疏漏,需要通过修改来加以完善。例如:在《人体器官移植条例》可以适用的器官类目方面,骨髓及角膜是被明确排除于法定范围之列的,这使得骨髓与角膜的捐献移植依旧无法可依。骨髓悔捐事件时有发生,而骨髓捐赠、角膜捐献则一般只能诉诸各个地方的遗体捐献条例来加以规范,极大地浪费了立法资源。在有关红十字会在器官捐献工作中的职责方面,《人体器官移植条例》只笼统地规定"各级红十字会依法参与人体器官捐献的宣传等工作",而没有明确其具体职责,不利于红十字会开展工作。在器官移植的门槛设定方面,《人体器官移植条例》只规定了医疗机构准入的问题,而未规定医师准入的问题,不利于全面保障器官移植的安全进行。在人体器官买卖的违法性方面,《人体器官移植条例》只将买卖人体器官作为一般违法行为,而未将组织买卖作为严重犯罪,与2011年2月通过的《刑法修正案(八)》产生了一定的冲突。这些缺漏对今后进一步推进和保障我国器官捐献移植工作带来了挑战,都需要通过修改来加以完善[7]。

(二) 相关民事立法制度的欠缺

由于器官来源不合法(如经由买卖获得)或者医疗操作不规范的移植往往被认为是无效的器官移植。《人体器官移植条例》对于无效器官移植未做任何规定。而依据中国《民法总则》第一百五十七条有关无效民事行为的法律后果的规定:"民事法律行为无效、被撤销或者确定不发生效力后,行为人因该行为取得的财产,应当予以返还;不能返还或者没有必要返还的,应当折价补偿。有过错的一方应当赔偿对方由此所受到的损失;各方都有过错的,应当各自承担相应的责任。法律另有规定的,依照其规定。"如果一项器官移植行为无效,则可能会发生以下三种法律后果:① 受体因为该无效行为而取得的、已经通过手术植入体内的器官应当返还捐献者。这不仅会直接导致受体的死亡,而且也会令捐献者再次面临手术可能带来的生命健康风险。② 受体赔偿捐献者的损失,但前提是其主观上存在过错。③ 受体或捐献者各自赔偿对方的损失——在两者都有过错的情况下,这实际上是有违法理的。原因在于,这种赔偿或相互赔偿实际上是一种变相折价。"器官作为主体人格的物质组成部分,与财产存在着本质上的区别。一般而言财产都具有使用价值和价值,在市场交易中,财产作为商品都有价格,这也是无效转移发生后可以通过折价方式予以补偿的原因。就目前社会阶段而言,伦理和法律都不允许人体器官市场化,因此器官不具有商品意义上的使用价值和价值,不会形成价格,折价补偿的方式不适合于无效活体器官移植后的器官处理。"[8]

　　显然,这三种法律后果都不宜适用于器官移植,尤其是活体器官移植。国内实践中曾经发生过被强制摘取或欺骗摘取器官用于移植的情形,而相关的受害人并没有得到有效的救济。就此而言,现行的民法制度有待于补充完善,包括人体器官买卖、强制移植器官等无效器官移植行为的发生。

(三) 现行《刑法》制度仍存不足

　　2011 年《刑法修正案(八)》增加了人体器官方面的犯罪,其生效后对于防范和打击人体器官犯罪的效果是显而易见的。然而,相比于中国人体器官移植技术的健康发展而言,该法依旧存在不足。对于人体器官买卖打击广度的欠缺就是明显的表现。从英国、韩国、德国、新加坡,以及中国香港、澳门特别行政区的立法情况来看,无论是人体器官的出售者,还是购买者,抑或是中介,都是其刑法打击的对象;而就行为来看,无论是人体器官的出卖行为、买受行为、中介行为,还是其他为买卖提供服务的行为,乃至刊登发送器官买卖讯息和广告的行为,都在刑法打击的范围之内。而这显然更有利于防范和打击人体器官买卖,保障人体器官移植技术的健康发展与理性应用。但就中国而言,有学者认为尽管《刑法》中已经增设了涉及器官移植的犯罪,但其规制和打击的范围还极为有限。就其行为而言,只打击中介行为,而不打击以出卖器官和买受器官为目的的行为,甚至也没有把刊登发送器官买卖讯息和广告的行为作为犯罪加以处理。这对于防范中国人体器官移植技术的滥用而言显然是不利的。

三、器官移植立法的完善对策

放眼世界,法治已经成为时代的主旋律,而依法治国也已经成为时代的呼唤。为此,中国共产党第十八届四中全会通过《中共中央关于全面推进依法治国若干重大问题的决定》明确提出,"法律是治国之重器,良法是善治之前提。建设中国特色社会主义法治体系,必须坚持立法先行,发挥立法的引领和推动作用,抓住提高立法质量这个关键。""加强重点领域立法。依法保障公民权利,加快完善体现权利公平、机会公平、规则公平的法律制度,保障公民人身权、财产权、基本政治权利等各项权利不受侵犯,保障公民经济、文化、社会等各方面权利得到落实,实现公民权利保障法治化。增强全社会尊重和保障人权意识,健全公民权利救济渠道和方式。"为此,需要"加快保障和改善民生、推进社会治理体制、创新法律制度建设。依法加强和规范公共服务,完善教育、就业、收入分配、社会保障、医疗卫生、食品安全、扶贫、慈善、社会救助和妇女儿童、老年人、残疾人合法权益保护等方面的法律法规。"而器官移植立法作为直接关涉人们生命健康权和民生的重要立法,显然也在此列。为此,需要针对现行立法中显现出来的不足,采取有针对性的措施予以弥补。

(一) 修改完善《人体器官移植条例》

1. 进一步堵塞《人体器官移植条例》在防范人体器官买卖方面的漏洞

针对现行《人体器官移植条例》将审查人体器官是否存在买卖的职权单纯赋予人体器官移植技术临床应用与伦理委员会以致难以堵塞人体器官买卖漏洞,不利于防范人体器官买卖的缺陷,应当尽快采取立法措施予以补正。具体而言,应当根据人体器官移植技术临床应用与伦理委员会在器官来源审查方面能力的不足,构建更有利于防范人体器官买卖的多部门联合协作机制,并通过立法将这一机制确立下来。为此,需要修改现行《条例》关于器官来源审查的规定,确立民政部门、公安部门与卫生部门以及人体器官移植技术临床应用与伦理委员会在器官捐献来源审查等方面的合作义务与机制,建立多部门工作协调机制,使人体器官移植技术临床应用与伦理委员会对器官来源的审查得到有效的支撑和保障,能够切实发挥防范人体器官买卖或变相人体器官买卖的功效[7]。

2. 进一步扩大活体器官捐献人的范围

活体器官捐献范围过窄是目前《人体器官移植条例》需要解决的一个明显不足的问题。从国际上来看,虽然现在很多国家都在其器官移植条例中规定活体器官移植的受体只能是具有一定亲属关系的人,但是也有一些国家在此之外规定了例外的情况。如根据英国 1989 年颁布的《人体器官移植法案》的规定,从活体上摘取器官或组织将是一种犯罪,除非受体与供体之间存在遗传关系。但是,依据该法案还产生了一个专门的机构——非遗传性器官移植管理局,该机构被赋予对符合某些条件则可以在遗传上无关的人之间进行器官移植的准许权。这就使得那些与受者没有亲属关系但又符合捐献条件的人也被纳入了合法捐献者行列,有利于灵活机动地救助更多的生命。而国际移植学会 1986 年颁布的活体器官捐献肾脏的准则也明确规定了在找不到合适的尸体捐献者或有血缘关系的捐献者时,可以接受无血缘关系者的捐献。这种有严格条件限制的允许非亲属间的器官移植既可以有效地满足现实需要,又能够通过谨慎的审查防止活体器官交易,值得中国器官移植立法参考借鉴。为此,在严格的限定条件下,亦可考虑修改现行《人体器官移植条例》,将那些符合条件的非亲属且无因帮扶等形成亲情关系的人员也纳入捐献的范围之内。当然,《人体器官移植条例》需要设置严格的审查条件并在医疗实践中严格执法,坚决防止和避免变相人体器官买卖的发生[7]。

3. 弥补《人体器官移植条例》的其他不足

除此之外,还应针对现行《人体器官移植条例》的其他缺憾,分别予以修改,以使其更加完善。具体包括:扩大适用器官类目的范围,将骨髓和角膜也纳入适用的器官类目之中,在改变骨髓移植和角膜移植无法可依的窘境的同时,使《人体器官移植条例》在指导推进骨髓移植和角膜移植方面也发挥相应作用;进一步明确红十字会在器官捐献方面的具体职责,为其在器官捐献方面更好的工作提供明确、具体的法律依据;增设有关从事器官移植医师的资格审查制度,使器官移植的安全性在医疗机构以及执业医师两个层面都能得到保障;适应刑法惩治人体器官买卖犯罪的要求,增加依法追究"组织他人出卖人体器官"这类行为的刑事责任的规定,使《人体器官移植条例》与《刑法》的规定保持一致,等等。这些都是完善现行《人体器官移植条例》,使之更好地适应规范和推进中国器官捐献移植工作,造福广大人民群众的需要[7]。

(二) 应在《民法总则》中明确规定无效器官移植的后果

从法律实践的角度来看,在无效器官移植发生之后,供体所捐献的器官已经被植入受体的体内成为受体人身的一部分,成为维持受体生命不可或缺的一部分,不可能再将器官返还到供体体内。对于这种行为,不可能适用《民法总则》有关一般无效民事行为法律后果的规定,而应当有新的更有助于确保器官移植合法规范开展的民法规则。但很显然,中国现行《民法总则》并没有就此作出明确规定,不利于器官移植技术尤其是活体器官移植技术的健康发展。就此而言,明确无效器官移植的法律后果是极为必要的。基于此,应当进一步完善《民法总则》的规定,在其中明确规定无效器官移植行为的法律后果及处置原则,使基于无效器官移植行为而受到损害的权利人的合法权益得到《民法总则》的有效保护和救济。

(三) 继续强化对人体器官犯罪的刑法规制

在打击各种反社会行为以确保社会健康发展方面,《刑法》作为最为严厉的一个部门法,具有最后的意义,但不可否认这是最值得依赖的手段。因此,需要重视器官移植技术发展的刑法应对问题,通过强化刑罚制度,使《刑法》成为器官移植技术健康发展的保护伞。但就目前来看,我国现行《刑法》还难以适应应对人体器官犯罪这类新型犯罪的需要。为此,有必要进一步修改完善,强化对人体器官犯罪的刑法规制。具体而言,需要考虑将所有涉及人体器官买卖而具有严重社会危害性的行为都纳入刑法规制的范围之内。为此,需要在《刑法》中已经设有"组织他人出卖人体器官罪"等罪名的基础上,继续增加"出售人体器官罪""买受人体器官罪"以及"非法刊登人体器官交易讯息或广告罪"等犯罪,并设置适宜的刑事责任,使我国《刑法》全面介入对人体器官移植技术的规制,确保该技术健康发展,这显然也是完善我国现行器官移植立法的客观要求。

参考文献

[1] 批埃尔·约瑟夫·蒲鲁东,著.孙署冰,译.什么是所有权[M].上海:商务印书馆,1982:103.

[2] 何悦,刘云龙,陈琳.人体器官移植法律问题研究[M].北京:法律出版社,2016:105.

[3] 倪正茂.中国走出器官移植困境的出路研究[J].南昌大学学报(人文社会科学版),2011,42(2):57-62.

[4] 高媛,张世胜,吕毅,等.中国与德国器官移植现状比较研究[J].器官移植,2016,7(2):159-162.

[5] 莫洪宪,李颖峰.韩国器官移植法对我国的启示[J].复旦学报(社会科学版),2010,(6):82-92,113.

[6] 刘长秋.澳门器官移植法研究——澳门器官移植法及其对大陆器官移植立法之启示[J].法治研究,2009,(5):29-34.

[7] 刘长秋.我国《人体器官移植条例》的修改完善[J].四川警察学院学报,2015,27(2):72-78.

[8] 邹卫强.无效活体器官移植的民法探讨[J].法学论坛,2014,29(4):86-92.

第五章
活体器官捐献管理

导读语

依据器官来源的不同,人体器官捐献可以划分为活体器官捐献以及尸体器官捐献。其中活体器官捐献由于涉及供体身体健康、生命质量等因素而引发更多伦理道德以及法律问题。因此,自 20 世纪人体器官移植技术问世以来,有关活体器官移植技术的立法就一直备受关注和重视,成为衡量一国医疗技术水平、文明与法制的重要指标,成为促进人体活体器官移植医学取得今日辉煌极为重要的因素之一[1]。各国纷纷立足于本国国情以及临床医学需要而制定了相适应的活体器官移植法律来应对活体器官移植过程中可能引发的负面问题。中国活体器官移植技术虽然起步较晚,但目前发展态势良好,已成为世界器官移植大国之一。而活体器官捐献方面的管理则是活体器官移植技术发展过程中不可回避的一个重要问题,是确保活体器官移植技术理性应用的客观需要。

第一节　国外活体器官捐献的管理概况

60多年以来,活体器官移植技术获得了快速发展,给很多人带来了福音。然而,另一方面,该技术的诞生及其在医疗临床上的日益广泛应用也引发了大量伦理与法律问题,给当代医学管理带来了很多新的挑战。如何应对这一新技术的挑战,成为各国普遍关心和关注的问题。西方发达国家经过多年的探索,逐步建立起了一套涉及机构组织管理、技术准入、人员监管等多方面较为成熟的管理体系,使得人体活体器官移植技术处在良性发展的轨道上。

一、国外人体活体器官捐献的原则

就世界范围来看,遵守国际通行的生命伦理底线成为各个国家和地区在器官捐献方面的基本立场。在人体器官捐献的原则方面,绝大多数国家和地区都坚持无偿、自愿、无伤害的原则,反对在器官捐献过程中采取引诱和威胁的做法,并严格禁止人体器官买卖,最大可能地保障人们的合法权益。

西班牙是世界活体器官捐献率最高的国家,其器官捐献的基本原则和核心理念始终是自愿捐献器官、禁止器官买卖以及科学分配捐献器官。为了确保以上原则与理念的实现,西班牙专门制定了《器官移植法》,并形成了一套专门的法律制度。经过多年的运作,西班牙已经建立了一套比较完善的人体器官捐献管理体系,在推动国内人体器官捐献方面发挥了重要作用。

在人体活体器官移植应遵循的原则上,美国和英国明确确立了知情同意原则,同样禁止买卖人体活体器官,严格保护器官捐献者的权利。这两个国家的立法规定,器官捐献者可以随时采取口头或书面形式捐献自己的器官,同时允许捐献者改变或撤回捐献要约,且在捐献过程中充分贯彻自愿和知情同意原则。英国的器官移植法中还专门针对人体器官买卖设置了相应的刑罚措施。值得一提的是,美国除实行无偿器官捐献外,自2007年实行活体肾脏捐献补偿机制改革,允许器官捐献者获得一定的经济补偿,补偿方式包括各种非商品化的健康保险、工资损失、税收补贴以及学费减免等。很显然,补偿不同于买卖,无论在目的还是对价上,补偿都与买卖有着本质的区别。美国从开始实现绝对无偿捐献到改革后允许适当经济补偿,有利于鼓励和维护捐献者的奉献行为。

对于活体器官捐献,日本与世界大多数国家一样,采取自愿捐献和禁止交易原则,其《器官移植法》明确将自愿捐献与禁止买卖作为基本原则。同时,日本比较重视对活体器官捐献人的保护,其立法要求捐献者必须具备相应的民事行为能力,且须建立在完全自愿的基础上;对于不满 15 周岁的人日本不允许其活体捐献器官。对于买卖人体器官的行为,日本《器官移植法》第二十条规定了非法出售人体器官罪、非法买受人体器官罪、从事人体器官买卖中介罪以及为获利而非法为他人实施器官移植罪四项犯罪,并规定对这些犯罪可以分处或者并处 5 年以下徒刑或 500 万日元以下的罚金。

韩国也将活体器官捐献的条件建立在自愿和无偿原则的基础上。韩国《有关脏器等移植的法律》规定,器官捐献者必须达到法定年龄且具有自主决定自己事务的能力,否则其作出的捐献活体器官的行为就属无效行为;违背知情同意原则的所有器官移植行为都是非法的,严重的甚至构成犯罪,并明确规定了相关的罪名。至于买卖人体器官的行为,韩国的法律更是规定了严厉的法律责任,甚至明确规定处罚未遂犯。

此外,德国、法国、芬兰、瑞士、新加坡、印度、俄罗斯、澳大利亚、新西兰、瑞典、加拿大、阿尔巴尼亚、克罗地亚、罗马尼亚、丹麦、智利等也都将其允许活体器官捐献的条件建立在严格的自愿、无偿基础之上,并将违反这些原则进行的器官移植规定为非法行为。总体来看,自愿、无害以及非商业化的生命伦理原则已经成为各个国家和地区活体器官捐献管理过程中一体遵循的基本原则,成为各个国家和地区器官移植立法秉承的重要理念。

二、国外活体器官捐献的范围

就目前来看,活体器官移植技术的发展已经使得绝大多数人体器官都能够成功进行移植。因此,从技术上来说,大多数人体器官都在能够移植的范围之内,如心脏、肾脏、肺脏、肝脏、胰腺、小肠、胃等。然而,由于活体器官移植可能需要建立在牺牲一个人的健康去成全另外一个人的基础之上,而每个人又都拥有生命权,因此,即便有些活体器官移植在技术上已经没有任何障碍,但在伦理学和法律上却无法突破,如心脏移植、胃移植、睾丸移植等。因为这些器官的移植会导致器官捐献者死亡(如心脏移植)或者会产生重大的伦理争议(如睾丸移植)。基于此,在世界范围内,各国允许的活体器官移植通常仅限于可再生器官(骨髓、皮肤)、双生器官(肾脏)或者其减损并不会导致捐献者致命的器官(如肝脏、肺脏、肠、胰腺等)的移植。而肝脏、肺脏、肠和胰腺的移植则是目前活体器官移植中最为常见的种类。其中又以肾脏移植最为普遍,成功率也最高。

从捐献者与受捐者关系的角度来说,活体器官捐献可以被划分为配偶间的捐献、亲属间的捐献以及非亲属间的捐献。换言之,在活体器官捐献中,捐献者和被捐献者之间的关系主要分为配偶、亲属以及非亲属三类。其中,配偶又分为同性配偶和异性配偶,比如英国规定"配偶"包括异性夫妻和同性夫妻,异性夫妻与同性夫妻均可捐献器官给自己的配偶。德国虽未通过立法允许同性婚姻注册登记,但其《器官移植法》允许正式夫妻、生活伴侣以及未婚夫(妻)捐献活体器官,且无婚龄和生育方面的要求或限制。在活体器官捐献方面,亲属主要指直系血亲、三代或五代以内旁系血亲,各国立法规定的亲等范围不尽相同,存在着一些差异。基于伦理学以及移植成功率等多方面的考量,各国对活体器官捐献者的范围往往会做出一定的限定,大多限定于配偶或亲属之间。非亲属之间的活体器官捐献在英美等发达国家有立法允许,比如英国允许为具有长期朋友关系的人捐献器官;法国允许有证据证明共同生活两年以上的人相互间捐献器官;德国规定可以将可再生的器官或组织捐献给近亲属以外的人,但非再生器官(如肾脏)只能捐献给第一或第二等亲,或其他与捐献人具有密切关系的人;美国一些州则鼓励给非亲属的朋友或陌生人捐献器官,目前全美活体肾脏移植中,35%来自非亲属捐献。在法国,法律规定一般情况下捐献人与接受人应当具有基因关联,但立法允许存在例外情形,即对于那些没有基因关联的人之间,经过人体移植管理部门同意,也可以进行活体器官移植。除此之外,非亲属活体器官捐献中还存在一种特殊的小概率移植现象,称之为"交叉移植",是指两个或两个以上的患者家庭成员互以对方家庭成员提供活体人体器官捐献为条件,并由医疗机构实施活体器官移植手术的活动,该种移植方式通常只在有立法允许非亲属进行活体器官捐献的国家才有可能实现。

三、各国对活体器官捐献中弱势群体的保护

弱势群体是一个社会学上的概念,是指社会上处于不利地位、生活上贫困、竞争力较弱、综合能力较低而容易受到不公正对待的群体,例如残疾人、老年人、妇女、未成年人、精神疾病患者等群体。自人类社会进入文明社会以来,弱势群体保护的问题一直是各个国家和地区关注的一个重要问题,保护弱势群体的合法权益,事关国家和谐稳定,也关系着社会的文明。器官捐献和移植中最容易出现的两类弱势群体是无决策能力的未成年人和无民事行为能力的精神病患者。这两类群体的保护问题向来是各个国家和地区学者呼吁和讨论较多的话题,也是各个国家和地区立法保护的重点方向。

未成年人作为正处于生理发育最佳时期的一类特殊社会群体，在对摘除器官后的承受能力、被摘除器官的未来健康需求等许多方面都还具有不确定性，容易引发损害其合法权益的事件发生；加之未成年人一般缺乏足够成熟和理性的自我判断能力和情绪控制能力，对器官移植的后果等难以有足够清醒的认识和理解，容易遗留问题和纠纷[2]。鉴于未成年人心智、身体发育尚未成熟，且人体器官摘取手术具有高风险、高难度和不可逆性，而未成年人在判断器官捐献的后果上会存在不理性的情况，因此，为保护未成年人身心健康，各国器官移植立法对未成年人捐献器官的问题都做了特别的规定，其要求一般都高于完全民事行为能力人的捐献要求，且以对未成年人的伤害较低为前提。

2010 年，《世界卫生组织人体细胞、组织和器官移植指导原则》规定："除非国家法律规定允许少数例外情形，不得以移植为目的摘取未成年人的活体细胞、组织或器官。任何情况下，都应当在捐献前获得未成年人的同意。"获得准许的例外有：家庭成员间捐献可再生细胞和同卵双胞胎之间的肾脏移植。

澳大利亚（除北部地区外）规定仅允许从未成年人身上摘除可再生组织，但捐赠对象只限于父母或兄弟姐妹。美国有部分州的法律规定，未成年人捐献活体器官必须提交法院的批准文书。德国要求除骨髓之外的其他组织捐献者需年满 18 周岁，但允许未成年人捐献骨髓。

西班牙规定，人体器官应用应以尊重个人最基本权利和伦理要求为前提，未成年人即使有父母或监护人的同意，也不能进行器官摘取。

法国规定精神正常的成年人可以捐献活体器官，并且有条件地允许未成年人捐献活体器官。但对未成年人活体器官捐献者实行严格的条件限制：明确限于活体器官的供受体系兄弟姐妹，且取得父母或者法定代理人的同意，并由三名委员所组成的委员会许可方能进行活体器官捐献。此外，还赋予未成年人拒绝权，委员会不能许可其活体器官的摘取。

除了未成年人以及精神病患者，在当代活体器官捐献中，还有一类弱势群体得到了各国的普遍关注，即罪犯或者是受到羁押的人。相比于未成年人与精神病患者而言，罪犯或受到羁押的人往往具有完全的行为能力，能够判断活体器官捐献的后果，也能够做出有利于自己的决定。然而，由于其人身自由受到限制，其捐献意愿是否真实会受到很大质疑。为了避免其可能由于压力或者基于减刑或换取自由方面的考虑而做出违背其意愿的活体器官捐献行为，相关国际公约大都禁止各国允许罪犯或受到羁押的人进行活体器官捐献，而各国法律也大都遵循了这一准则，禁止或限制罪犯以及受到羁押的人捐献自己的器官。当然，也有一些国家和地区有例外，允许罪犯捐献器官。学界对此问题也存在争议，有人认为允许罪犯捐献器官不利于保护罪犯的合法权益，且容易使器官捐献引发人们的质疑；有的学者则认为允许罪犯捐献器官可以满足部分罪犯悔罪的心理，是人道主义的一种体现。

第二节　中国活体器官捐献的管理现状

中国由于人体器官移植立法步伐相对滞后，最初对活体器官捐献更多的是依赖伦理学以及行政政策来加以管理。伴随国内活体器官移植技术的逐步成熟，相关的问题越来越现出来，在这种背景下，相关立法的需求开始出现并越来越强烈。2007年，国务院颁布了《人体器官移植条例》，将器官捐献管理尤其是活体器官捐献管理纳入了法治化轨道，结束了器官捐献管理无法可依的历史。

一、活体器官捐献的原则及范围

依据2007年出台的《人体器官移植条例》第七条的规定："人体器官捐献应当遵守自愿、无偿的原则。"任何组织或者个人不得强迫、欺骗或者利诱他人捐献人体器官。依据以上规定，活体器官捐献必须建立在捐献者完全自愿的基础之上，而且不存在买卖器官或通过捐献器官换取其他利益的问题。这是活体器官捐献合法有效的前提条件。换言之，任何违背行为人意愿而要求其捐献器官的行为以及所有建立在买卖或交换基础之上的器官捐献，都是非法且无效的。

就可以捐献和移植的器官类目而言，现行《人体器官移植条例》规定："人体器官移植，是指摘取人体器官捐献人具有特定功能的心脏、肺脏、肝脏、肾脏或者胰腺等器官的全部或者部分，将其植入接受人身体以代替其病损器官的过程。"而"从事人体细胞和角膜、骨髓等人体组织移植，不适用本条例。"显然，依据《人体器官移植条例》，可以供活体移植的器官范围仅包括肺脏、肝脏、肾脏或者胰腺等器官的全部或者部分，而不包括心脏；也不包括人体细胞和角膜、骨髓、血液等人体组织。至于人体细胞和角膜、骨髓、血液等人体组织的移植，则适用其他立法加以规制，如血液专门适用《献血法》。从医学以及伦理学的角度上来说，在活体捐献以上人体器官前，要进行严格的医学审查，从活体器官捐献者的健康、人体器官配型、可摘取人体器官的比例等方面严格考量，确保活体器官捐献者的生命安全，最大可能地减少对活体器官捐献人带来的伤害。

就立法规定的器官捐献的人员范围来说,目前对于人体活体器官捐献者的限制条件较多。《人体器官移植条例》明确规定:"捐献人体器官的公民应当具有完全民事行为能力。活体器官的接受人限于活体器官捐献人的配偶、直系血亲或者三代以内旁系血亲,或者有证据证明与活体器官捐献人存在因帮扶等形成亲情关系的人员。"对此,2009年卫生部印发的《关于规范活体器官移植的若干规定》做了解释性规定,依据规定:"捐献人体器官的公民应当具有完全民事行为能力且活体器官捐献人与接受人仅限于以下关系:① 配偶,仅限于结婚3年以上或者婚后已育有子女的;② 直系血亲或者三代以内旁系血亲;③ 因帮扶等形成亲情关系,仅限于养父母和养子女之间的关系,以及继父母与继子女之间的关系。"而中国香港特别行政区的立法中,血亲捐赠范围要略宽于内地,包括亲生父母及子女、同胞兄弟姊妹及其同父异母或同母异父兄弟姊妹、亲生父母的同胞兄弟姊妹及其亲生父母的同父异母或同母异父兄弟姊妹及其同胞兄弟姊妹的亲生子女、其同父异母或同母异父兄弟姊妹的亲生子女、其亲生父母同胞兄弟姊妹的亲生子女,及其亲生父母的同父异母或同母异父兄弟姊妹的亲生子女。至于中国台湾地区,其法律规定则将配偶进行活体器官捐赠限定为应与接收人育有子女或结婚2年以上,而其亲属进行捐献的范围则放宽至五代以内血亲。

二、活体器官捐献行为有效的条件

站在民法的角度上,活体器官捐献是捐献人自主捐献其身体器官的民事法律行为。作为一种民事法律行为,活体器官捐献行为能否有效并产生有效捐献的效果,需要满足一定的条件;换言之,需要符合民事行为的法律要件,即主体条件、主观要件和形式要件[3]。

1. 主体条件

主体条件主要包括行为能力条件和身份条件。其中,捐献主体的行为能力条件是人体器官捐献的普遍条件,主要包括年龄条件和精神状态。各国普遍认可一定年龄以上的具有正常精神状态的成年人为适合的捐献主体。中国对活体器官捐献主体的行为能力的要求包括具有完全民事行为能力且年满18周岁。而精神疾病患者和未成年人则不属于完全民事行为能力者,因此不具备捐献的行为能力。身份条件是指活体器官捐献人和接受人应该具备的身份条件。《人体器官移植条例》第十条规定:"活体器官的接受人限于活体器官捐献人的配偶、直系血亲或者三代以内旁系血亲,或者有证据证明与活体器官捐献人存在因帮扶等形成亲情关系的人员。"

2. 主观要件

依据民法原理,民事行为有效的前提是行为人的行为源自其真实意思的表示,是其意思自治的结果。换言之,行为人必须具有从事该行为的真实意愿,而不是受人强迫、利诱或被人欺骗实施该行为;否则,该行为就是无效的。器官捐献是一种民事行为,因此也需要符合一般民事行为的主观要件。活体器官捐献中,以捐献人真实自愿捐献为主观要件。《人体器官移植条例》第七条规定,人体器官捐献应当遵循自愿、无偿的原则。公民享有捐献或者不捐献其人体器官的权利;任何组织或者个人不得强迫、欺骗或者利诱他人捐献人体器官。也就是说,任何通过强迫、欺骗和利诱他人进行的活体器官捐献都是无效的。由此可见,中国在活体器官捐献中遵循的是真实自愿的主观要件。

3. 形式要件

《人体器官移植条例》第八条规定:"捐献人体器官的公民应当具有完全民事行为能力。公民捐献其人体器官应当有书面形式的捐献意愿,对已经表示捐献其人体器官的意愿,有权予以撤销。公民生前表示不同意捐献其人体器官的,任何组织或者个人不得捐献、摘取该公民的人体器官;公民生前未表示不同意捐献其人体器官的,该公民死亡后,其配偶、成年子女、父母可以以书面形式共同表示同意捐献该公民人体器官的意愿。"《人体器官移植条例》第十九条规定:"从事人体器官移植的医疗机构及其医务人员摘取活体器官前,应当履行下列义务:(一)向活体器官捐献人说明器官摘取手术的风险、术后注意事项、可能发生的并发症及其预防措施等,并与活体器官捐献人签署知情同意书;(二)查验活体器官捐献人同意捐献其器官的书面意愿、活体器官捐献人与接受人存在本条例第十条规定关系的证明材料;(三)确认除摘取器官产生的直接后果外不会损害活体器官捐献人其他正常的生理功能。从事人体器官移植的医疗机构应当保存活体器官捐献人的医学资料,并进行随访。"不难看出,中国立法采取了书面表达真实意愿的形式条件,主要体现在两方面:其一是公民捐献其人体器官应当有书面形式的捐献意愿,不承认公民口头形式的捐献意愿;其二是医疗机构进行资料审核时需要当事人签署知情同意书,需要有表达其捐献意愿的书面资料。

人体器官是人维持其生理机能从而确保生命健康的重要构成要件,对于人们的生命存续以及生活幸福具有不可替代的重要意义。而活体器官移植是建立在牺牲一个个体而成全另外一个个体的基础之上的。在人体器官买卖为生命伦理以及各国法律普遍反对和禁止的情况下,活体捐献器官意味着捐献者本人没有任何收益,反而需要面对捐献器官后直面和解决各种可能的风险,因此是一项关系重大的决定。出于慎重并为了避免纠纷的发生,活体器官捐献需要采取严格的形式要件。就此而言,中国立法规定器官捐献应当采取书面形式是非常有必要的,是立法审慎规制活体器官移植以利于活体器官移植长远发展的需要。

三、活体器官捐献者的制度保护

活体器官捐献是捐献人基于帮助他人目的而做出的捐献自己器官以救助他人的行为。对于捐献者而言,并不能从中得到任何物质上的利益,反而因此需要承受将器官从其身体内摘出时的手术风险以及捐献器官后可能会出现的包括免疫力下降等在内的各种风险和损害。因此,就其伦理本质而言,活体器官捐献是一种完全利他的行为,是一种值得社会提倡的高尚行为。由于活体器官捐献者在受益和风险上具有严重的不对等性,因此无论是基于公平方面的考虑,还是基于鼓励人们捐献器官方面的考虑,都需要严格保护活体器官捐献者的利益。而各国器官移植法也都普遍确立了保护器官捐献者的理念与原则。

依据国际通例,潜在器官捐献者进行捐献行为时享有知情同意权以及撤销权。知情同意权即器官捐献者有权详细且全面了解移植过程中可能发生的风险及其对健康的负面影响,并且作出是否捐献自身器官的真实意思表示。知情同意权是活体器官移植乃至整个医患关系最基础的权利之一。活体器官捐献者在做出捐献器官决定时不受任何组织和个人的干涉,经机构移植伦理委员会审查,若有捐献者存在非自愿情况,移植机构可拒绝进行移植。《人体器官移植条例》第八条还专门规定公民享有撤销权。所谓撤销权,是指已经同意进行活体器官捐献的活体器官捐献者在真正进行捐献手术、实施摘除其活体器官的行为之前有权根据自己的意愿变更之前的决定,撤销原本捐献活体器官承诺的权利。从法理上来说,器官捐献的本质是器官捐赠者对被捐赠器官的处理,而人体器官并不是一种财产,不受物权法的支配。因此,对于人体器官捐献行为不能够完全按照物权法的理论与实践来处理,在捐赠者毁约而解除捐赠协议或撤销捐赠决定时,立法应当视不同情况而给予适当的支持[2]。赋予捐赠者撤销权就是立法支持捐赠者的一种体现。捐献者撤销权的行使是捐献人对自己身体实施支配权的体现,是对自身人格尊严的尊重和维护,也能更好地保障活体器官捐献人合法权益,减少人们顾虑,鼓励人们大胆捐献器官。撤销权的设立对保护器官捐献者尤其是活体器官捐献者的权益有积极作用,尽管在医疗实践中容易引发器官接受者生命健康受损的问题。

在未成年人保护方面,中国立法不提倡未成年人捐献器官,无论是《人体器官移植条例》，还是《刑法》，都禁止摘取未成年人身体器官。为此，《人体器官移植条例》将活体器官移植的供体资格限定为：具有完全民事行为能力人，且禁止摘取未满18周岁公民的器官用于移植。而《刑法》也明确设立了"摘取未成年人活体器官罪"这样一种罪名，并参照故意伤害罪或故意杀人罪的规定追究刑事责任。

除此之外，中国法律还禁止摘取精神病患者的器官。精神病患者作为另外一个弱势群体，其生理和智力发育并不完备，一般不能辨认或完全辨认自己捐献器官的行为性质和后果，在法律上属于无民事行为能力人或限制性民事行为能力人，不具有完全的民事行为能力。

四、活体器官捐献管理

1. 管理机构

中国公民器官捐献主要包括公民逝世后器官捐献和公民活体器官捐献。中国公民逝世后器官捐赠统一由中国人体器官捐献与移植委员会负责，会下设中国人体器官捐献管理中心、中国人体器官获取组织（organ procurement organizations，OPO）以及中国人体器官捐献专家委员会。其中器官捐献管理中心负责宣传推动、报名登记工作，公平分配以及组织协调工作，OPO以患者病情、供/受体匹配程度、器官质量等指标为排序原则，对供体器官完成自动化匹配，具有器官移植资格的医院通过中国人体器官分配与共享计算机系统获取捐献的器官。此外，各省级人体器官捐献与移植委员会，负责具体指导与协调。

公民活体器官捐献指的是合适的自然人在不危及自身生命健康的前提下，捐献其活体器官用于人体器官移植的行为。公民进行人体活体器官捐献主要由具有卫生行政部门批准的具有人体活体器官移植资格的各医疗机构自行管理，但必须经过医疗机构移植伦理委员会审批通过方可实施。但因为卫生主管部门即卫生健康委员会是医疗机构的主管部门，因此，有关活体器官捐献的管理实际上归口于相应的卫生健康委员会。

2. 活体器官摘取的管理

人体活体器官摘取，是指医疗机构对有生命体征的捐献人摘取其有用活体器官的行为过程。人体活体器官摘取的主体是医疗机构及其医务人员，而对象则是捐献了自己活体器官的自然人。站在传统医学伦理学的角度上，人体活体器官摘取本身并不属于医疗行为，而是医疗行为的准备行为。学界一般认为，人体活体器官摘取行为属于"医疗援助行为"，但它又确实是由医疗机构、医护人员利用医学技术而实施的一项医学临床行为。现实中,医疗机构在摘取前未严格履行检查义务致使摘取到瑕疵器官或者在摘取器官过程中因操作行为不当导致器官瑕疵的情况时有发生,医院又应当如何承担责任。以下从人体活体器官摘取的主体及其权利、义务、责任、费用承担方面进行分析。

首先,人体活体器官摘取涉及两方主体,即医疗机构和捐献者。捐献者是指自愿捐献自身活体器官的人。在摘取手术实施前,捐献者必须进行活体器官摘取前准备,并对活体器官摘取手术中的风险享有充分知情的权利。医疗机构是人体活体器官移植手术的操作者,是连接人体活体器官移植手术捐献者与接受者双方的"桥梁"。此处所指的"医疗机构"仅指依照我国相关规定设立的从事医疗诊治活动,并且具备人体活体器官移植手术资质的医院。

其次,活体器官捐献者作为捐献器官的一方,不仅要承担摘取器官手术中的风险,还要承担患者术后并发症的风险,并且其未能从人体活体器官移植手术中获利。因此,其权益更应当受到严格的保护。对捐献人而言,医疗机构主要应当承担两个义务:第一,详尽的审查与检查义务。在器官摘取前,医方必须要对活体器官捐献者的材料、捐献意愿、配型和适应证、身体和心理状况以及是否存在器官买卖等情形进行审查,看其是否符合法律的规定;同时,要对活体器官捐献者严格体检,确保活体器官摘取不会对捐献者的生命健康构成任何威胁,还应当确保捐献者捐献的活体器官不存在任何病毒携带。第二,详尽的说明及注意义务,主要体现在手术前的再次说明义务以及手术摘取过程中的高度注意义务。

再次,医院及其医务人员在人体活体器官摘取过程中可能承担的责任。医院及其医务人员在人体活体器官摘取过程中违反规定通常需要承担三个方面的责任,即民事责任、行政责任以及刑事责任。

（1）实践中,医疗机构由于技术失误或违反说明和注意义务,造成活体器官捐献者身体健康受到严重损害的,要承担相应的民事赔偿责任。

（2）如果医院及其医务人员在人体活体器官摘取过程中违反审查与检查义务,应当承担相应的行政责任;如果医院明知是人体活体器官买卖甚至是故意参与活体器官买卖实施器官摘取行为的,医院要承担相应的行政责任;医疗机构或其医务人员未经人体器官移植技术临床应用与伦理委员会审查同意,做出摘取人体器官的决定,或者胁迫医务人员违反本条例规定摘取人体器官的,需要承担相应的行政责任。

（3）对于医务人员来说,如果明知是人体活体器官买卖甚至是故意参与活体器官买卖实施器官摘取行为的,需要追究其刑事责任。

最后,关于人体活体器官摘取过程中的费用问题。人体活体器官摘取过程中会产生相应的费用,如捐献者体检、器官配型、器官摘取和保存的费用,以及活体器官捐献者摘取器官的误工费、营养费、术后恢复费等,这些费用原则上应当由器官接受者承担。若是在无特定捐献对象或者被捐献者无法负担时,相关费用可由政府、社会救助基金或医疗机构先行垫付。当然,在医疗保险制度日渐完善的今天,器官移植属于重大疾病的治疗手段和医疗过程,进入医疗保险及大病救助,具有一定的合理性。

3. 人体活体器官的分配管理

当人体活体器官捐献者与接受者系夫妻或亲属关系时,患者被具有人体活体器官移植资质的医院确诊必须实行活体器官移植开始,患者的亲属即可以申请书的方式向医院人体器官移植技术临床与伦理委员会(以下简称伦理委员会)提出活体器官捐献的意愿,由伦理委员会加以审查并作出是否同意捐献的决定。伦理委员会由医学专业人员、法律专家及非医务人员等组成,审查的内容包括:审查捐献人的意愿是否真实、有无买卖或者变相买卖人体活体器官的情形、是否符合伦理原则和人体活体器官移植技术管理规范等问题。对不符合条件或未获得伦理委员会审查通过的活体器官捐献申请,医务人员不得摘取捐献者的活体器官。对符合条件的可以进一步开展健康评估、医学检查、配型等医疗环节,并通过手术摘取器官,最终将摘取的活体器官直接植入患者体内。这是一种类似于一对一的器官分配方式,在这个过程中无论是医院还是国家均不参与分配,只能做出同意或不同意活体器官移植的决定。

4. 人体活体器官的植入管理

人体活体器官植入是典型的医疗行为,包括医疗机构和患者两个主体。它是人体活体器官移植最为关键的一个环节,前期的捐献、摘取、分配都是为此进行的必要准备。因此,人体活体器官植入应当具备严格的要求。具体来说:首先,植入的人体器官必须是健康、安全的器官。器官移植的目的在于通过手术置换患者体内已经受损或失去功能的器官,是为了救助患者的生命,而不健康、不安全的器官则可能不仅无法挽救患者的生命,反而可能会伤害其生命。因此,活体器官植入前必须确保器官本身的健康和安全。其次,医疗机构需要严格履行相关的告知义务,将植入手术的风险以及手术过程中需要注意的各种事项等全部如实地告知接受移植者,并签署手术知情同意书。第三,植入的医疗机构与医务人员应当具备相应的资质。在器官移植方面,中国实行行政许可制度,截至2018年6月底,全国有173家具有人体活体器官移植资质的医院,具有严格的资格认定审核标准和审核程序,以保证医疗技术服务专业质量。

　　从民法上来说,医疗机构与活体器官植入患者之间形成医疗服务法律关系,双方各享有相应的权利并负有相应的义务。具体而言:对医疗机构来说,在其决定对患者进行人体活体器官植入手术前,有义务对患者或其家属进行充分的告知,使患者能够充分知情,包括手术方案、风险、术后可能的并发症等问题;在形式程序上要求病患或其家属签署手术同意书;在手术过程中,有义务确保患者的安全。对患者来说,在人体活体器官植入过程中,患者应当承担缴纳医疗费的义务,包括对活体器官捐献者进行器官摘取的费用;而且,需要高度配合医务人员进行手术的行为。依据法律规定,在人体活体器官植入手术的过程当中,医疗机构应当具备对患者的健康高度负责的态度和敬业精神,履行高度的注意义务,严格依照技术规范实施手术。对于医疗机构没有实施严格的审查、注意义务导致特别严重后果发生,影响恶劣的,撤销该医疗单位人体活体器官移植资质。对于医疗单位或者医务人员故意造成患者生命健康严重受损的,还应当承担相应的刑事责任。此外,《人体器官移植条例》第二十一条还规定医疗机构应当履行合理收费的义务,保证收费制度的公平、公正、公开[1],并在第二十七条规定了违反收取费用相关规定的处罚措施。

参考文献

［1］　林露.我国人体活体器官移植立法研究[D].海南大学,2015.

［2］　刘长秋.器官移植法研究[M].北京:法律出版社,2005.

［3］　唐义红,荣振华.活体器官移植伦理与法律问题研究[M].北京:中国政法大学出版社,2017:130.

第六章
活体器官捐献在个体层面的伦理问题

导读语

目前，中国大约有1‰等待器官移植的患者能够得到供体完成手术。进行移植手术的器官主要来自公民逝世后的器官捐献。近年来，中国活体器官捐献和移植事业平稳发展，截至2018年2月，国内具有器官移植资质的机构共178家，大部分分布在沿海经济发达地区以及各省会城市。截至2017年12月，国内肾脏移植总量达10 793例，其中亲属间的活体肾脏捐献1 753例，肝脏移植手术总量达5 149例，其中亲属间的活体肝脏捐献手术744例，活体器官移植数量在人体器官移植总量中占14%。

第一节　活体器官捐献的伦理问题概述

《孝经·开宗明义章》有言，"身体发肤，受之父母，不敢毁伤，孝之始也。"受制于传统的伦理道德观念的影响，活体器官捐献在中国受到一定限制[1]。活体器官移植技术有着供体器官质量良好、排异发生率较低、移植器官受者存活率高的几大优势，逐步得到社会公众的认可。但是活体器官移植在为移植器官受者增进健康、延长存活时间、提高生命质量的同时又对器官供者健康带来难以避免的损失，使得活体器官移植技术在实施过程中遇到伦理与道德的尴尬境地。

一、活体器官移植的伦理学研究内容

活体器官捐献的供体是健康人，因此，如何保证供体安全是所有伦理问题和技术问题的出发点。国内对活体器官移植的伦理学问题研究大致聚焦在以下几类：第一类，研究特定活体器官在移植过程中个体衍生的伦理学问题，主要以供受者知情同意、权益保护居多；第二类，研究活体移植实施的机构层面存在的伦理学问题，研究聚焦当前我国活体器官移植伦理审查过程中的不足及其如何完善；第三类，研究社会群体捐献知晓及其捐献意愿、捐献意愿影响因素、器官移植补偿和保障体系、人体器官是否可以商品化等问题；第四类，研究活体器官捐献中特定情形产生的伦理学问题，如家庭之间"交叉换肾"的伦理学考虑、夫妻活体肾移植的伦理学思考等。本研究将分别在第六章、第七章、第八章、第十二章等章节中予以阐述。

二、活体器官捐献的伦理学难点

中国人体活体器官捐献存在诸多难点，较难在短期内予以迅速解决。主要包括：第一，活体器官捐献者范围尺度的把握；第二，活体器官捐献者撤销捐献意愿的权限和时间控制，如何尽量降低对受者健康的伤害；第三，对活体器官捐献者合理补偿范围和程度的把握；第四，对活体器官捐献者补偿费用的承担机制的合理性界定等。

三、活体器官捐献在个体层面的伦理学问题

活体器官捐献在个体层面的伦理学问题主要包括供体、受体以及与捐献移

植过程中相关的医务人员三个层面。目前,活体器官捐献个体层面主要存在的伦理学问题有:① 知情同意实现,尤其是如何确保供体、受体在充分知情的情况下真正实现理性决策后的同意;② 活体器官移植可能带给供体捐献者的道德绑架问题[1];③ 活体器官手术与捐献的风险与利益权衡;④ 器官捐献者的撤销权探讨;⑤ 非亲属间开展活体器官的伦理导向和道德基础,包括家庭间交叉捐献的可行性等。

　　上述研究中的大部分伦理学问题还没有行之有效的解决措施。中国人体器官移植管理中心曾陆续出台过相关文件,着重从临床手术指征及供体、受体关系的合法性上进行规范和监管,但对伦理学方面的两难问题如何处理并无详细的规定。

第二节　知 情 同 意

　　知情同意原则是现代医学伦理学的一个重要实践原则,几乎所有的医疗行为都必须建立在供者、受者双方充分知情和自愿同意的基础之上。对于活体器官捐献者来说,知情同意权更是建立捐献关系的前提。目前,大部分活体器官移植的供体来源都是由受者的直系亲属如配偶、父母提供,由于主要是亲属提供活体器官,其"自愿"的意思表达有可能受到来自家庭或其成员的压力,"自愿"有可能会打折扣。

一、知情同意权的法律规定

　　关于活体器官捐献人知情同意权,中国相关医药卫生法律均已做出规定。《人体器官移植条例》第十九条第一款规定:"从事人体器官移植的医疗机构及其医务人员在摘取活体器官前,应当向活体器官捐献人说明器官摘取手术的风险、术后注意事项、可能发生的并发症及其预防措施等,并与活体器官捐献人签署知情同意书。"

　　《人体器官移植技术临床应用管理暂行规定》第二十四条规定:"实施人体器官移植前,医疗机构应当向患者及其家属告知手术目的、手术风险、术后注意事项、可能发生的并发症及预防措施等,并签署知情同意书。"此外,《侵权责任法》第五十五条、《执业医师法》第二十六条、《医疗事故处理条例》第十一条、《医疗机构管理条例实施细则》第六十二条等也有关于患者知情同意权的相关内容。

知情同意权是建立在当事人具备完全民事行为能力和同意能力基础上的。《民法总则》第十七条规定："十八周岁以上的自然人为成年人,不满十八周岁的自然人为未成年人。"第十八条规定："成年人为完全民事行为能力人,可以独立实施民事法律行为。十六周岁以上的未成年人,以自己的劳动收入为主要生活来源的,视为完全民事行为能力人。"需要明确的一点是,法律确定年满十八周岁为完全民事行为能力人的主要考虑是自然人的智力状态,而不考虑自然人的经济状况。因此,年满十八周岁的自然人没有经济收入的,仍然属于完全民事行为能力人,如在校学习的大学生。

捐献人同意能力的判断,除遵循十八岁以上完全民事行为能力人的要求以外,还应该从以下三个方面予以判断:① 捐献人对医疗方案的内容和程序是否完全理解;② 捐献人对医疗方案的选择是否已经经过充分的思考和判断;③ 捐献人对医疗方案实施后的各种后果是否已经具备承受能力。如果上述三个条件都具备,则认为当事人具备同意能力。

二、知情同意权实现的基础

1. 实现知情权的要素

由上述规定可知,实现知情权的要素包括:① 履行告知义务的实施主体是医疗机构及其医务人员;② 分别明确医师告知活体器官捐献人和受体具体告知义务的范围;③ 供体与受体实施同意的形式为签署书面"知情同意书"等。

2. 对活体器官捐献人的告知

知情的"情"主要包括哪些内容呢? 要区分告知对象为供体和受体而有所不同。应当向活体器官捐献人说明:① 捐献人的身体状况是否可以实施器官捐献手术;② 将要对捐献人进行的活体器官移植手术目前的技术现状,包括手术风险、手术并发症、相应的救治措施等;③ 活体器官移植的手术过程,包括将要摘取器官的种类、摘取器官的范围(全部还是部分)、器官的基本功能以及是否具有可替代性等;④ 捐献人捐献过程中产生的相关费用及补偿问题;⑤ 供体术后的注意事项;⑥ 捐献撤销权,器官捐献人可以在捐献过程的任何时间点中止或终止其捐献意愿,并且不会因此受到负面评价,医疗机构及其医务人员应当对其停止捐献的原因予以保密。

3. 对活体器官移植受体的告知

对受体的告知要做到真正客观和公正,术前说明应该在医院伦理委员会或者相关机构的监督下进行,说明时至少应向受体及其家属交代以下事项[2]:

① 受体的病况和可能采取的治疗措施及预后；② 该活体器官移植术的现状；③ 活体器官移植术的手术过程；④ 器官摘取时可能发生的危险；⑤ 有关这一技术的远期疗效及并发症发生率；⑥ 受体出现并发症后可能采取的救治措施；⑦ 术后需长期使用免疫抑制剂以及有可能带来的不良反应；⑧ 手术期费用及术后长期的医疗费用。

上述告知的目的是为了让供、受体完全知情。另外，还应该客观判断受术者本身或其监护人有无行为自主能力，还要帮助供、受体排除其来自内部或外部压力因素的影响，以最终获得真正意义上的自愿。

知情同意是更多地站在双方的角度上，尊重其自主选择权，具体表现为：医师通过详细的检查、复查、诊断，将诊断结果、治疗方案、治疗费用、手术风险等信息详细告知受体与供体，在患者或其亲属经过深思熟虑后自愿选择治疗方式，方可进行治疗。知情同意的运用应具备或符合以下伦理学条件：① 供体和受体均具有自由选择权，不受其他因素的干扰；② 供体与受体均具有合法同意权，即具有完全民事行为能力，能清楚完整的表达个人意愿；③ 供体与受体对其决定有充分的认识能力和理解力。

在供受双方都具有行为能力、自主能力的情况下，在对器官移植手术有相对深入认识的基础上，选择是否捐献器官或者是否接受器官移植手术，做到真正意义上的知情同意。这一点对于供体来说更为重要，一方面供体选择自愿捐赠器官不是因为"如果不捐献，受体有可能就要面对死亡"；另一方面，供体如果选择不捐赠，也不是因为"可能面对家属的不理解甚至是诘责，以及来自社会舆论导向的质疑"。因此，知情同意原则在器官移植的过程中尤为重要[3]，需要给供者充分考虑的时间。

三、知情同意权实现的形式——签署知情同意书

医师履行告知义务后，患者行使知情权的直接法律表现形式就是签署知情同意书。从这一角度来看，知情同意书直接构成患者的知情权与同意权。

知情同意书是医疗机构出具的格式文书，且医务人员在将患者的诊断情况、治疗方案、并发症等医疗信息简单加以告知后，即让患者或其亲属签字，知情同意书的签署即告完成。此外，知情同意书应当尽量避免隐晦难懂以及学术性的语言，要用通俗易懂的语言解释相关的问题。要根据移植器官种类的不同，制定不同的知情同意书范本。由于心脏、肝脏、肾脏和胰腺等器官移植，在手术成功率、术后并发症、移植器官存活期等方面均有其不同的特点，应当根据不同的移

植器官制定不同内容的知情同意书。

对于活体器官捐献人而言,其牺牲自我的行为并不是为了自己的利益,而是完全的利他主义精神。捐献人没有通过这一医疗行为获得任何的生命和身体利益,相反还要承受身体利益可能的损害和未来的风险。因此,对于活体器官捐献人做出同意的决定,应比一般意义上治疗性医疗行为的同意更为严格。

第三节　道　德　绑　架

在公民逝世后器官捐献来源不足的情况下,通过鼓励亲属间捐献活体器官可以适当增加供体的来源。然而,现实操作中,提供供体的捐献人基本上都是亲属或朋友,而这些亲属和朋友中,价值观念有可能不完全一致,即使他们的价值取向都是一致的,但彼此间还会存在着不同层次、不同范围的愿望。有些人出于治病救人、奉献社会的意念捐赠了器官,有些则是迫于舆论环境和家庭的压力,不得不做出捐献器官的举动,有的时候这些举动可能是违心的、无奈的,同时供者本身也会受到不同程度的伤害(无论心理还是身体)。他们除了受到家庭的肯定、别人的称赞和尊敬之外,得不到任何的实际益处;以风险收益比来说,风险大于收益。从这点来看,似乎是自觉维护了道德,但是却得不到伦理的辩护。

道德作为维持社会秩序的一种手段和方法,其执行主要依靠社会主体的自觉维护,并无硬性规则要求。一旦被要求强制执行,则有被绑架的意味。道德绑架可以看作是一种先行义务的设定,这种设定是对他人自由和权力的一种侵犯。在活体器官捐献实施过程中,由于供体大部分是亲属,意味着供体有先行的、隐形的捐献义务设定,即亲属间捐献义务的"道德绑架"。

所谓的"绑架"通常指的是通过强迫的手段让人们做一些违背自己自由意志的事情。所谓的"道德绑架"是指用一个很高的道德标准要求不同道德层次(包括道德比较低的群体)的人去做某一件事,不然会受到舆论的谴责。道德绑架的实质是很多人借道德之口,强迫个人或集体做一些不属于自己权利和义务范围之内的事,如果不做就会受到舆论的谴责,甚至有人希望其承担刑事责任。

道德绑架具有弱强制性、善恶同在性和事先评价性等特点。弱强制性是指道德与国家法律法规相比而言,道德对他人的胁迫和强制的力量相对较弱。源于善恶同在性,善的动机有可能引发道德惩罚和道德报复,无疑这种惩罚和报复是不道德的。事先评价性是一种事先的道德评价预设，带有事先道德审判的特点。活体器官移植绝大多数为亲属，捐献者的"自愿"程度可能受家庭压力的影响而大打折扣。

随着传统家庭的逐步瓦解，成员的价值趋向越来越不完全一致。亲人捐献器官是否出于自愿，或者是为了迎合家庭的利益被迫做出牺牲，就不得而知了。家庭主义原则的出现，使家庭成员真实表达愿望的概率微乎其微，符合自己利益的选择和决定可能不易做出。器官捐献成了对他人的压力甚至是胁迫的结果，伦理尴尬则会由此而生[4]。具体有以下这些情形。

一、种族差异

尽管家庭成员间的组织捐赠已被广泛接受，但仍遇到了一些种族的反对。有研究者指出，在西方国家，父母被鼓励将脐带血储存于私人银行，以便供后人及有需要的家庭成员使用。这引起了伦理学争论，因为这变成了成员间的义务。在美国，异型基因造血干细胞是有潜在治疗价值的技术，骨髓库被许多人接受。但是一些非高加索人种和土著捐赠的比例非常低。北高加索人种中白人的骨髓配型符合率达到 60%～80%，而亚裔人及印度人种的符合率低于 30%。这些差异与文化观念、社会价值、法律等都有关系，而且一时难以消除，但是随着相关知识的普及和观念的改变，会慢慢从社会价值、法律、文化观念和情感上被接受。

二、失衡之爱

一份研究提示，在德国，情感相关的肾脏活体捐赠中，27% 的母亲捐赠给孩子，19% 的妻子捐赠给丈夫；而父亲捐赠给孩子的比例不及母亲捐赠的一半，只有 13%，丈夫捐赠给妻子为 11%。另一项研究表明，多达 84% 的女性捐赠器官给配偶，而这样的男性仅占 24%。造成这些差异，有社会文化方面的原因，因为一些妇女感觉有责任照顾患病的家庭成员，这可以用传统的男女角色不一致来解释。

事实上，女性正经历除公平以外的道德困境。有假设认为，女性对家庭捐赠的压力更为敏感并且很少能抵制这样的压力，因而更倾向于活体移植器官的捐赠。而另一项关于家庭成员间肝脏活体捐赠的研究认为，这只是因为女性做出决定的时间短，男性做出决定的时间长。作为每个家庭成员，应该主动"分享自我"，每个人应该从公正、无私的爱出发。

三、操纵

救星同胞(savior sibling)是指父母选择生育另一个孩子来挽救自己患病的孩子。这种生下来就是为了给患有致命疾病的兄弟姐妹提供器官和细胞移植的小孩，称为救星同胞，也称为救命手足。

这是目前讨论较多的捐赠操纵之一，它引起了广泛的伦理学争论。这种情况多出现在家庭中，患者的同胞弟弟或妹妹可能在其生命诞生之前就被选定作为供者，在出生以后及成长过程中，被安排捐出脐带血或骨髓等其他器官。而事实上这并没有得到供者的同意，他们的尊严在被计划作为救星的时候就已经被剥夺了。即使他们在认识到这一情况时，他们的选择也比普通供者更为艰难。救星同胞天生被用于器官捐赠。有人从道德角度对这种现象进行批判，认为捐献器官的孩子长期受到的社会影响和情感影响是外人无法体会和得知的。

另外一种操纵出现于供者收到来自家庭成员及社会的指责，以及自身可能的使命感，而供者本身并不十分情愿。针对这种情况，有必要按照《人体器官移植条例》来实行，一切出于供者自愿。但是，脐带血捐赠不同于骨髓或其他器官捐赠，很大意义上是一种天赐的附属品。

四、拒绝

首先，应该尊重供者自身的选择，其他家庭成员和社会舆论应该停止责备，至少从法律上拒绝捐献者是受到保护的。但是，对于一些对供者损伤小，而对受者获益较大的捐赠，社会还是应该提倡的。这种情况下，首先应该了解拒绝的原因。目前一部分的拒绝原因可能是供者缺乏对相关的知识了解，可以在让供者在了解一切后再做决定。

不排除合适的成年供者在一些诸如家庭成员的游说、世俗的压力、家庭成员和接受者的期盼、经济压力等情况下非常仓促地做出捐赠决定，而随着供者接收更多的信息和想法改变后拒绝捐赠。在《人体器官移植条例》中虽然规定要给予供者足够的思考时间，但是对于这样一个影响一生的决定必须制定合理的退出机制。正如有人认为，"供者直面的是一种以破坏自我物质的整体性来换取他者不确定的重生的事实。"甚至认为，有些供者在捐赠之前就有可能放弃捐赠，故建议在手术前设定这样一个程序：最后征询捐献者的意愿。捐献者可在此时放弃捐献而无须做出任何的解释。

五、隐藏的利益

虽然在《人体器官移植条例》中规定："活体器官及组织捐赠仅限于捐献人的配偶、直系血亲或者三代以内旁系血亲，或者有证据证明与活体器官捐献人存在因帮扶等形成亲情关系的人员，并且禁止活体器官买卖。"但随着传统家庭的逐步瓦解，各成员的价值观念可以说越来越不可能一致。即使他们的价值取向一致，彼此间还会存在不同的愿望，对自身利益的认识也可能有差别。

研究者提出"对于捐助者来说，其获益之处是在于心理上的诉求"，是增强自尊的体现。依据一些研究者对男方亲戚和仅有的情感关系观察到，在选择合适的器官供者时，他们是不安全和不可信的参照标准。一些案例出现了器官移植后，一些感情很深并且与受者生活在一起的供者更可能产生心理问题而使两者都受到伤害，使整个家庭关系变得糟糕。所以在做选择时，应该考虑到对供受双方个人之间的关系进行心理评估，其他的家庭成员同样应该包括在这个过程中[5]。

现实中，可以通过加强正确舆论引导、厘清道德义务的底线和边界、适当弱化道德在"私德"领域的控制作用，引导民众提升对道德的理性认识等途径，逐步消解"道德绑架"。

一个文明法治社会，每个社会成员都应该具备最基本的道德底线要求，同时对他人的道德底线要求和标准予以尊重[6]。判断社会个体的善恶标准是否有利于社会或者他人，这种"有利于"对应的不是"不利于"，而是"有害于"。当一个人的行为不利于他人和社会时，不能因此说他是恶的；只有当他的行为给他人或者社会造成了危害，道德的恶才能体现。因此，社会大众需要理性地认知他人的道德选择权和道德生活。

第四节　风险利益权衡

器官捐献和移植过程中，关心器官受体而忽视供体现象普遍存在。人们容易关注接受器官移植一方的情况，包括移植中、移植后患者的身体情况以及预后情况；但容易忽略活体器官捐献者术后的身心恢复情况和生活质量，往往不能给予同等的关注，使得器官捐献者得不到应有的情感和物质的回报。这样，不仅影响捐献者的热情，而且还可能得不到家人的理解和支持。因此，本节希望在权衡活体器官移植风险利益的同时，兼顾供体和受体的权利和义务。

一、供体权益无法保障

从伦理层面来看，器官捐献属于自愿的社会公益性行为，因此器官捐献不应充当商品，换取直接的经济利益。但是器官的非法买卖一直层出不穷，无法杜绝。

从器官捐献者的角度看，因器官捐献而造成的医疗、误工以及身体、精神恢复等相关费用，如果由器官捐献者承担的话，对器官捐献者而言就是一种不公平、不道德的行为。虽然社会伦理学层面上不提倡有偿捐献，但是对其进行的一些鼓励行为或者补偿行为具有十分重要的正当性。

从法律层面而言，一旦对这种鼓励或补偿行为进行合法化，无法明细规则和操作程序以及严密的监督机制，极有可能成为商业交易行为的幌子，使器官商品化更加严重，对器官移植伦理学原则的危害更甚。在世界范围内，尽管各国政府都在打击器官移植的交易行为，但是许多国家仍然存在着一定的黑市交易。

对于器官供体是否能够有偿转让，学者们有着不同的观点，有的学者认为器官捐献就像献血一样，献血行为能够获得一定的补偿，而器官的重要程度比血液更甚，活体捐献者在捐献行为之后会面临着更加严重的术后风险和不确定因素。一旦器官捐赠有偿，活体捐献是否会像献血市场一样，滋生不公平捐献现象，虽然补偿和商业化买卖具有本质的差异，但很难防范补偿行为演变成商业化行为。在康德的理论中，人本身的存在就是有一定价值和意义的，不管是自我还是他人，都是具有一定的价值。一旦器官捐献商业化，生活在社会底层的人们就有可能为了追求金钱而销售自己的器官，往往这种行为是不公平的，而销售者自身却成了生存的工具。更甚者，会滋生出窃取他人器官用于销售的犯罪行为，不仅危害器官来源，而且影响整个社会的安定。

从经济学角度来看，对于器官捐赠者而言，他们除了获得声誉上的收获外，并不能收获任何经济利益，甚至会因为器官捐赠而产生医疗费、误工费、恢复费等一系列经济损失。而对于声誉上收获的同时，也存在因社会环境而遭受歧视的可能。相反，从受体的角度来看，虽然与供者承担同样大小的风险，但是却有很大的机会获得生命的延续。所以，这种以供方的极大损失为代价支撑起的不平衡关系很难建立，也不符合经济学上理性人的假设。当然，从伦理学角度来看，往往建立这种不平衡关系的基础是器官捐献者具有承担风险损失的意愿，能够以自己承担极大风险为代价换取受者的生命收益。但是，这种伦理学上的高尚精神对于受体来说也是具有一定亏欠、感激心理的，正是这种心理才衍生出了补偿行为。

二、受体权益难以实现

通过前文进行的经济学上的分析，器官移植过程中受体以供体的极大风险为代价，获得延续生命的机会，这种不平衡关系可能会因为供体的高尚情操、亲情关系等得以支撑，但是现实中即使短暂地构成了平衡，但器官移植技术本身很可能进一步破坏这种平衡关系。器官移植技术作为一种先进的技术，在快速应用的同时也因为其不成熟性、不稳定性而为供、受双方带来不可恢复的伤害。其中，除移植手术失败外，受体免疫系统的排斥反应、供体免疫系统的不完全都可能会给其带来永久性伤害。器官移植技术作为一种延续生命的手段，从目前技术来看，并不能发挥其全部的技术潜力，往往会出现移植技术不成熟、术后免疫问题、生命延长时间短等问题。此外，由于器官移植监管体系的不完整，供体器官来源不明确，并不能全面对其进行检查，很可能出现供体器官携带致命性病毒、病菌的可能性。这些病毒一旦进入受体，因受体需服用免疫药物，抑制免疫系统，病毒的发病率将会呈现几何式增长。

在器官携带病毒的案例中，最常见的就是人类免疫缺陷病毒，又称艾滋病病毒（human immunodeficiency virus，HIV），可以通过血液传播，潜伏期甚至长达几十年，在潜伏期间根本无法进行检测，而该病毒的发作会对免疫系统产生直接影响。虽然我国要求在进行器官移植手术前必须对供体进行全面的 HIV 分离培养、抗原抗体检测，只有确定为非 HIV 携带者才有可能进行器官捐献。但是这也仅仅是针对处于发病期或者可检测期的 HIV，对于处于完全潜伏状态的 HIV 则无法进行检测。一旦受体接受移植的器官携带 HIV，将对其人生造成巨大的毁灭性灾害，也很可能在其不知情的情况下进一步传播，为社会带来更大的危害。目前绝大部分国家在器官移植前均要求进行 HIV 检测，因此，一般情况下 HIV 通过器官移植这一途径进行传播的可能性很小。某国媒体于 2007 年报道，在该国过去 20 多年 40 多万例器官的移植手术中，发生了 4 例患者因接受的器官携带 HIV 而发病的情况，这是为数不多的 HIV 通过器官移植传播的案例。国内徐哲和黄淑贞曾报道过 2 例肾脏移植手术后受体感染 HIV 的情况；叶桂荣通过调查研究发现，在所调查的 200 例肾器官供体中，有 1 例供体携带 HIV。因此，按照我国目前的医疗技术水平而言，器官移植过程中的 HIV 传播仍无法完全杜绝。

在一项技术普遍应用之前,往往需要漫长的时间考验,因此器官移植技术也将受到时间的检验。就目前国内水平而言,仍存在器官移植体系不够完善,检测环节、手术环节以及术后恢复环节存在一定漏洞等问题。所以在拓宽器官来源的同时,仍需要依据技术发展的客观情况,让人们全面地了解器官移植技术,不能仅仅宣传其延长生命的效果,而忽略其潜在的危害。否则就是对供、受体双方知情权的侵害。此外,针对供体的检测工作必须进一步完善,虽然无法将供体器官携带病毒的可能性完全消除,但必须把能够降低的隐患彻底消除[3]。

第五节　活体器官商业化

器官商业化严重违反伦理与道德观念。我国人体器官移植法规定对任何器官买卖的行为予以严惩,严厉打击侵犯他人生命健康权以谋求利益的行为。

自愿、无偿是人体器官捐献的基本原则。然而,现实中违背自愿无偿原则,变相买卖人体器官的事件偶有发生。人体器官买卖是对生命无价观念的严重冲击,是对器官供者生命价值的漠视和生命尊严的亵渎;人体器官买卖势必引发故意伤害、故意杀人等严重犯罪行为;人体器官买卖还会损害国家的形象。在活体器官移植中,人体器官买卖可能发生在非亲属之间,也可能发生在亲属之间。非亲属间的器官买卖主要表现为假冒亲属关系以及非法地下器官移植;亲属间器官买卖的主要情形是通过物质利益诱导供者捐献。

一、非亲属间的器官买卖

1. 假冒亲属关系的器官买卖

我国《人体器官移植条例》(以下简称《条例》)第十条规定:"活体器官的接受人限于活体器官捐献人的配偶、直系血亲或者三代以内旁系血亲,或者有证据证明与活体器官捐献人存在因帮扶等形成亲情关系的人员。"按照这一规定,非亲属间的活体捐献是不被允许的。

现实中的器官买卖多发生在非亲属之间,其实现的途径就是伪造法律所要求的亲属身份证明材料。现实中曾有"外甥给舅妈"和"侄子给婶婶"捐献器官的假冒亲属关系案例。申请者提供的材料在形式上、内容上是完备的,但这些材料本身是虚假、伪造的。在某市破获的一起贩卖人体器官案中,供体张某就是通过一张假身份证,冒充患者的表弟,通过了医院的伦理审查。另据媒体报道,某大学第三医院人体器官移植临床应用与管理伦理委员会在进行伦理审查时也曾发现，"儿子"给"父亲"捐献，人类白细胞抗原配型100％匹配，所需身份证明文件齐全，但经伦理审查时发现两人说话口音、相貌相差大，最终经公安机关调查证实为伪造亲属关系。假冒亲属关系捐献器官的供体主要有如下几类：来自贫困农村的人、被高利贷追债的人以及赌博输钱的人。

这些人有一个共同的特点就是急需要用钱，而且都因想快速获得钱财而愿意出卖自己的器官。如果医院伦理委员会只是审查书面材料，而不进行多方调查核实，很容易给犯罪分子可乘之机。

2. 非法地下器官移植

非法地下器官移植的供者大都是被诱骗而"自愿"出卖器官者，其中不乏涉世未深的青少年。非法地下器官移植的受者大多是境内患者。

（1）诱骗他人出卖人体器官。《条例》第七条规定："人体器官捐献者应当遵循自愿、无偿的原则。公民享有捐献或者不捐献其人体器官的权利；任何组织或者个人不得强迫、欺骗或者利诱他人捐献人体器官。"但个别医院为了利益，无视其职责所在，无视法律规定，与地下中介、黑势力、医护人员等形成一个器官贩卖网络，他们分工合作、组织严密地开展非法地下器官移植。

（2）将器官出售给来自境外的游客——器官移植旅游。器官移植旅游是指经济发达国家的器官病变或衰竭患者借出国旅游的名义到经济相对落后的国家进行器官移植手术的行为。2007年7月，卫生部下发文件通知，强调在器官捐献中，必须优先考虑等待器官移植的中国公民，严禁以器官移植旅游的方式将器官移植给境外人员，但即使如此，彻底制止器官旅游移植的发生仍需要各方面进一步努力。

二、亲属间通过物质利益诱导捐献

器官捐献不能基于物质利益，活体器官捐献更不能基于物质利益。器官买卖会从根本上损及人性平等的尊严，破坏人类生老病死的生命规律，使人类社会得以维系的生命价值体系遭到怀疑和破坏。器官供者实际上是人体器官买卖这一利益链条中最大的受害者，因为人的器官是无价的，供者却用无价的器官换取了有价的金钱。事实上，在亲属间也存在基于物质利益的诱导捐献行为。

某医院泌尿外科曾发生这样一个案例，姐姐给弟弟捐献，伦理委员会审查中发现丈夫多次主动积极要求妻子捐献器官救治妻弟。经过多次侧面询问调查发现,弟弟经济条件好,姐姐经济条件差,最终认定买卖嫌疑过大而未予通过。自愿捐献基于亲情,一般说来,姐姐对于弟弟的感情要比姐夫对于妻弟的感情浓厚,姐姐捐献的主动性会高于姐夫。但该案例中,姐夫的表现过于积极,异乎寻常,不免让人生疑。因此,在活体器官移植中,受体在接受器官捐献后出于感恩之心真诚地给予非金钱和物质利益的回馈与帮助,并不被国际社会所反对,也是我国传统道德规范所认可的行为。但是,接受移植后的回馈绝不意味着捐献者捐献的动机是想得到日后的回馈,捐献者的动机必须是纯粹、无私、自愿和无偿的[7]。

第六节　撤销权研究

一、何谓撤销权

所谓人体活体器官捐献者的撤销权,是指已经同意进行活体器官捐献的自然人在真正进行捐献手术、实施摘除其活体器官的行为之前有权根据自己的意愿变更决定,撤销原本捐献活体器官承诺的权利[8]。《人体器官移植条例》第七条规定:"公民享有捐献或者不捐献其人体器官的权利;任何组织或者个人不得强迫、欺骗或者利诱他人捐献人体器官。"第八条规定:"公民对已经表示捐献其人体器官的意愿,有权予以撤销。"即规定了公民在器官捐献前享有任意撤销权。

二、撤销权成立的法理基础

捐献人任意撤销权的成立主要基于以下理由:① 活体捐献人做出的捐献决定,是一种利他性的行为,捐献人的这种自愿行为,不是道德义务,也不是法律责任,不需要必须承担捐献义务;② 活体器官捐献人的捐献行为,原则上是基于大爱的无偿付出行为,虽然强调决定后的"信守承诺",但是如果捐献人有反悔的意愿表达,并不违背捐献人的真实自愿和法律公平原则;③ 捐献人撤销权的实施应当以不侵害器官接受者的身体健康为前提,例如已经启动为摘取手术所做的准备工作和手术。

三、捐献人行使撤销权需承担的法律责任

活体器官捐献人行使撤销权原则上不应该承担法律责任,但是如果是任意撤销,需要针对不同的情况进行分析。

在形成捐献要约和捐献协议的过程中,捐献器官移植手术之前属于捐献准备期,捐献人与被捐献人之间形成一种赠予合同关系。此时捐献人对其捐献行为可以享有任意撤销权,法律应该优先保护捐献人的人身权和生命健康权。

在受捐人为接受捐献手术开始接受侵入性的医疗行为时,捐献人一旦后悔捐献器官拟撤销捐献行为,受捐献人无法请求捐献人强制履行捐献义务。如果此时接受人已经为捐献手术开展做了必要的准备工作,甚至已进入了手术室,捐献者临时决定中止捐献,接受人有可能遭受一定的财产损失和身体损害,接受人有权要求捐献人承担相应的违约责任和侵权责任。

四、撤销权的免责情形

具有下列情形的,撤销捐献的决定可以不用承担法律责任[9]。第一,发生合同履行不能,即捐献人的身体情况已经不再满足捐献条件,并经权威鉴定机构或者医疗机构确认的;但是履行不能的情形是由当事人恶意造成的除外。第二,捐献进行期之前,捐献人已经明确通知受捐者撤销捐献的。

五、征询捐献者意愿的最佳时间设定

鉴于捐献人自愿捐献的原则以及随时可以行使撤销权,为避免对受捐人可能造成的身体损害和财产损失,建议在医疗行为正式启动前,可以设立一个程序,最后再征询捐献人的捐献意愿,捐献者在此时如果放弃捐献无须负任何责任。不过这个最佳时间点的设置有待在实践中不断探索。

参考文献

[1] 李媛,张珊.活体器官移植的伦理思考[J].中国医药导报,2014,11(2):57-59.

[2] 王海艳,向月应.活体器官移植伦理问题的研究进展[J].中国医学伦理学,2009,12:110-112.

[3] 姜帆.我国人体器官移植的伦理思考[D].沈阳师范大学,2017.

[4] 钟会亮.关于活体器官供者的伦理思考[J].中国组织工程研究,2012,16(5):927-930.

[5] 韦安暄,蔡伦.家庭成员间活体器官及组织捐赠的伦理问题[J].医学与哲学(A),2013,34(6):21-23.

[6] 石懿.道德绑架如何消解[J].人民论坛.2017,26(9):88-89.

[7] 蒙舒柳,杨同卫.活体器官移植中变相买卖人体器官的形式与防范[J].医学与哲学(A),2017,38(8):25-28.

［8］　喻小勇,龚波,唐义红.论我国活体器官捐献人知情同意权的保障[J].医学与哲学,
　　　　2017,38(12)：58－61.

［9］　唐义红.论骨髓捐献者撤销权的行使边界[J].医学与法学,2015,7(1)：43－45.

第七章

活体器官捐献在机构层面的伦理问题

导读语

  医疗机构伦理委员会依据医学伦理学基本原则,对医院的战略决策、政策制定、改革方向等给以伦理的论证与辩护,提出伦理咨询意见,并维护其方向的正确性。每一个具有人体器官移植技术资质的医院,都必须成立人体器官移植技术临床应用和伦理委员会,行使伦理审查与监督、教育与培训、政策研究、制规献策等职能。活体器官移植伦理审查包括及时性要求高、保护供受双方生命健康权、权衡供方与受方利益风险比等特点。本章主要探讨了活体器官捐献在机构层面存在的伦理问题。

第一节　机构人体器官移植伦理委员会

一、机构伦理委员会的概念

医疗机构伦理委员会是指建立在医院等基层卫生单位中，为了该机构伦理建设而成立的，由医学专业人员、法律专家及非医务人员等多学科背景人员组成的独立组织，其职责是为发生在医疗实践和医学科研中的医德问题和伦理学难题提供教育、咨询、伦理审查和监督管理等职能的机构。该委员会的组成和一切活动不应受医疗诊治、临床试验等活动的组织者或者实施者的干扰或影响，应保持其决策的独立性，应以保护患者、受试者的正当权益为首要任务。

医疗机构伦理委员会的工作内容较为广泛。依据医学伦理学基本原则，对医院的战略决策、政策制订、改革方向等给以伦理的论证与辩护，提出伦理咨询意见，确保其方向的正确性。医疗机构伦理组织还能为日常诊疗中发生冲突的医患双方提供咨询和进行调解，通过开展对话和进行伦理分析，维护双方利益，帮助协调医患关系。医疗机构伦理组织还可以为医护人员提供伦理咨询，缓解医学科学自身发展与人类长远利益之间可能存在的矛盾。

二、机构人体器官移植伦理委员会的发展概况

许多学者为伦理委员会在中国的发展做出了重大贡献。1987 年有学者首次提出在一些大医院里设置伦理委员会的建议。1988 年，医学伦理工作者张据、李本富介绍了国外医学伦理委员会建设的情况。同年 7 月，协和医科大学学者在全国首届安乐死伦理、法律及社会学术讨论会上，提交了《医院伦理学委员会及其在我国建立的设想》的论文，从此拉开了伦理委员会在中国实践的序幕。

1989 年，中华医学会医学伦理学分会"法规委员会"委托天津市医德法规起草小组起草了《医院伦理委员会组织规则（草案）》，1991 年发布实行，1995 年修订为《医院伦理委员会组织规程》。同年，天津市第一中心医院、北京朝阳医院、北京协和医院等医院分别成立了医院伦理委员会。另外，开展"涉及人的生物医学研究及相关新技术临床应用"的医院也都按照国际要求成立了伦理委员会。这是医学伦理委员会从理论到实践，在中国实践历程上里程碑式的起步。国内各医疗机构、科研院所、疾病预防控制中心等机构开始逐步建立机构伦理委员

会。机构伦理委员会中，以药物（医疗器械）临床试验伦理委员会、辅助生殖伦理委员会以及人体器官移植伦理委员会居多。

为引导和规范涉及人体生物医学研究及相关新技术临床应用项目的伦理审查工作，1999 年国家药品监督管理局成立，同年 9 月 1 日颁布了《药品临床试验管理规范》(*Good Clinical Practice*, GCP；2003 年 6 月修订且更名为《药物临床试验质量管理规范》)，该法规明确规定了 GCP 保障受试者权益的主要措施是伦理委员会和知情同意书。此规范具有强制性质，对伦理委员会的建立起到了很大的促进作用。国家卫生部分别于 2001 年和 2006 年颁布了《关于人工辅助生殖技术的管理办法》和《人体器官移植技术临床应用管理暂行规定》，要求提供此项服务的机构成立伦理委员会。2007 年，卫生部又颁布了《涉及人的生物医学研究伦理审查办法（试行）》，明确要求开展涉及人的生物医学研究和相关技术应用活动的机构，包括医疗卫生机构、科研院所、疾病预防控制和妇幼保健机构等，设立机构伦理委员会。

机构伦理委员会主要承担伦理审查任务，对本机构或所属机构涉及人的生物医学研究和相关技术应用项目进行伦理审查和监督，也可根据社会需求受理委托审查，还可同时组织开展相关伦理培训。

新技术临床应用伦理审查方面的法律规范主要包括以下几大类。

（1）关于器官移植的主要法律规范有：2008 年世界卫生组织发布的《世界卫生组织人体细胞、组织和器官移植指导原则》；2006 年中国卫生部发布的《人体器官移植技术临床应用管理暂行规定》，2007 年中国国务院发布的《人体器官移植条例》，2009 年中国卫生部发布的《卫生部关于规范活体器官移植的若干规定》。

（2）辅助生殖临床应用方面的主要法律法规：2003 年中国卫生部发布的《人类辅助生殖技术规范》《人类精子库基本标准和技术规范》和《人类辅助生殖技术和人类精子库伦理原则》等。

（3）基因治疗方面主要的法律法规：1997 年联合国教科文组织大会第 29 次会议批准的《世界人类基因组人权宣言》；2009 年中国卫生部发布的《基因芯片诊断技术管理规范（试行）》；2014 年国家食品药品监督管理总局发布的《体外诊断试剂临床试验技术指导原则》。

（4）关于干细胞研究方面的制度规范：国际干细胞研究学会 2016 年发布的《干细胞研究和临床转化指南》等。

中国多数大型综合性医院已纷纷成立医院伦理委员会。随着现代医院伦理组织职能由最初的医德、医风教育拓展到对涉及人体的生物医学研究、药物（器械）临床试验、器官移植、辅助生殖等事项的伦理审查，甚至拓展到卫生资源分配、人力资源处理问题等多个方面，当前医院伦理组织的建设运作模式已不能满足其解决日常诊疗和医学科研等伦理问题的需求。大多数现有的医院伦理组织的基本架构、成员背景、部分规章制度等已较为完善，甚至少数医院已参照国际标准进行建设。

与欧美医学技术发达国家相比，中国医院伦理组织仍然存在一些不足和问题，主要集中在以下几个方面。

（1）认证机构缺位：中国目前缺乏权威、有法律效力的医疗机构伦理组织认证体系和认证机构，无法确保各类伦理组织自身的资质和合法性。

（2）名称的不完全统一：有的称"医院伦理委员会"，有的称"机构审查委员会"，还有的称"伦理审查委员会"，多数以"伦理委员会"冠名。

（3）运行不规范：有的自身建设参差不齐，制度建设完备却不能很好执行，还未能做到常态化运行。

（4）经费来源少：除药物（医疗器械）临床试验伦理委员会外，其他伦理组织主要依靠本单位经费支持。

（5）伦理审查能力有限：尤其是无法完全保证审查的独立性和科学性。

这些状况如果长期存在，将不利于我国伦理组织的可持续发展。

三、机构人体器官移植伦理委员会的职能

每一家具有人体器官移植技术资质的医院，都必须成立人体器官移植技术临床应用和伦理委员会。在实施每一例器官移植手术前，都要经过伦理委员会的论证以审核器官来源的合法性、合理性和手术实施的必要性、可能性，以及捐赠人的真实意愿，是否涉及器官买卖、变相器官买卖等行为。

1. 伦理审查与监督

医院伦理委员会的功能之一是对医学科学研究项目的研究方案及设计依据、新医疗技术临床应用、新药物临床试验等进行伦理审查与监督。医院伦理委员会应预防研究者在临床试验中出现有违医学伦理学原则的失误，保障受试者在临床试验中的权益。另外，医院伦理委员会还需配合医院的医德医风建设，对医院伦理规范或制度的制订和实施、医德医风建设计划的执行情况进行监督检查，并对医务人员的伦理道德做出考核评估。

根据相关制度规范规定，伦理组织的审查主要包括初始审查和跟踪审查职能。跟踪审查包括复审、修正案审查、年度/定期跟踪审查、严重不良事件审查、

违背方案审查、提前终止研究审查、结题审查。为了真正切实保障患者的安全和权益,必要时伦理委员会可以开展实地访问与调查。

近年来,医疗机构伦理组织加强了对一些临床新技术,如器官移植技术、辅助生殖技术应用伦理组织的建设,为确保医学高新技术合理应用和医学发展的正确方向发挥了重要作用。

2. 咨询与建议

医院伦理组织的咨询服务主要包括两个方面,其一是对医患伦理纠纷提供咨询服务,医院伦理组织深入调查之后,提供伦理咨询,以协调医患关系;其二是对临床治疗措施和特殊新技术应用的道德问题提供咨询,如器官移植技术等。

医务人员对部分伦理法规的认知程度不同,对不同伦理原则的取向采取不同的态度。医学伦理学原则在某些具体的医学决策情境下可能会出现交叉重叠,因此,不同的伦理委员会委员若从不同立场原则出发,对同一伦理问题可能得出不同的结论,从而出现伦理冲突。此时,更要很好地发挥伦理组织制规献策与伦理咨询的功能。

医院伦理委员会的咨询与建议功能是对于医务人员和患者或家属而言的,要解决医务人员在医疗实践中遇到的问题、患者在接受诊疗过程中遇到的难题和医患之间的争议。患者的权益保障主要体现在知情同意权和隐私权,但由于患者自身学识的限制,不能对医方所提供的治疗方案有明确的认识,因此,医院伦理委员会可以派员协助向患者说明有关治疗方案中涉及的伦理。医务人员在工作中也会遇到伦理学问题,一旦处理不好,也应及时向医院伦理委员会提交审查,避免处置不当。但如果出现取舍或利弊选择时,医院伦理委员会就要遵循"不伤害/有利"原则,最大限度考虑和帮助弱势群体。

一般情况下,临床科室与业务管理部门的伦理咨询有三种常用的方式,即向整个医院伦理委员会咨询、向伦理小组咨询和向医院伦理委员会个别成员咨询,三种方式各有利弊。医务人员和患者作为个体一般采取第三种方式,较为节省人力和物力,结果也比较及时,比较高效。在处理医患纠纷或者群体性事件时,第一种和第二种更适用,优点是能掌控全局、咨询也更全面。医院伦理委员会为上述需求者提供的是建议而非决议,需求者还需根据自身的实际情况进行权衡,做出最后的决定。

医院伦理委员会咨询与建议功能主要体现在两个方面:第一,对临床诊断治疗方案和新技术应用的伦理问题的咨询与建议,例如移植术对癌症晚期的治疗方案选择、器官移植供需双方权益保障、生殖健康(人工流产、绝育、胎儿性别鉴别等）HIV 患者诊治等；第二，对医患伦理纠纷提供咨询与建议，由于医患双方信息不对称，容易彼此误解，引发矛盾和冲突。医院伦理委员会既可以接受医务人员的咨询为其提供建议，又可以接受患者及其家属的咨询为其提供建议，在深入了解情况的基础上，协调医患双方进一步沟通交流、化解矛盾，使得诊疗活动顺利完成，有利于建立和谐的医患关系。

3. 教育与培训

医院伦理委员会不是权力机构，其权威性主要源于功能的发挥，而教育与培训功能被认为是其首要功能，受教育对象可分为医院伦理委员会自身、院内医务人员和社会公众。传统的生物医学模式使得人们对伦理内涵淡化和认识不足，导致医疗纠纷不断增多，医患关系持续紧张。教育与培训的目的是让越来越多的人认识医院伦理委员会，提升他们的医学伦理学素养，提升他们在医疗工作中对伦理学问题的分析、判断、处理能力，防止背离伦理学原则和仅以个人理解处理问题。

当然，教育与培训也不能千篇一律，而要做到因材施教。对医务人员而言，教育与培训的方式主要是学术讲座、案例讨论、专业学习班培训等，培训的内容趋向于基本伦理学原则［尊重（respect）、不伤害（nonmaleficence）/有利（beneficence）、公正（justice）］、医德医风和医务人员在医疗实践过程中的伦理学问题和难题等，组织相应的考核和资格认证。

对社会公众而言，教育与培训则主要采取发放宣传资料、电视广播、宣传栏展示、网络媒体或科普讲座等形式，而内容也更多趋向于对社会公众适用的一些基本常识，主要目的是让人们认识、了解、接纳和应用医院伦理委员会帮助自己解决困难。

伦理委员会还应采用持续培训机制提升委员的审查能力，例如组织 GCP 等相关法律法规、药物临床试验伦理审查技术以及伦理委员会标准操作规程的培训。医院伦理组织应定期或者不定期对伦理组织自身的成员、医院相关工作人员、患者以及社会群众进行医学伦理学相关知识的宣传和教育。通过普及一般的医学伦理学知识，提高他们的整体道德素养；通过设计科学的培训模块和课程对自身成员进行培训，提高其对医学伦理学问题的分析处理能力；通过"经典案例与医疗纠纷的分析讨论""医-医集体交流学习"以及"组织医患沟通"等方式对医务人员进行伦理学培训；采取宣传册、网络、院内公示及展板形式对社会群众进行宣教。

4. 政策研究

伦理组织集合了各专业领域的资深专家，他们经验丰富、学识渊博，伦理组织为其提供了医院各类伦理学问题进行分析与探讨的平台。各单位伦理组织及各专业类别伦理组织之间可以定期进行参观学习,进行先进经验和学术交流,分析探讨疑难伦理问题,从整体上提升伦理组织的能力和伦理决策的质量。

医院伦理委员会的职能中既属于应用伦理学范畴(即为医院、医务人员和患者及其家属提供建议),又包含了理论研究(医院伦理委员会机构内部政策制订、实施和监管)。医院伦理委员会除对一般生命伦理学问题进行探讨和研究之外,还需要对当下医学伦理学热点问题、难点问题进行理论研究,发表见解。医院伦理委员会还应贯彻上级颁布的规章、制度,同时做好对下级的宣传和培训。医院在发展和改革过程中遇到的伦理学问题(例如医院形象、医院文化、医院发展战略、高新技术应用和高端仪器引进等重大问题),医院伦理委员会有责任提供伦理咨询。另外一方面,医院伦理委员会应发挥自身优势为医院发展做出贡献,依据国际、国内相关法律法规和医学伦理学理论及原则,结合医院基本情况,制定出符合医院发展的伦理制度规范,指导医院、医生不断发展。

5. 制规献策

伦理组织应根据单位的实际需要,为医院决策层在面对医疗改革中的各类伦理学问题时所作的决策提供伦理咨询、建议和支持,确保医院的重要决策符合医学伦理道德要求,保证医院发展方向的正确性。医院伦理组织还应根据实际情况,为医院工作人员制定医学道德行为准则,为他们在临床诊疗中遇到伦理学问题时提供符合伦理学原则的处理方法,供其参考。

四、加强机构伦理委员会建设的意义

第一,加强医院伦理委员会的建设是我国公立医院改革、国家卫生部综合性医院评审、医疗质量评价以及药物临床试验机构现场资格认定复核检查的要求。在公立医院改革中强调了"坚持以人为本,把维护人民健康权益放在第一位。坚持医药卫生事业为人民健康服务的宗旨,以保障人民健康为中心",国家卫生部综合性医院评审、医疗质量评价也明确规定了要"以病人为中心、维护患者的合法权益、加强医德医风管理、临床科研项目中使用医疗技术应有医学伦理学审查"等伦理方面的规定,在药物临床试验机构资格认定复核检查中对伦理委员会就药物临床试验方面的要求做了详细的规定。

第二,有利于提高医院伦理委员会的审查水平。加强医院伦理委员会的组织与功能、人员构成与培训、日常运行与管理等方面建设,建立健全伦理委员会的制度及相应的标准操作规程,加强人员培训,加强对伦理委员会的监督与管理,将有利于提高伦理委员会的审查水平,提高伦理审查的权威性,提高公众对伦理审查结果的认可度。

第三,有利于解决临床和科研中的生命伦理学难题。在临床研究中往往会碰到一些难以抉择的问题,医务人员将会面临越来越多的道德与生命伦理学方面的两难问题,例如疾病晚期患者是以延长生命为主还是以解除病痛为主? 再如,医务人员是否应该同意为超过 50 岁以上的不孕夫妇提供助孕诊疗服务? 伦理委员会将为医务人员在临床和科研中遇到的生命伦理学难题提供咨询服务,为医务人员决策提供伦理审查的评判依据。

第四,有利于进一步规范生物医学研究的开展。涉及人和动物的生物医学研究都要通过伦理委员会的审查。伦理委员会的审查主要有两方面的内容:一是审查方案的科学性,生物医学研究的科学性是前提,如果研究方案都不科学,那就没有伦理性可言了;二是伦理性,审查患者的受益是否大于风险,患者的权利是否得到最大限度的保障。

第五,有利于提高医务人员道德水平。医院伦理委员会必须对医务人员进行伦理相关知识的培训,提高医务人员的伦理知识,做到充分尊重患者的治疗权、生命健康权以及知情同意权等基本权利,从而提高医务人员的道德水平。

第六,有利于保护患者的正当利益,改善医患关系。当前部分医生还是以生物医学模式为基本出发点来诊断和治疗疾病,往往较多考虑患者疾病本身的问题,而没有从心理、社会层面上考虑对疾病的影响,这与患者想主动参加医疗决策的愿望不相吻合,容易引起医患关系的紧张,这种冲突既不能都诉诸法律,又不能完全依靠双方自己的力量解决,最好的方法就是通过医院伦理委员会进行伦理调解。

第二节 活体器官移植机构伦理审查的特点与问题

目前国内大部分三级医院都建立了医院伦理委员会。医院伦理委员会是为解决临床和科研中遇到的各种伦理问题、协调医患关系、保障医患双方正当权益而建立起来的专业委员会[1]。

医院人体器官移植技术临床应用与伦理委员会(以下简称"人体器官移植伦理委员会")是为了规范和加强器官移植技术临床应用管理,保证医疗质量和医疗安全,维护器官捐献者、患者、医疗机构及医务人员合法权益建立的专业委员会。人体器官移植伦理委员会主要对器官来源的合法性、捐献者和受者的相关临床资料、各项知情同意书进行审查,通过伦理委员会审查会议进行充分讨论并表决。人体器官移植技术临床应用与伦理委员会不同意摘取人体器官的,医疗机构不得做出摘取人体器官的决定,医务人员不得摘取人体器官[2]。

一、活体器官移植伦理审查的特点

1. 活体器官移植伦理审查的及时性要求高

活体器官移植伦理审查需要在接到申请后尽快进行,而目前大部分人体器官移植伦理委员会主要采取不定期的会议审查方式,会议周期一般是根据移植申请数量的多少和紧急程度确定。需要接受器官移植手术的患者一般病情较重且治疗费用高,国内可以开展人体器官移植手术的 178 家医院(截至 2018 年 2 月)多分布于省会城市,因此来自偏远地区的患者及家属承担的间接医疗费用将更高。如果人体器官移植伦理委员会没有及时开展工作,一方面不利于抓住合适的手术时机开展器官移植手术,加重患者病情;另一方面可能会增加患者和患者家庭的疾病经济负担,引起患者及家属的不满。因此,活体器官移植伦理审查需要确保审查工作的及时进行,明确各项工作的时间点,制定突发情况预案尤其重要。

2. 活体器官移植伦理审查需要保护供受双方的生命健康权

人体器官移植是一项极其复杂的外科手术,涉及移植学、外科学、免疫学、精神学等学科,尽管目前初期的结果是令人满意的,但与其他医疗手段一样,手术效果具有不确定性,有威胁供体和受体生命健康的可能性存在。供体方面,活体器官移植在一定程度上牺牲了供体的健康,供体不可避免的将面临死亡的危险、术后并发症、手术创伤及痛苦、心理健康等风险,因此判断活体器官供体知情同意是伦理审查的重点。受体方面,活体移植的术后生存率虽保持在一定的水平,但器官移植手术对于受体也不是绝对安全的,如术后的抗排斥治疗时间长、个体化程度高、术后潜在的感染危险等。例如 2008—2009 年,器官共享联合网络(United Network for Organ Sharing, UNOS)登记的肝移植受者 6 331 例,一年存活率为 85%,一年感染发生率为 80%,保护性屏障、疫苗接种、抗生素等预防措施不能有效降低感染的发生率及病死率,细菌、病毒、真菌等感染最为常见。此外,受体在心理层面上接纳移植器官也有一个心理逐步同化的过程。

3. 活体器官移植伦理审查的准备工作繁重

活体器官移植伦理审查的准备工作十分重要,主要核实相关书面材料,包括关系证明材料、器官移植术前捐献人/接受人身份信息、器官移植科对器官供受者的医学评估材料等。为了核实身份证明、户籍材料的真实性、有效性,没有权限查看公民户籍信息的医院人体器官移植伦理委员会需要通过电话联系当地公安局,还要辨别申请材料中是否存在造假的现象。除此之外,对于通过亲属活体器官移植伦理审查的供受体,在术前、术中和术后进行多次身份确定,确保其中未有换人现象。随着器官移植手术例数的不断增加,人体器官移植伦理委员会审查的准备工作繁重程度也大大增加[3]。因此,如何简化,提高工作质量与效率也成为一个值得关注的问题。

4. 活体器官移植伦理审查要求权衡供方与受方利益风险比

人体器官移植绝不允许"因为挽救一个病人,而变成两个病人",因此在开展活体器官捐献时,人体器官移植伦理审查需要同时衡量供体和受体双方的风险利益。人体器官移植伦理委员会作为第三方,既要重视受体基本的生存权,还要考虑其进行移植术后的生命质量和生存时间,既要尊重供体无偿奉献的自主意愿,更应首要考虑保障其基本的生命健康权和捐献器官后的生活水平、工作能力。对供、受双方要进行全面评估,包括医学评估、心理学评估、社会价值评估等,尽可能规避移植手术带来的潜在风险。在权衡利弊的基础上,尽量确保供、受双方都能实现利益大于风险。

5. 活体器官移植伦理审查不具有终审性

根据2007年颁布的《人体器官移植条例》,人体器官移植技术临床应用与伦理委员会不同意摘取人体器官的,医疗机构不得做出摘取人体器官的决定,医务人员不得摘取人体器官,但是这个伦理审查结果的有效性仅限于该医疗机构内部。部分医疗机构的伦理审核较为严格,当移植申请得不到实现的情况下,患者有可能转向其他医疗机构。由于各个医疗机构的伦理审查能力参差不齐,标准掌控不一,不同医院器官移植的准入标准不完全相同,导致伦理审查的结局有所不同。

二、活体器官移植伦理审查存在的问题

尽管活体器官移植手术目前已经在全国多家医院进行,国家卫生部制定的《关于规范活体器官移植的若干规定》加强了对活体器官移植的伦理审查和监管,但目前活体器官移植伦理审查仍面临着缺乏监管和指导、伦理审查方式的可行性和科学性有待提高、人体器官移植伦理委员会自身建设不足等问题。

1. 活体器官移植伦理审查缺乏监管

人体器官移植伦理委员会在伦理审查时缺乏监管和指导，一方面是医院外部还没有专门的机构对医院伦理委员会进行监管，卫生健康委员会和食品药品监督管理局只对其进行宏观管理，而医院内部也缺乏对伦理委员会各项工作的重视和监督；另一方面，目前没有全国性或区域性的人体器官移植伦理委员会标准操作规程，在伦理审查时，受伦理委员会伦理审查能力的影响可能出现主观和混乱的现象，最终也可能影响决策的权威性[4]。

2. 伦理审查方式的可行性和科学性有待提高

对于活体器官移植的伦理审查方法而言，要注意伦理审查的科学性、伦理性和可行性，要充分了解供、受双方的真实意愿，避免产生可能的伦理学问题，又要注意审查方法的可行性，以防影响移植手术的进度，增加患者及家属的负担[5]。目前器官移植伦理审查缺乏适用的心理评估系统和工具以进行术前的心理评估。此外，由于选择活体器官移植手术的患者及家属一般疾病经济负担大，被调查者在询问过程中容易情绪激动，影响伦理委员会成员判断，因此要求伦理审查时需要适当提问、善于倾听的技巧[6]。

3. 人体器官移植伦理委员会自身建设不足

目前人体器官移植伦理委员会在医院内部的独立性不足。例如医疗机构伦理委员会应当具有合理的结构，这才能有效发挥伦理委员会的作用。目前大部分医院伦理委员会由具有相应资质的医学、伦理学、法律学等多个专家组成，也有外单位人员参加。各委员伦理知识与法规等培训不够是一个比较普遍的现象。委员之间日常交流相对不足，涉及伦理方面的交流则更少[7]。医院除应给予伦理委员会充分的重视之外，还应加大对其硬件设施、人员、管理、培训等多方面的建设投入。

4. 伦理审查缺乏标准化程序

由于在具体的审查上没有建立科学、客观、合理的标准化操作规程，尚不能有效地按照国际规范和我国法规的要求进行审查，导致审查标准不统一，审查决策主观性过强，审查的科学性、公正性和权威性容易受到质疑。相对美国、欧洲等发达国家而言，我国相关伦理委员会的法规要求仅限于医学科研、药物临床研究、医学新技术等法规中涉及伦理委员会的部分条款，缺乏专门针对伦理委员会的规则和指南。这些原则性的条款，使各伦理委员会的执行规范有很大差距。这就造成有的管理标准较严，有的管理标准较宽，有时会出现同一方案在某机构审查通过，但却又被别的机构要求修改的尴尬局面。

由于各地的经济发展水平、风俗习惯、组成人员的学术背景存在差异，以及各医院伦理委员会成员未经过统一的培训，特别是国内缺少操作性强的标准伦理审查规则，导致各伦理委员会审查结果存在差异。而国际性的法律法规以及宣言、指南等，内容都为原则性建议，往往具有高度概括性，在实际操作中不易掌握。国内的主要法律法规如《药物临床试验质量管理规范》《涉及人的生物医学研究伦理审查办法（试行）》和《伦理委员会药物临床试验伦理审查工作指导原则》等也是主要按照国际相关的原则、指南、办法所制定，虽然稍加细化并加入了适合我国临床医学与研究实际情况的内容，但其并没有对医学伦理委员会的成员构成与管理、伦理审查方式及程序、伦理审查会议的具体召开步骤、讨论方式及投票方式等内容做出统一的程序性、可操作性、标准性的规定或指南，在实际操作中不易掌握和实施。

5. 伦理审查后跟踪落实不力

部分伦理委员会重视初始审查，但缺乏对审查后跟踪的重视。在伦理审查实际工作中，医院伦理委员会的审查仅限于研究者提交的研究方案。方案如果通过，便很少对整个试验过程进一步跟踪，一般也不要求研究人员在研究过程中提交方案变动或其他相关的反馈信息。若不及时跟踪调查，很难发现伦理审查中出现的各种问题，也很难得出比较全面且正确的结论，甚至造成整个结论的误判。因此，必须加强伦理委员会的跟踪审查职能。

三、完善活体器官移植伦理审查的若干建议

各医院活体器官移植伦理审查的规范化发展是一个长期过程，医院人体器官移植伦理委员会建设也不是一蹴而就的。为了提高伦理审查质量，实现其保护患者和医务人员的功能，人体器官移植伦理委员在活体器官移植伦理审查时应遵循审慎原则，提高人体器官移植伦理审查的标准性和规范性，建立区域性的人体器官移植伦理审查中心。

1. 人体器官移植伦理委员会应遵循审慎原则

活体器官移植是器官终末病变采取的最终治疗手段。由于人体器官移植技术是一项技术复杂、难度高的医疗活动，供、受双方都会因移植手术承担死亡、免疫排斥、感染等风险，因此人体器官移植伦理委员会需要严格把关，慎重地做出决定。审慎原则是对无伤害原则、尊重生命原则等医学伦理学原则的进一步升华，人体器官移植伦理委员会遵循审慎原则最终是为了维护供、受双方的生命健康权，符合人体器官移植的伦理意义[8]。通过建立审慎原则，可以强化供、受双

方与医生的内心道德自律,为走出伦理困境提供指导[9]。

2. 完善人体器官移植伦理审查的标准化和规范化

目前,我国伦理委员会还没有统一的标准操作规程(standard operating procedure,SOP),只有一些发达地区的部分医院制定了较为完善的 SOP[10]。各医院在审查流程、审查内容、审查重点等方面有所差异。通过对工作程序、表决办法、快速审查及跟踪检查具体相关事务做出更为详细的规定,可以使各医院之间的伦理审查水平趋向于同一化,这将对我国医院伦理委员会的规范化建设起到实际作用。

3. 强化相关人员的道德自律

器官匮乏的困境说明人们对于器官捐献的意愿和实际捐献的差距比较大。知而不行说明伦理道德规范尚未内化为内在的品质和道德行为。因此,在规范机构伦理委员会工作的同时,要特别注意加强供体、受体和相关医务人员的道德自律。

器官移植技术需要更快、更好的发展,相关伦理问题无法回避,必须建立与器官移植技术相适应的道德体系,以满足各类患者及其家属生命健康和心理健康的双重要求。需要充分考虑器官移植技术本身面对的伦理道德问题,在机构伦理审查的实施过程中坚持相应的伦理原则,牢牢把握关键节点和关键事件。例如,重视捐献者知情后的意愿、生命安全第一原则,尽可能降低供体和受体双方的移植风险,加强医务人员的职业道德水平等,使得医院器官移植伦理委员会的工作能够更好地为器官移植技术服务。保障好器官供求双方的利益,提升医疗技术水平,倡导健康伦理观念,还需要不断尝试、完善和积极探索。

参考文献

[1] 吴锦艺.福建省医院伦理委员会组建现况及相关问题探讨[D].福州:福建医科大学,2013.

[2] 人体器官移植条例[J].中华移植杂志(电子版),2013,1(1):4-7.

[3] 王海艳,向月应.活体器官移植伦理问题的研究进展[J].中国医学伦理学,2009,22(6):110-112.

[4] 朱培丽,王亚峰,于春亚.中国医院伦理委员会的职能与建设[J].医学与社会,2010,23(1):63-64.

[5] 江一峰,李啸华,杨红荣,等.43例活体器官移植医学伦理审查回顾性研究与探讨[J].中国医学伦理学,2012,25(5):577-579.

［6］　刘琼豪.器官移植伦理审查委员会实践难题的伦理思考［J］.医学与哲学（人文社会医学版），2007,28(12)：10－12.

［7］　范让,施卫星.科学规范人体器官移植机构伦理委员会结构的构想［J］.中国医学伦理学,2009,22(1)：144－145.

［8］　王海艳.活体器官移植的伦理审视［D］.桂林：广西师范大学,2010.

［9］　唐媛.器官移植的伦理研究［D］.长沙：中南大学,2008.

［10］　李义庭.中国机构伦理委员会建设［M］.北京：中国协和医科大学出版社,2013.

第八章

活体器官捐献在社会层面的伦理问题

导读语

　　器官移植技术是 20 世纪人类在医学领域的重要突破。中国器官移植工作开展至今,无论是器官移植技术水平,还是移植患者术后的生存率指标,都已达到国际领先水平。但是,中国的器官捐献率比较低,严重制约了器官移植事业的发展。国际上一般以百万人口脏器捐献率来衡量一个国家器官捐献的状况。而中国2017 年只有 3.72/百万人,远远低于发达国家的平均水平。

　　器官移植技术的出现挽救了很多因器官衰竭而面临死亡的患者的生命,但在其应用领域不断扩大的同时,随之而来的伦理学问题也日益突出,社会层面涉及供体来源方面的问题尤为突出,主要集中表现在器官买卖无法杜绝和公民捐献意愿不高等方面。

　　完善的活体器官捐献体系是一个复杂的系统工程,包括法律条例制度的建立、公民的教育培训、红十字会和卫生部门的配合以及医疗机构的管理等,而中国目前活体器官捐献体系的建设仍有很多地方有待完善,如公民捐献意愿不强、社会舆论环境亟待改善、相关法律法规和捐献保障补偿体系有待完善、器官短缺及其带来的伦理问题长期存在等。

　　本章拟在社会层面总结中国器官捐献的现状,剖析公民捐献的意愿及其影响因素,分析原因,整合该领域已知和可能出现的伦理学问题,从多个角度提出适用于中国活体器官捐献的管理体系设想,为中国的器官移植事业发展提供一定的参考。

第一节　中国公民器官捐献的历史与现状

据报道,中国每年有约 150 万名患者需要器官移植技术的救治。据原国家卫生部副部长的黄洁夫解释,100 万人需要肾移植,30 万人因肝功能衰竭需要肝移植,加上心肺功能衰竭的预估大约累计有 150 万例潜在的器官移植受体。但是 150 万例脏器衰竭者中,有很多患者是不能做器官移植的,比如肝癌和免疫性肾病患者。排除此类情境后,真正能接受器官移植技术的患者只有约 30 万人。

中国每年完成器官捐献 10 000～12 000 例,器官捐献供需比约为 1∶30,比照美国该供需比为 1∶4,英国 1∶3,现有的供体来源远远无法满足患者的需求。供体紧缺并不是中国独有的难题,但中国却是全世界器官捐献率较低的国家之一。

2010 年 1 月,卫生部委托红十字会开展人体器官捐献管理工作;3 月,卫生部委托红十字会在上海、天津等 10 个省市启动人体器官捐献试点;9 月,成立中国人体器官捐献工作委员会和中国人体器官捐献办公室;12 月,卫生部正式颁布《中国人体器官分配与共享基本原则和肝脏与肾脏移植核心政策》。2010 年全年仅成功完成 46 例器官捐献[1]。

2011 年 7 月,内蒙古、吉林、河南、广西、陕西纳入捐献试点省份。2011 年 8 月,《人体器官捐献登记管理办法(试行)》和《人体器官捐献协调员管理办法(试行)》实施。2012 年 7 月,中国红十字会总会设立中国人体器官捐献管理中心。2013 年 2 月,卫生部会同中国红十字会在总结试点经验基础上,在全国范围内推进人体器官捐献工作。2013 年 6 月,中国人体器官捐献管理中心批准云南、贵州、海南、黑龙江、甘肃、河北 6 省开展人体器官捐献工作。2013 年 9 月,国家卫生和计划生育委员会制定的《人体捐献器官获取与分配管理规定》正式实施。2014 年 3 月,原人体器官移植技术临床应用委员会与中国人体器官捐献工作委员会合并,成立中国人体器官捐献与移植委员会。

自 2007 年 5 月《人体器官移植条例》实施以来,中国每百万人口年人体器官捐献率已经从 2010 年的 0.03 人上升至 2017 年的 3.72 人,对比美国和西班牙每百万人口捐献率达到 24.1 和 38[2],欧盟平均水平也达到了西班牙的 1/2,可见中国的捐献率远远低于发达国家平均水平,器官捐献工作任重而道远。

第二节 公民活体器官捐献的意愿研究
——以上海部分地区为例

本研究旨在了解公民对活体器官的认知情况和自愿捐献意愿，并针对影响公民活体器官捐献意愿的因素进行分析，为活体器官捐献事业的发展提出建议。调查采用自拟问卷匿名调查，以随机抽样的形式选取上海1 500名普通公民作为被调查者。结果显示，公民对活体器官移植的知晓率不高；公民获取活体器官信息的主要来源是网络、电视、报纸等主流媒体；公民活体器官捐献意愿率为14.6%；公民捐献活体器官的意愿受多种因素影响。促进公民形成对活体器官捐献的正确认识需要通过政府、社会、家庭、医院及学校的多方努力。

自2015年1月1日起，中国公民逝世后器官捐献和活体器官捐献逐步成为移植器官的两大主要来源。中国器官移植需求量大，而公民逝世后器官捐献率仅为每百万人口0.6人[3]，器官供需矛盾凸显，活体器官移植已成为拯救终末器官衰竭患者的重要手段。本研究主要调查公民对活体器官的认知情况和自愿捐献意愿，并针对影响公民活体器官捐献意愿的因素进行分析，旨在为中国活体器官捐献事业的发展提出有益的建议。

一、研究方法

1. 调查方法

自2016年6月至8月，采用二阶段抽样方法，在上海市所辖的区县内随机抽取5个区，再在上述地区各随机抽取3个街道，课题组成员采用自填式问卷对部分公民进行方便抽样，填答完毕后立即收回。查阅文献发现公民对器官捐献的知晓率在25%左右[4]，根据横断面抽样样本量计算公式得到样本量为1 200份，考虑到无效问卷，共发放问卷1 500份，回收问卷1 102份，回收率为73.47%，其中有效问卷为1 063份，有效率为96.46%。

2. 调查内容

调查内容共分为三个部分：① 基本信息，包括性别、年龄、民族、文化程度、宗教信仰、家庭年收入、婚姻状况及有无子女；② 公民对活体器官捐献的认知情况以及获取相关信息的来源；③ 公民对活体器官的捐献意愿及影响因素。

3. 统计学处理

采用 SPSS 22.0 统计软件进行数据分析。采用频数和百分比描述基本信息、公民对活体器官的认知情况和捐献意愿，采用 Pearson 卡方检验进行单因素分析，$P<0.05$ 表示差异有统计学意义。

二、结果与分析

1. 基本情况

调查回收的 1 063 份有效问卷中，男、女分别占 39.7% 和 60.3%；年龄<20 岁、20～39 岁、40～59 岁和≥60 岁的被调查者分别占 8.9%、69.0%、18.7% 和 3.3%；汉族、少数民族分别占 96% 和 4%；文化程度为大专及以下，本科、硕士及以上分别占 31.7%、40.4% 和 27.9%；有、无宗教信仰的被调查者分别占 22.5% 和 77.5%；家庭年收入<5 万元、5～20 万元（不包含 20 万元）、20～50 万元（不包含 50 万元）和≥50 万元的被调查分别占 28.2%、50.9%、17.3% 和 3.6%；身体健康状况为不好、一般、好的被调查者分别占 3.8%、47.5% 和 48.7%；未婚、已婚、离异和丧偶的被调查者分别占 55.8%、41.5%、2.4% 和 0.4%；有、无子女的被调查者分别占 38.6% 和 61.4%。

2. 公民活体器官捐献知晓率总体情况

活体器官捐献在公民中的知晓率并不高。如图 8-1 所示，1 063 位被调查者中表示非常了解、比较了解、不太了解、听过但不了解、没有听说过活体器官捐献分别占 4.3%、16.8%、44.1%、32.6% 和 2.1%。问卷设置了 7 道题拟了解公民对活体器官捐献的认知情况。对 1 063 名公民得分情况进行统计，结果发现公

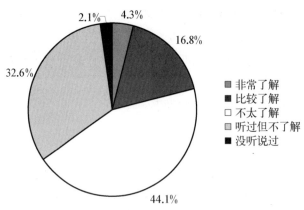

图 8-1 公民对活体器官捐献的了解程度（$N=1 063$）

民对夫妻间进行活体器官捐献的婚龄要求知晓率最低,正确率仅为9.1%,其次是对活体器官捐献的原则知晓率,正确率为21.6%。

3. 公民获取相关信息来源的渠道

调查发现,公民获取活体器官移植信息最主要的渠道是网络、电视、报纸等主流媒体。不同信息渠道按选择人数进行从高到低的排序,结果为网络、电视、报纸等媒体报道(842人),医务人员告知(288人),学校教育(218人)以及亲朋好友告知(107人)。不同年龄组获取信息渠道略有差异,详情可见表8-1。除选择网络、电视、报纸等媒体报道作为主要的获取信息渠道外,<20岁人群选择学校教育的人数较多(21.5%),20～39岁、40～59岁人群选择医务人员告知较多(20.78%和13.3%),≥60岁人群选择亲朋好友较多(17.8%)。

表 8-1　不同年龄组获取活体器官捐献信息来源[n(%)]

年龄组	网络、电视、报纸等报道	医务人员告知	学校教育	亲朋好友告知	其　他
<20岁	67(55.4)	16(13.2)	26(21.5)	4(3.3)	8(6.6)
20～39岁	589(52.3)	234(20.8)	187(16.6)	67(6.3)	49(6.0)
40～59岁	163(65.5)	33(13.3)	5(2.0)	28(11.2)	20(8.0)
≥60岁	23(51.1)	5(11.1)	0	8(17.8)	6(13.3)

注: 被调查者获取活体器官捐献信息的来源为多选题

4. 公民活体器官自愿捐献意愿情况

公民自愿捐献活体器官的意愿并不高。被调查者表示愿意捐献、不愿意捐献和尚未决定的分别占14.6%、23.2%和62.2%,被调查者表示赞同家人捐献、不赞同家人捐献以及尚未决定的分别占11.3%、17.3%和71.4%,大部分被调查者对本人及其家属捐献活体器官的态度并不明确。此外,从数据看,本人愿意捐献的意愿略高于赞同家属捐献的意愿,表明部分公民宁愿捐献自己的器官来拯救家人的生命,也不愿意让亲属冒风险捐献器官。对247名表示不愿意捐献的被调查者不愿意捐献的理由从高到低排序,结果为担心术后影响生活质量和工作能力(98人)、手术并发症(65人)、担心手术带来痛苦(62人)和担心手术失败(53人)。

5. 公民自愿捐献活体器官意愿的影响因素分析

一般认为,影响公众器官捐献意愿的因素涉及很多方面,主要包括:① 对器官移植和器官捐献相关知识及社会意义的认知和了解程度不高；② 人们的固有传统观念、宗教信仰和风俗习惯的制约，担心违背传统伦理道德；③ 与社会主流价值观不符合及社会支持力度不够；④ 器官移植和器官捐献相关法律法规的制定不够完善，担心捐献器官是否被合理地利用或妥善地管理，使捐献者存有顾虑；⑤ 脑死亡标准未建立，公众对脑死亡理解很困难；⑥ 家庭或亲属持反对或不赞成意见；⑦ 对器官捐献经济价值的认可度，希望有经济补偿或者担心器官被买卖；⑧ 捐献程序是否烦琐；⑨个人道德情操；⑩个人经历等心理因素，如不想"死无全尸"、担心有违家属情感或增加家属心理负担等。

（1）影响公民活体器官自愿捐献意愿的自身因素：研究结果显示，文化程度、家庭年收入、身体健康程度和婚姻状况对公民活体器官捐献意愿有影响，差异有统计学相关（$P < 0.05$）。被调查者中活体器官捐献意愿最高、最低的分别是学历为本科和大专及以下的人群，愿意捐献的百分比分别为 26.1% 和 19.3%；家庭年收入越高的被调查者活体器官捐献意愿也越高，家庭年收入在 <5 万元、（5~20）万元（不包含 20 万元）、（20~50）万元（不包含 50 万元）、≥50 万元的被调查者愿意捐献活体器官的百分比分别为 17.3%、24.8%、26.1% 和 34.2%；健康状态为不好、一般、好的被调查者愿意捐献活体器官的百分比分别为 37.5%、18.8% 和 26.4%，健康状况不好的被调查者捐献意愿最高；婚姻状态为离异、未婚、已婚的被调查者愿意捐献活体器官的百分比分别为 56.0%、23.6% 和 21.1%。而性别（$P = 0.054$）、年龄（$P = 0.508$）、民族（$P = 0.267$）、宗教信仰（$P = 0.079$）和有无子女（$P = 0.883$）不是公民活体器官捐献意愿的影响因素，差异无统计学意义（见表 8-2）。

（2）影响公民活体器官自愿捐献意愿的外界因素：当问及被调查者"您决定是否捐献活体器官时会考虑的因素有哪些"时，按选择人数从高到低排序，结果是家属态度（632 人）、法律保障（506 人）、捐献流程（484 人）、术后保障（378 人）、传统观念（359 人）、社会舆论（143 人）、移植经历（138 人）和宗教信仰（85 人），可见家属态度是影响被调查决定的最重要的因素。令人注意的是本人及亲属有过器官移植经验的被调查者愿意捐献活体器官的占比（41.3%）远远超过不愿意捐献的被调查者（8.0%）。此外，被调查者中受到社会舆论的影响，愿意捐献的占比（21.7%）也略高于不愿意的占比（18.2%）；而受宗教信仰、传统观念影响，被调查者中愿意捐献活体器官的百分比低于不愿意捐献的百分比，详情见表 8-3。

表 8-2　不同人口特征与公民活体器官捐献意愿的关系($N=1\,063$)

基本信息		活体器官的捐献意愿[$n(\%)$]			χ^2 值	P 值
		不愿意	尚未决定	愿意		
性别	女性	80(12.5)	406(63.3)	155(24.2)	5.855	0.054
	男性	75(17.8)	255(60.4)	92(21.8)		
年龄	<20 岁	18(18.9)	59(62.1)	18(18.9)		
	20~39 岁	102(13.9)	450(61.3)	182(24.8)	5.286	0.508
	40~59 岁	30(15.1)	127(63.8)	42(21.1)		
	≥60 岁	5(14.3)	25(71.4)	5(14.3)		
民族	汉族	148(14.5)	639(62.6)	233(22.8)	2.640	0.267
	少数民族	7(16.3)	22(51.2)	14(32.6)		
文化程度	大专及以下	70(20.8)	202(59.9)	65(19.3)		
	本科	50(11.7)	267(62.2)	112(26.1)	17.328	0.002
	硕士及以上	35(11.8)	192(64.6)	70(23.6)		
宗教信仰	有宗教信仰	43(18.0)	151(63.2)	45(18.8)	5.086	0.079
	无宗教信仰	112(13.6)	510(61.9)	202(24.5)		
家庭年收入	<5 万元	53(17.7)	195(65.0)	52(17.3)		
	(5~20)万元	61(11.3)	346(64.0)	134(24.8)	19.318	0.004
	(20~50)万元	34(18.5)	102(55.4)	48(26.1)		
	≥50 万元	7(18.4)	18(47.4)	13(34.2)		
身体健康状况	不好	7(17.5)	18(45.0)	15(37.5)		
	一般	76(15.0)	334(66.1)	95(18.8)	14.052	0.007
	好	72(13.9)	309(59.7)	137(26.4)		
婚姻状况	未婚	86(14.5)	367(61.9)	140(23.6)		
	已婚	63(14.3)	285(64.6)	93(21.1)	19.343	0.002*
	离异	5(20.0)	6(24.0)	14(56.0)		
	丧偶	1(25.0)	3(75.0)	0(0)		
是否有子女	是	61(14.9)	257(62.7)	92(22.4)	0.250	0.883
	否	94(14.4)	404(61.9)	155(23.7)		

注：* >20%的单元格理论频数<5,使用 Fisher 确切概率校正;(5~20)万元指不包含 20 万元,(20~50)万元不包含 50 万元

表 8 - 3　影响公民活体器官捐献意愿的因素

影 响 因 素	活体器官的捐献意愿[n(%)]			总 数
	不愿意	尚未决定	愿 意	
家属态度	72(11.4)	411(65.0)	149(23.6)	632
法律保障	70(13.8)	317(62.6)	119(23.5)	506
捐献流程	64(13.2)	327(67.6)	93(19.2)	484
术后保障	58(15.3)	237(62.7)	83(22.0)	378
传统观念	68(18.9)	229(63.8)	62(17.3)	359
社会舆论	26(18.2)	86(60.1)	31(21.7)	143
移植经历	11(8.0)	70(50.7)	57(41.3)	138
宗教信仰	20(23.5)	48(56.5)	17(20.0)	85

注：被调查者活体器官捐献意愿的影响因素为多选题

三、讨论与建议

公民捐献活体器官的决定受多种因素影响。调查发现,被调查者中高学历、高收入、身体不健康人群活体器官捐献意愿更高,这可能与其文化水平、对新兴技术的接受力、治疗时间的机会成本以及对健康的重视程度有关。尤其是当被调查者亲身经历亲友或本人经历器官移植后,其捐献意愿明显更高,这可能与被调查者深入了解器官短缺、医疗花费、器官移植适应证等信息有关。另外,家庭因素是影响活体器官捐献意愿的重要因素,这也与国外的一些研究结论相一致[5]。在我国,不少公民受"身体发肤,受之父母"等传统观念的影响认为维持身体完整性有其重要意义。

1. 公民活体器官捐献总体知晓率有待加强

调查显示,活体器官捐献这一概念及相关知识在公民间的知晓率并不高。主要有以下三方面原因:第一,活体器官移植发展历时短,活体器官移植在我国起步于 20 世纪 60 年代,而成熟与发展主要始于 20 世纪 90 年代[6],相比一些早期的外科技术进入公众视野的时间较短;第二,公民对活体器官捐献的不了解甚至是误解与我国缺乏对活体器官移植相关知识的宣传、普及有很大的关系;第三,医学专业性强且复杂,因此医疗市场上的信息不对称问题也较为严重[7]。目前在世界各国,移植器官数量都远远不能满足需求,而活体器官的确是缓解这一问题的有效方法之一,因此,提高公民对活体器官移植的正确认识在活体器官移植事业发展中是十分必要的。

2. 公民获取活体器官移植的信息渠道有待丰富

目前公众了解活体器官移植的主要渠道来自网络、电视、报纸等大众传媒渠道。但是,目前大众媒体在覆盖面、专业性、影响力上参差不齐,无论是对政府监管能力还是公民辨别虚假信息能力都提出了挑战。再次,目前大多数医院侧重于公民逝世后的器官捐献工作,对活体器官移植的科普教育并不主动[8]。此外,鲜有高校设立有关的学习课程[9]。有关卫生行政部门及教育部门应重视相关医学知识的科普教育[10],强调活体器官移植的科学根据。医院可通过官方网站或微信公众号发布活体器官捐献相关信息,或以不定期讲座、义诊等形式,让更多人了解活体器官捐献;学校可以用选修课、大讲堂等形式介绍活体器官捐献相关法律法规以及最新技术成果,促进青少年树立正确的世界观、人生观、价值观;而公众媒体在对活体器官移植进行报道时,要特别注意适度的原则,避免对公众产生诸如"见死不救"和"没有爱心和责任感"的道德绑架[11]。

3. 提高公民活体器官捐献意愿的合理性

本次调查仅有14.6%的被调查者明确表示愿意捐献活体器官,这个数字相比于瑞典40%的公民愿意捐献近亲器官[12]和美国60%的人愿意捐献自己的器官明显处于较低的水平。此外,需要注意的是本次调查[13]超过半数的被调查者表示尚未决定是否愿意,主要有两方面原因,一方面,大多数的被调查者或其家属不曾患过相关疾病,无法即刻做出判断;另一方面,由于公民对活体器官移植的安全性、适应证、流程、手术的利弊以及手术费用等相关信息并不了解,无法权衡利弊。我国肝脏、肾脏等终末期病变发生率较高,器官移植受体人群数量众多,但是活体器官移植在一定程度上仍牺牲了供体的健康,因此需要加强我国公民的医学及法律素养,做出捐献活体器官的合理判断,这也有利于杜绝器官买卖等非法现象。

4. 保护公民的生命健康、知情同意等权利

开展活体器官移植必须以保护公民的生命健康权为前提,不能本末倒置,使"一个病人变成两个病人"。在活体器官移植技术的应用过程中,不仅要尊重受体生命的神圣性,还要求考虑受体术后的生存时限和生活质量;不仅要尊重供体无私奉献的品德,更应该充分考虑供体生命的神圣性和术后的生活质量[14]。这就要求医院严格开展伦理审查,不做弊大于利的手术,加强培养医师为患者高度负责的工作态度和工作作风、保护患者的健康和生命。另外,活体器官移植必须保障受体和供体的知情同意权,一方面要求供、受体双方及相关家属对诊断结果、治疗方案、预后处理及诊治费用等方面的信息有全面了解;另一方面要确保

来自家属范围的供体自愿捐献的真实性,避免其受家庭压力而大打折扣。只有切实地保护公民各项基本权利,才能实现活体器官的良性发展,实现其为人类健康服务的初衷。

第三节 社会舆论环境亟待改善

在医学伦理学领域,器官捐献的伦理学实质就是"以人为本"的思想。只有把人作为所有活动的主体,让人的生存质量成为医疗活动的唯一目的,器官伦理学发展的相关学术观点才会为人们所广泛接受。

一、器官捐献的伦理学实质是以人为本

中国《孝经·开宗明义章》有"身体发肤,受之父母,不敢毁伤,孝之始也"的论述,这是儒家爱护身体、预防伤害、尊重生命的一条重要原则,这实际上是教育人们要爱护自己的身体,防止身体无端受到伤害。但它并不是至高无上、绝对不可以变通的原则。当为了道义,在大是大非面前,必须用部分身体甚至生命做出牺牲时,儒家又有舍生取义、杀身成仁的至高追求。

1. 从中国传统道德看器官捐献的伦理基础

中国儒家认为为了道和义,自己生命都可以放弃,更何况一旦自己生命将逝,不用就白白浪费的器官。中国历史上不乏为了民族兴盛、社会进步而牺牲自己性命的志士仁人,亦有许许多多为了道义而大义凛然面对死亡的故事。孔子说:"志士仁人,无求生以害仁,有杀身成仁"。孟子说:"生,亦我所欲也;义,亦我所欲也。二者不可得兼,舍生而取义者也"。可见,不仅在理论上,在儒家思想影响下,中国传统社会的伦理观念中,都存有为了国家、民族、社会和他人谋利益的道义。

2. 从国际生命伦理学倡导观念看器官捐献的伦理学基础

国际上倡导国家地区之间需要互相帮助,且要重视弱势群体,这是对人性善良的引导和鼓励人们帮助他人的倡导。联合国教科文组织(UNESCO)发布的《世界生命伦理与人权宣言》指出:"应当鼓励人与人之间的互助和为此开展的国际合作","各国应互相尊重,促进各国之间的团结互助,还应尊重并促进个人、家庭、群体及社区之间的团结互助,其中特别是要重视那些因疾病、残疾或其他个人、社会或环境原因所导致的脆弱群体以及极其有限的群体"。而国家对民众的

健康负有重大的责任,器官移植是有利于民众健康的事,需要国家承担起责任。对每个个体而言,都应当尽自己可能去帮助他人,与其逝世后健康的器官烧掉或者埋掉,不如挽救一条生命,这将是对他人和社会最大的帮助,也是一件具有高尚道德意义的举动。

3. 器官捐献的伦理基础符合中国当代主流道德

"助人为乐"一直是中国社会倡导的道德风尚,也可称之为雷锋精神,在中共中央印发的《公民道德建设实施纲要》中,把"助人为乐"作为社会公德的主要内容之一。而临终患者把自己有用的器官捐献给需要的人,不仅挽救了一条生命,也使自己得到了新生。器官捐献对即将死亡的人来说,是一件功德无量的事,它既挽救了他人的生命,也提升了自身的境界,是对助人为乐的最好实践。

在现实生活中,一人有难众人相助的事经常发生,这种助人为乐、团结互助的社会价值应在社会生活的方方面面大力倡导,而不应分地区、民族、性别、年龄、职业。但目前不少人对"团结互助"的理解,更多定位在经济、感情、日常生活、工作等方面,笔者认为,这不应是助人为乐、团结互助的全部,这仅是其中一个方面。在器官移植、干细胞捐献等方面,国家目前更多的是提倡自愿捐献,倡导的力度并不大。在当前坚持以人为本、构建和谐社会的大背景之下,应在器官捐献、干细胞等捐献中大力倡导团结互助、助人为乐的精神[15]。

二、缺乏宣传教育导致公众捐献器官意愿不强

当前,我国公民仍然较难理解和完全接受现代的医学伦理观念,无论是死后遗体还是活体器官捐献,都存在较大的阻力,很难在短时间内予以改变。受治疗经济成本、家庭责任感、社会舆论、道德导向等因素的影响,目前大部分社会公众可以接受器官移植,但大多数人对活体器官的优点、适应证、不良反应等详细情况并不了解,更不会去主动了解活体器官移植相关法律规范,部分民众甚至对活体器官移植存在误解,因此,我国公民整体器官捐献意愿不强。

而国外民众愿意捐献器官的比例相对较高,这离不开国外对器官移植的宣传教育,如西班牙设立了"自愿捐献器官日";巴西鼓励医生与不愿意捐献器官的家庭多接触,传授器官捐献的知识;英国在学校中设置器官捐献的相关课程;委内瑞拉制作相关专题节目在公众媒体上定期播放。

目前,我国缺乏行之有效的器官捐献宣传教育途径措施,公民没有较多的渠道或平台接触和学习活体器官捐献与移植治疗的知识,对活体器官捐献认识不足,捐献意愿不强,开展活体器官捐献的难度较大。尤其我国农村人口数量大、

传统观念牢固,因此,如何开展有效的公民宣传与教育、培养公民的器官捐献意识也是一个复杂的问题。

相关政府和机构对全社会关于器官移植和捐献新观念的宣传力度还远远不够,因此要促进公民观念改变,亟待加强器官移植相关知识的宣传和推广,逐步形成自主捐献器官的良好社会风气。

第四节　相关法律法规有待完善

一、立法层次需要不断提高

发达国家先后建立了关于器官移植的伦理法律规范体系。例如美国 1968 年制定《统一尸体提供法》和《脑死亡判断标准》,1981 年通过《脑死亡法》,1984 年实施《国家器官移植法》,至此形成比较完善的器官移植和捐献法规体系。其他国家和国际组织中,如西班牙 1979 年制定《人体器官移植法》,英国的《人体器官移植法》、澳大利亚的《人体组织移植法》,2008 年世界卫生组织也制订了《人体细胞、组织和器官移植指导原则》,对器官移植和捐献进行了立法

从各国器官移植相关法律的发展过程发现,器官移植的法律呈现立法层次不断提高、涉及内容不断细化、法律效力不断加强的特点,具有权威性、动态性的特点。中国大陆的器官移植立法晚于欧美发达国家,也晚于中国港澳台地区,经历了从地方性法规到部门规章再到器官移植单行法规的阶段性历程,如表 8-4 所示。

表 8-4　中国涉及活体器官移植的法律法规

序号	发布者/发布地区	年份	名　称	意　义
1	卫生部	2010 年	《关于规范活体器官移植的若干规定》	
2	国务院	2007 年	《人体器官移植条例》	全国性器官移植法律
3	卫生部	2006 年	《人体器官移植技术临床应用管理暂行规定》	首部国家级法规
4	深圳	2003 年	《深圳经济特区人体器官捐献移植条例》	首部地方专项法规
5	香港	1995 年	《人体器官移植条例》	
6	台湾	1987 年	《人体器官移植条例》	

二、立法滞后问题将客观存在

但是随着活体器官移植技术的发展与临床应用的日渐增多,先进的器官移植技术与器官移植立法滞后的矛盾逐渐凸显。据相关统计,目前已经有100多个国家和地区颁布了器官移植的相关法律,大多数法律都涵盖了活体器官移植方面的内容[16],见表8-5。各国法律规定的内容主要有以下几方面：① 明文确定了器官捐献的无偿性,禁止器官买卖,并明确相关违规违法行为的罪责；② 从事器官移植的医疗机构和医务人员应具备的准入条件及相应的义务和责任；③ 规定了卫生行政部门及相关部门在器官移植方面的职责；④ 明确了活体器官捐献的范围；⑤ 相关的配套措施。

表8-5　各国涉及活体器官移植的法律

序号	国家	年份	名　称	相　关　内　容
1	西班牙	1979年	《西班牙移植法案》	捐献器官自愿原则
2	美国	1984年	《全国器官移植法案》	活体器官移植保守原则
3	英国	1989年	《人体器官移植法》	供受双方需有血缘关系,非亲属捐献需要报批
4	韩国	1999年	《器官移植法》	规定不能捐献活体器官的情形
5	日本	2009年	《器官移植法》修正案	确立脑死亡

中国的生命法立法工作始于20世纪70年代,但是多集中在经济、政治以及社会生活领域,生命法律体系仍不够健全[17]。其中,器官移植相关立法的缺失和滞后就是一个突出的问题,导致在医疗实践和法律实践中容易发生器官移植方面的纠纷,这不仅严重制约了器官移植技术的更新和发展,也影响到我国社会主义法律体系的构建。因此,不断完善器官移植法律法规建设是社会主义法律体系的内在要求[18]。

2001年,上海市订立了第一部关于器官捐献的地方性法规——《上海市遗体捐献条例》；2006年,卫生部颁布了我国第一部关于器官移植的法律——《人体器官移植技术临床应用管理暂行规定》；2007年,国务院颁布了《人体器官移植条例》(以下简称条例),以及2009年12月颁布的《卫生部关于规范活体器官移植的若干规定》(以下简称《规定》)这些法律条例的出现规范和加强了人体器官移植技术临床应用管理,以法律的形式保证了相关的医疗质量和医疗安全,保护了患者的权益。

三、非亲属间活体器官捐献

此外,我国传统家庭模式逐渐改变,家庭成员数量减少,供体范围也随之缩小。英、美等发达国家法律上允许非亲属活体器官捐献,目前美国活体肾脏移植35%的捐献来自非亲属活体供体。我国是否应该逐渐放开非亲属间的活体器官捐献和移植?非亲属间的伦理审查又该如何进行?这些变化都值得关注,在修订相关的法律法规时予以完善。

四、推定同意

国际社会开展器官移植国家的法规值得中国未来借鉴,其推定同意和自愿捐献都值得研究和推广。"推定同意"可以看作是器官捐献关系的重要补充,即所有没有明确不愿意捐献器官表示的个人和家属,都可以被认定是愿意捐献器官[19]。

美、日、中三国在尸体器官捐献中都采用"选择加入"(opt-in)模式,即如果死者本人生前通过书面文件或口头形式表达了捐献的意愿,那么医生可以在其死后摘取器官。如果死者生前没有表达捐献或不捐献的意愿,则由亲属代为决定[20]。英国于 2015 年 12 月 1 日率先在威尔士通过立法采用"选择退出"(opt-out)模式,如果死者生前没有明确表示反对捐献器官,即可推定其同意捐献器官。当潜在的捐献者死亡时,医院无须征得家属同意即可摘取器官,因此大大增加了器官来源。丹麦、荷兰以及德国等国家都采用这种默认推定同意捐献器官的方式。但是,这种捐献模式也存在一定的争议,有些学者质疑所谓的"推定同意"其实根本没有得到同意,只是利用他人的惰性和无知来攫取器官。

第五节　活体器官捐献保障和补偿体系亟待建立

给予器官捐献者适当的补偿是合理的,也是必需的。我国法律中明确规定任何组织或者个人不得以任何形式买卖人体器官。尽管无偿自愿捐献这一原则性规定有其伦理和法律依据,但器官捐献补偿体现的是社会对捐献者无私行为的认可和鼓励,并不等于器官商业买卖。因此,对活体器官捐献供体进行适当的补偿是合理的。另一方面,供体捐献器官必然承担着手术带来的疼痛和各种风险,也将面对术后身体状况不佳、生活质量下降、工作能力弱化、心理健康等可能的危险因素。因此,对手术的供体及其家属从社会、经济、心理等方面进行补偿也是必需的。

不少国家对此已经做出了实质性的探索。如新加坡的国家肾脏基金会设立"肾脏活体捐献者援助基金",包括支付补偿金、提供医疗保险等4个援助项目为经济困难的捐献者提供帮助。美国在《器官捐献与促进康复法案》提出不排除对活体器官捐献者采用诸如减税等物质激励措施,并授权政府向健在的器官捐献者支付费用。

虽然采取活体器官补偿措施有其理论基础,但鉴于其复杂性和敏感性,目前我国政府还并未出台明确的活体器官捐献补偿方法或措施,长此以往不利于维护活体捐献者的权利和弘扬他们的奉献精神。

最后,对于社会层面而言,要尽可能明确器官捐献者的补偿标准,做到补偿方式既科学又合理,保证活体器官捐献补偿的公平性和公正性,以进一步维护社会秩序的公平和公正。

第六节　器官短缺带来的伦理问题

一、正确对待全球器官短缺

移植器官供需矛盾日益显著。器官移植技术自20世纪50年代发展至今,已在临床得到越来越广泛的应用。但在全球范围内,移植器官需求的旺盛与供给的不足一直是一对矛盾。在美国,2007年约有50 000例患者在等待器官的过程中死亡;目前在等待肾脏移植的60岁以上患者中,有46%的人可能因为等不到肾脏而死亡。在欧洲,目前约有5万例欧盟国家的患者注册等待器官移植,平均每天有12例患者在等待中死亡。

中国在20世纪70年代进行了首例肾移植手术,此后器官移植数量不断增加。至2006年,中国每年各类器官移植数量已超过1万例,仅次于美国,居世界第2位。中国器官移植的高速发展,使得同样面临移植器官来源短缺的问题,由于人口基数庞大,器官短缺造成"移植难"的困境已远远超过欧美国家。

二、严格禁止器官买卖

人体器官既然是稀缺资源,就不可避免地涉及一个沉重的伦理学问题,即器官能否商品化,同样活体器官也面临商业化的问题。事实上,世界各国无论是发展中国家还是发达国家,都存在公开或不公开的器官买卖现象。

目前,为了保证我国器官移植事业的有序进行,涉及人体器官交易及其相关的商业活动必须被严格禁止,以防止器官走私、贩卖以及非常规手段获得人体器官或者以此牟取暴利。

将器官出售给来自境外的游客被称为器官移植旅游。器官移植旅游是指某些经济发达国家的器官病变或衰竭患者借出国旅游的名义到经济相对落后的国家进行器官移植手术的行为。2007 年 7 月,卫生部下发文件通知,强调在器官捐献中,必须优先考虑等待器官移植的中国公民,严禁以器官移植旅游的方式将器官移植给境外人员。

三、伦理两难选择困扰医师

当前器官捐赠的主要来源仍是公民逝世后器官捐献,虽然活体器官具有多种优越性但仍是少数,在器官移植的实践过程中,医师作为供体与受体之间的桥梁,是手术的开展者,也是双方信息的知情者,其需要面对的伦理学问题自然更多。对供体而言,在其命悬一线时,医师当竭尽全力挽救、行使救死扶伤的天职;面对数目庞大的等待移植器官以维持生命的受体,医师也力求找到更多的器官来源,救其于水火之中。面对供体与受体,医务人员更像是其中的一杆天平,对双方的责任、义务同等对待,但又必须做出抉择,这使得医师在器官移植过程中面临着伦理的困境。

四、医学角度确认死亡

当前医学角度确认死亡主要有三种方式,分别为:心脏死,即心脏停止搏动确认死亡;三症状死亡方式,即脉搏、呼吸停止及瞳孔放大同时出现;脑死亡,即大脑神经活动停止。三种死亡判定方式虽然存在共同点但又有差别,显然前两种方式中供体的心跳停止更为常人所接受、认可,此时摘取器官进行捐赠尚无异议但其成功概率相对较低;而第三种脑死亡判定方式中在确认死亡时供体心脏仍有搏动,器官组织中仍有血液维持,此时摘取器官进行移植成功率相对较高。

目前我国对死亡确认采取的方式仍然是前两种,一方面获取的捐赠器官质量不高甚至不能用于移植,另一方面患者及其家属对待脑死亡的认识欠缺,认为心脏仍在搏动,即便脑死亡依然可以挽救。近年来,通过对脑死亡机制的不断探索,我国逐步与国外接轨并开始着手构建相关的法律法规,但收效甚微,医师仍处于挽救供体生命与及时摘取可移植器官的两难境地之中。按照人道主义及生命伦理学的原则,关键在于准确判断供体处于脑死亡状态,而不能单方面为了摘取器官而贸然宣布脑死亡。

从程序上来看,在确认供体处于死亡状态后,在供体家属知情同意的原则下尽快进行器官摘取,受器官的时效性所迫,在摘取的时机选择中仍然面临伦理困境。由于血缘关系、情感与心理上的联系,虽然逝者已去,但仍应考虑死者亲属的情感需求。在实践中,即便死者在生前已经通过口头甚至书面形式表达捐赠意愿,但在确认死亡后,医师在摘取器官前可能依然会遭到亲属的反对而被迫终止。所以,在知情同意的大前提下,在实际的操作中仍应充分考虑亲属失去至亲的悲恸之情,否则会因违背人道主义而备受谴责。有学者考虑到器官来源的稀缺性,认为某些特殊的死者如生前未声明死后不捐赠、身份又难以查明,可以在其死亡后进行器官摘取,否则会丧失价值。然而从伦理学的角度来看,这种做法仅仅考虑了纯粹的功利主义,长远来看经不起人道主义的推敲与生命伦理的审视。

亦有学者认为:在器官移植的一般程序中,首先需要移植器官的患者到医院登记,然后寻求捐赠者进行匹配;在这一过程中患者首先与医师建立联系。基于种种原因在活体器官移植中医师往往会站在器官受体的立场上,可能是出于受体是患者而视供体的捐赠行为是一种义务,这种观点就是典型的以受体的利益为上而轻视甚至忽视供体的利益。在这种情况下,供受双方的利益如何兼顾?医生的决策依据又该如何确定? 这些仍是活体器官摘取中的难题[21]。

五、坚持慎独精神与完善监督管理

器官移植对时间的要求相当紧迫,而术前、术后的事项较多且必不可少,如供方及其亲属的知情同意、确认死亡后尸体器官的摘取、术后受体的选择匹配等。其中尸体器官的摘取涉及对死亡的准确判断,医生必须通过相关的症状、数据、经验等准确判断供体已经死亡方可摘取器官,摘取器官必须以确认死亡为前提。

随着器官移植技术的不断发展,伦理与法律难题不断涌现,两难选择困扰着每一位医学领域的从业人员。因此,需要通过完善法律手段保证其工作流程的公平性和效益性;同时,一旦人体器官移植过程中有严重危害社会的行为,尤其是使用暴力、威胁手段侵害他人的知情同意权,或者是越级进行器官移植、暴露患者隐私等,都应该成为器官移植领域严厉打击的行为;第三,还需要保证这些专业人员在器官移植和捐献过程中坚守职责,坚持慎独精神。

参考文献

［1］ 许翠芳,韩跃红.我国器官捐献的伦理困境及对策探析[J].昆明理工大学学报:社会科学版,2011,11(5):12-17.

［2］ Bagheri A. Organ transplantation laws in Asian countries:a comparative study[J]. Transplant Proc, 2005, 37(10):4159-4162.

［3］ 侯隽,谢玮.全国政协常委、原卫生部副部长黄洁夫:今后器官移植可纳入医保[J].中国经济周刊,2015(10):39.

［4］ 陶军,卢舜飞,孙杨清,等.在校医学生对器官捐献的认知及态度调查研究[J].卫生职业教育,2015,33(23):120-121.

［5］ Murray L, Miller A, Dayoub C, et al. Communication and consent:discussion and organ donation decisions for self and family[J]. Transplantation Proceedings, 2013, 45(1):10-12.

［6］ 鲁皓,张峰.活体肝移植研究进展[J].实用器官移植电子杂志,2013,1(5):297-305.

［7］ 王丹.信息不对称下的医疗服务市场分析[D].长春:吉林大学,2011.

［8］ 王进,张宗明.医护员工对器官移植伦理与募捐态度的实证研究[J].中国卫生事业管理,2013(3):232-236.

［9］ 刘佳,欧阳亚楠,吴超,等.北京市医学类及非医学类高校本科学生对人体器官移植认知的对比研究[J].器官移植,2014,4(2):103-106.

［10］ 陈国振,潘晓鸣,丁晨光.中国西北地区活体肾移植供者的心理、行为及意愿调查[J].中国组织工程研究与临床康复,2011,15(53):9913-9916.

［11］ 李艳.公众对活体大器官移植的认知态度与对策[J].医学与哲学(临床决策论坛版),2007,28(1):47-49,56.

［12］ Weiss J, Shaw D, Schober R, et al. Attitudes towards organ donation and relation to wish to donate posthumously[J]. Swiss Medical Weekly,2017,174:w14401.

［13］ 刘勇.关于器官捐献的公民教育研究[D].北京:清华大学,2004.

［14］ 王海艳,向月应.活体器官移植伦理问题的研究进展[J].中国医学伦理学,2009,22(6):110-112.

［15］ 李恩昌,吉鹏程,韩淑琴,尤吾兵,于晓原.多维视角看中国器官捐献的价值导向[J].中国社会医学杂志,2013,30(6):374-376.

［16］　王磊.论人体活体器官移植的法律规范［D］.华中科技大学，2013.

［17］　刘长秋.补上我国生命立法的短板［N］.上海法治报，2016－03－08(B05).

［18］　王磊.论人体活体器官移植的法律规范［D］.武汉：华中科技大学，2013.

［19］　李媛，张珊.活体器官移植到伦理思考.中国医药导报，2014，11(2)：25－27.

［20］　黄丁强.医疗、法律与生命伦理(上)［M］.北京：法律出版社，2015：562－702.

［21］　姜帆.我国人体器官移植的伦理思考［D］.沈阳师范大学，2017.

第九章

机构人体器官移植伦理委员会建设

导读语

　　《人体器官移植条例》规定机构人体器官移植伦理委员会需要满足一定的条件才具有合法性。目前，我国人体器官移植技术呈突飞猛进的发展态势，但伦理机构的规范程度参差不齐，自身能力建设也有不足，救济程序还不够完善，本章探讨了医疗机构人体器官移植伦理委员会发展的难点和建设的重点，从制订标准操作规程、加强伦理人才队伍建设、完善机构制度等方面进行探讨，以提高人体器官移植伦理委员会的运行效率。

第一节　机构人体器官移植伦理委员会设立依据

一、人体器官移植伦理委员会设立法律依据

人体器官移植伦理委员会合法性主要通过我国《人体器官移植条例》（下文简称《条例》）中的有关规定予以实现。《条例》第十一条第三款规定："有由医学、法学、伦理学等方面专家组成的人体器官移植技术临床应用与伦理委员会，该委员会中从事人体器官移植的医学专家不超过委员人数的 1/4。"该条款确定了机构人体器官移植伦理委员会需要满足上述条件才具有合法性。

二、伦理审查行为的性质

《条例》第十七条规定："在摘取活体器官前或者尸体器官捐献人死亡前，负责人体器官移植的执业医师应当向所在医疗机构的人体器官移植技术临床应用与伦理委员会提出摘取人体器官的伦理审查申请。人体器官移植技术临床应用与伦理委员会不同意摘取人体器官的，医疗机构不得做出摘取人体器官的决定，医务人员不得摘取人体器官。"根据以上规定，器官移植必须取得人体器官移植技术临床应用与伦理委员会（下文简称"伦理委员会"）的同意方可进行[1]。

有部分学者认为伦理委员会的审查行为属于行政许可的范畴。《条例》第十七条的规定包含以下两层含义：其一，伦理委员会的权力来自《条例》的授权，符合我国行政法关于非行政机关主体需要经过法律法规授权才可以行使行政权力的规定；其二，伦理委员会的行为符合行政许可的特征。《行政许可法》第二条规定："本法所称行政许可，是指行政机关根据公民、法人或者其他组织的申请，依法审查，准予其从事特定活动的行为。"按照《条例》第十七条规定，只有取得伦理委员会的审查准许，医疗机构方可进行器官移植，否则不得进行器官移植。但也有学者认为：临床治疗中的伦理审查是一种依照国家法律法规和社会道德状况对医疗业务行为提出的一种建议，临床与治疗的最后决定是纯医生的决定权。

三、应当具备的条件

《条例》第十一条规定："从事人体器官移植的医疗机构必须具备的条件：医

疗机构从事人体器官移植,应当依照《医疗机构管理条例》的规定,向所在省、自治区、直辖市人民政府卫生行政主管部门申请办理人体器官移植诊疗科目登记。医疗机构从事人体器官移植,应当具备下列条件:(一) 有与从事人体器官移植相适应的执业医师和其他医务人员;(二) 有满足人体器官移植所需要的设备、设施;(三) 有由医学、法学、伦理学等方面专家组成的人体器官移植技术临床应用与伦理委员会,该委员会中从事人体器官移植的医学专家不超过委员人数的1/4;(四) 有完善的人体器官移植质量监控等管理制度"。

其中,《条例》第十一条第三款规定:"机构人体器官移植伦理委员会需要满足条件才具有合法性。"该规定包含以下两层含义:其一,医疗机构设立人体器官移植技术临床应用与伦理委员会的成员需要由医学、法学、伦理学等方面专家组成;其二,该委员会中从事人体器官移植的医学专家不超过委员人数的1/4。否则,一旦该伦理委员会不符合《条例》规定,其依法进行审核的器官移植案例的合法性也将引发争议。

此外,国际上发布了许多关于伦理委员会的规范性文件。如《审查生物医学研究的伦理委员会工作指南》和《涉及人的生物医学研究的国际伦理准则》等。它们对一般的伦理委员会的构成都作了一定的规定。综合上述规范性文件,伦理委员会成员的组成有以下基本要求:① 伦理委员会的成员组成须保证其独立性,使委员会在工作中不受政治、经济、机构等外界的影响;② 伦理委员会成员应当具备一定的素质,能保证其有能力对提交的研究项目和临床中遇到的有关问题进行客观、公正和透明的伦理学审查;③ 伦理委员会成员的组成应当是多样化并涵盖多学科和多背景的人员;④ 委员会各种成员应当具有一定的科学合理的构成比例,如专业、年龄、性别等;⑤ 委员会应具备一定的规模以保证能够顺利地履行职责[2]。

第二节 医疗机构人体器官移植
伦理委员会的发展难点

近年来,我国人体器官移植技术呈突飞猛进的发展态势,但与此相应的伦理委员会的发展却相对滞后。在实施过程中仍然暴露出一些问题,具体表现在以下几个方面。

一、伦理机构的规范程度参差不齐

总体来看,我国人体机构伦理委员会建设与器官移植技术发展不完全适应。首先,目前各机构对人体器官移植机构伦理委员会成立的必要性和紧迫性的认识不足,部分医疗机构没有成立专门的人体器官移植机构伦理委员会;其次,即便有些技术实施机构成立专门的人体器官移植机构伦理委员会,其实际操作层面的规范程度参差不齐,无法及时发现问题、解决问题;第三,在各伦理委员会组建过程中,存在着规模小、构成比例不合理、成员组成偏临床专业等问题,在实践中由于缺乏应有的规范运作标准,难免导致一定的随意性和审查结果的不稳定性。

二、人体器官伦理委员会自身能力建设不足

机构伦理委员会自身能力建设不足主要体现在伦理审查的权威性、审查的规范性、审查的科学性以及审查效率等方面。

有学者指出:根据《条例》要求建立的伦理委员会,其伦理使命是为了保护患者的生命、健康、利益和尊严。伦理委员会发挥正常作用是对供、受者双方以及医疗机构医务人员的保护,也是避免法律纠纷、保护医疗机构正常工作秩序所必需的。人体器官移植伦理委员会不是一个行政管理机构或权力组织,它应该是一个有权威的组织。器官移植伦理委员会的权威性在很大程度上来自委员会成员的素质和魅力,其中最基本和最重要的是个人的道德品质修养[3]。

其次,人体器官移植伦理委员会为临床服务,肩负着伦理审查职责,不能为追求移植数量而偏离自己的职责。因此,伦理审查的规范性、科学性是所有案例正确实施的基础和前提。这个规范首先体现在该委员会的构成必须合法合规,即各位委员不仅要有相应的资格,器官移植伦理委员会本身还必须要有科学、规范、合理的结构。委员会成员的多样性不仅体现在性别、年龄和专业结构上,还要体现在委员与医疗机构的隶属关系上。审查的科学性还体现在审查程序规范,即伦理审查的过程要符合一定的规定,不能随意变更审查流程。

第三,审查效率也至关重要。由于需要接受器官移植的患者一般病情较重、花费大,伦理委员会在收到移植人体器官的审查申请后,如果因为没有及时审查,拖延了手术时间,可能会因消耗更多无谓的费用而引起患者的不满,甚至引发医疗纠纷。因此,为确保审查工作的及时进行,维护患者的利益,各移植中心的伦理委员会应明确本机构伦理审查时间、审查内容、出席范围、审查流程等相

关规定。同时,主管医师在与捐献人首次接触时,就应告知捐献流程,让患者和捐献人了解完成捐献审批过程所需的最长时限。

三、当事人不服伦理委员会决定时可否寻求救济程序帮助

有学者撰文提出:《条例》虽然赋予医疗机构人体器官移植伦理委员会可以决定是否同意医疗机构进行器官移植,但并没有规定当事人不服其决定时的救济程序。对于伦理委员会的决定,当事人如果有异议,是否有救济途径,应当如何设置救济程序?

首先,伦理委员会的决定事关供、受双方的生命权和健康权,对当事人极为重要。本着有权利必有救济的法治理念,公民应当拥有对事关自身生命权和健康权的决定提出异议的权利。有权利就有救济,行政机关的非政治政策性的法律行为,都应受到司法监督[4]。同时,伦理委员会的审查决定应接受监督,"有权必有责",否则其做出的决定将有可能是轻率的、不负责任的。

其次,伦理委员会的决定涉及法律的理解和运用问题。按照现代法治原理,一般而言,只有司法机关对法律问题才能进行最终的认定,包括行政主体在内的其他主体的执法行为仍要接受法院的再审查。由医学、法学、伦理学等方面的专家组成的伦理委员会,其对法律的理解和认定不应当具有终极性,应接受司法审查。

伦理委员会的行为符合行政许可的规定,其行为应属行政行为。虽然《条例》规定伦理委员会由医疗机构设立,但其就是否进行器官移植的审查准许权则来自《条例》的授权,而非医疗机构的委托。因此,伦理委员会应是独立的行政主体。

四、利害关系人兼职伦理委员会成员存在一定争议

《条例》没有对"从事人体器官移植的医学专家"进行明确界定。实际操作时,直接参与某项器官移植手术的责任医师能否作为该伦理委员会的成员存在较大争议,但绝大多数医师认为应采取回避制度。

伦理委员会在审查决定是否同意器官移植时,事实上行使着解释和运用法律的权力。《人体器官移植技术临床应用管理暂行规定》要求,参加论证的委员应当与本例次人体器官移植无直接或间接利害关系。一旦存在直接或间接利害关系,很可能在判断上先入为主,考虑受者的利益为多,而忽视捐献者利益,并诱导或影响其他委员做出相应的审查结论,这将最终影响审查结果的客观性和公正性。利害关系人主动回避制度是值得推荐的解决办法之一。即患者床位医

生、手术医生等人应当主动提出申请,不能作为伦理委员会委员参与该患者器官移植项目的伦理审查。

五、器官移植伦理审查通常有"三难"

器官移植伦理审查过程中,当事人身份核实难、供受体心理评估难、移植手术的风险收益评估难被喻为人体器官移植伦理审查中的三大难点。其中活体器官移植的一个重大伦理学难题是风险受益比的评估问题。伦理审查不仅要对捐献意愿、有无器官买卖行为及移植适应证等进行严格的审查,还要权衡每例次移植供者和受者双方的利弊。利益最大化原则是决定是否手术的第一条件,医学、伦理学、法学的有机结合是利益最大化的保证[5]。例如,供肾切取对供者是比较安全的,但对一个健康个体实施非治疗性的侵袭性手术,似乎仍然违背了医学伦理学的无害原则。医护人员该如何在"两难"中取舍?

从伦理学角度看,不允许因为挽救一个人而伤害另外一个人的健康。器官移植伦理委员会作为第三方对活体肾移植负有伦理评判责任,需要伦理委员会站在社会的角度,坚持尊重生命的原则,依照公认的医学科学标准,客观衡量器官捐献行为对患者和捐献者的利弊,综合患者的病情、其他可能的治疗途径、本次移植的预期效果以及对捐献者的近、远期影响等因素,既要尊重受者生命的神圣性,还要考虑受者术后的生存时限及生活质量。不仅要尊重供者勇于奉献的高尚道德,更应该充分考虑其生命的神圣性和术后的生活质量[6]。器官移植伦理委员会干预评估对于合理筛选供者、保证供者与受者的健康利益、保护医疗安全等均具有重要作用。

医疗机构人体器官移植伦理委员会有责任协助所在单位研究依法获取器官的措施与方法,主动地对从事器官移植的相关医务人员进行相关法规和伦理学知识教育,帮助医院临床科室制定器官获取申请书,及时审理科室提出的器官获取申请。因此,有必要根据我国进入社会主义市场经济和与国际惯例适当接轨的发展趋势要求,结合国情,加强研究探索,制订相关伦理委员会操作标准或伦理指南。

第三节　医疗机构人体器官伦理委员会建设的重点

器官移植伦理委员会为临床服务,更肩负着伦理审查职责。假设它的建立纯属来自法律法规,但从某种角度考虑,器官移植伦理委员会不是一个单纯的行政管理机构或权力组织,在器官移植技术的应用中应该承担临床医疗决策参谋的重要作用。但伦理委员会在审查具体案例中缺乏充分而明确的伦理实务指导原则,具体案例中与医生患者沟通缺乏一定的技巧,对需要审查的内容流于表面,这些难题影响了其伦理使命的充分实现。本节将重点讨论如何建设好人体器官移植伦理委员会,使其决策更具有权威性。

一、伦理委员会构成

为进一步适应器官移植技术规范开展的需要,器官移植伦理委员会的成员要多样性,结构应科学合理。各位委员不仅要有相应的学术背景和任职资格,每位成员还应该具有必要的伦理学知识。器官移植伦理委员会本身还必须要有科学、规范、合理的结构,委员会成员的多样性主要体现在性别、年龄和专业结构以及委员与医疗机构的隶属关系等。

当前各省(直辖市)成立统一的伦理委员会,或交由独立的第三方机构进行移植前伦理学审查的条件尚不成熟,但伦理委员会成员中与医疗机构无隶属关系和利益关系的人员应占必要的比例,一般为三分之一到二分之一为佳。建议可以建立和推行伦理委员会审查会议的列席听证制度,以更好地保证伦理审查的客观公正。

二、伦理委员会审核要点

现代科技条件下,器官来源只能来自他人捐献,且只有两种情况,即公民逝世后捐献和活体捐献。伦理委员会的审核重点要区分公民逝世后与活体器官捐献两种情形。公民逝世后器官捐献的伦理学审查重点是器官分配公正、公平的客观性,活体器官移植的伦理学审查重点则是捐献意愿的真实性、知情同意和风险受益比的评估。

1. 活体器官移植的伦理审查

知情同意原则是器官移植伦理审查中需要遵循的首要伦理原则,是活体器官捐献伦理审查的核心问题。只有在此伦理学原则上开展的移植手术或临床试验,才能尽量避免可能发生的医患纠纷,也才能更好地挽救生命并促进移植医学规范、有序发展。知情同意对于器官移植的供者来说,主要是强调自愿捐献器官用以帮助完成器官移植;对于器官移植的受者来说,包括有权接受或拒绝器官移植、治疗过程中的配合和对医务人员的委托、在移植器官之前有权了解器官来源以及可供选择的医疗方案的利弊和风险等,并基于对以上信息的全面了解做出最终的选择。

针对活体器官移植的伦理申请,伦理委员会的审查重点是捐献意愿是否真实,供、受者双方是否真正知情、自愿。完全自愿捐献大多是基于家庭成员长期共同生活具有深厚的感情和亲密关系,在无任何压力或非勉强的情况下做出的完全自愿的捐赠决定。如果供者由于经济或家庭压力以及出于心理压力勉强同意时,则视为非自愿捐献。以肾移植为例,根据《条例》的规定,目前只有三代以内的血亲和配偶才可以捐献肾脏,这就意味着肾脏的供、受方都来自一个大家庭。

一般来讲,家庭成员的利益是趋于一致的,愿意彼此帮助,甚至为其他成员牺牲自己。但是,同一家庭的不同成员对未来的期望不可能一致,对自身利益的认识也可能存在差别。尤其是子女成家后,各自的价值趋向越来越不可能完全一致。因此,到底在多大程度上为亲人捐献器官是出于供者本人的愿望,而不是为了迎合家庭的利益被迫做出的牺牲,需要伦理委员会在讨论时以完全中立的态度审慎做出判断。

活体器官移植的伦理学审查另一个重点则是风险受益比的评估。活体器官移植技术原则上是安全可行的,一般情况下,供体在术后能正常维持生活和工作。活体器官移植技术风险受益比的评估主要包括供者和受者两大类的评估。对受体来讲,需要科学评估患者术后并发症、急性排斥发生率等风险因素与获益比;对供体而言,主要考虑活体器官捐献后对健康的损害是否达到影响其正常工作生活的程度。

2. 公民逝世后捐献器官移植伦理审查

尸体来源器官移植伦理审查的重点是器官分配的公平和公正问题。从某种意义上讲,选择受者的过程相当于决定生死的过程,是否公正分配器官是影响器官移植伦理委员会权威性的重要因素。

针对公民逝世后器官捐献,伦理委员会的职责和审查内容应该了解以下几个方面:① 捐献人的病情是否不可逆,是否将在撤除生命支持后1小时内死亡;② 捐献的过程是否符合知情同意原则;③ 是否签署完善的法律文件;④ 死亡判定的标准和程序是否合法;⑤ 器官获取后是否对捐献人进行符合伦理学要求的护理;⑥ 督促上报病历,备案管理。严格的伦理学审查制度是保证公民死亡后器官捐献工作持续发展的保证。只有在尊重捐献人权利的基础上,才能探索出一个合法、符合伦理、医学上可接受、被国际社会认可的有中国特色的公民死亡后器官捐献实施方案,并避免任何可能对供者、供者家属、受者和医护队伍造成的伤害。

三、利害关系人回避制度

《人体器官移植技术临床应用管理暂行规定》要求,参加伦理委员会讨论的委员应当与本例人体器官移植供、受体无利害关系。而实践中,责任医师作为伦理委员会成员参加伦理论证的现象十分普遍,这些责任医师不同程度上与手术本身存在一定的关系(包括诊治关系、家庭关系,甚至是经济关系等),有的则可能存在科研效益,往往自觉或不自觉地站在器官接受者的立场上说话,认为有责任为患者寻求一切治疗方法,判断上很可能先入为主,考虑受者的利益多,而忽视捐献者利益,并可能影响其他委员做出审查结论,这势必影响审查结果的客观性和公正性。

有专家提出实施利害关系人的回避制度。即为了保证审查结果的客观与公正,排除利益的干扰,器官移植责任医师最好不作为伦理委员会成员,但应参加伦理审查会议。移植责任医师与患者、捐献人作为共同申请人陈述相关内容,回答伦理委员会的质询,以便伦理委员会更好、更全面地了解移植的具体情况。若对审查结论有异议,可以要求再次审查。

四、审查同时要高度重视培训和研究

器官移植伦理委员会的权威性在很大程度上来自委员会成员的素质和魅力,其中最基本和最重要的是道德品质修养。因此,伦理委员会还应结合实际,开展对从事器官移植工作的医护人员的伦理教育和培训。

医院伦理委员会在履行法律法规规定的伦理审查责任外,其权威性主要源于功能的发挥,而教育与培训功能是其首要功能之一,受教育对象可以为医院伦理委员会委员、院内医务人员和社会公众。传统的生物医学模式使得人们对伦理内涵淡化和认识不足,导致医疗纠纷不断增多,医患关系持续紧张。教育与培训的目的是让越来越多的人认识医院伦理委员会,提升他们的医学伦理学素养和在医疗工作中对伦理问题的分析、判断、处理能力,防止背离伦理学原则和仅以个人理解处理问题。当然,教育与培训也不能千篇一律,要做到因材施教。

对医务人员而言,教育与培训的方式主要是学术讲座、案例讨论、专业学习班培训等,培训的内容趋向于基本伦理原则、医德医风和医务人员在医疗实践过程中的伦理学问题和难题等,组织相应的考核和资格认证;对社会公众而言,教育与培训则主要采取发放宣传资料、电视广播、宣传栏展示、网络媒体或科普讲座等形式,而内容也更多趋向于对社会公众适用的一些基本常识,主要目的是让人们认识、了解、接纳和应用伦理委员会帮助自己解决困难。

对于医院伦理委员会自身而言,举办医院伦理委员会交流会、加强自我教育则是其主要形式,不同伦理委员会成员相互交流,发现问题并解决问题。值得注意的是,我国医学生在校学习期间都有医学伦理学必修课程,但大多只停留在理论层面,缺乏实践,医院伦理委员会有责任帮助医学生在医院实习期间获得实践的机会,并做相应指导和考评。

五、呼吁建立审查指南

针对我国器官移植的实际情况,呼吁有必要建立适应性广泛、合理和规范的道德原则和准则。首先,需要正确研判伦理委员会的主要作用点和如何为临床科研工作服务。呼吁要制定全国性的系统、规范、统一的伦理审查操作指南,并在此审查指南的基础上,持续提高伦理委员会审查能力以及委员个人的伦理审查专业素养。

其次,对于活体器官移植的医学伦理审查而言,需要通过对供体进行独立、综合的伦理评估,以了解其真实意愿,进而建立一套科学、可行的伦理评估方法,以充分保障供受双方的基本权利和义务,尤其是有时处于弱势群体类别供体的利益,避免活体器官移植伦理审查中那些不符合伦理原则的事件发生。

六、可以构建区域伦理审查中心

1. 意 义

所有涉及人的临床工作和生物医学研究及其相关技术应用都需经过伦理委员会的审核通过才能开展。探索区域伦理审查委员会将对推动中国医学伦理建设具有重要意义。成立后将有助于提高相关领域临床和研究的伦理审查能力和受试者保护水平,提高伦理审查效率。作为独立于单个机构的区域性伦理委员会,一方面可以满足不具备伦理审查条件的机构,尤其是基层医疗机构开展临床和研究的伦理审查需求;另一方面可以为大规模多中心临床研究提供权威的单一机构伦理审查支撑,改变以往各参研单位对研究方案重复审查的局面。

2. 构 成

建议区域伦理审查委员会可以由一定区域内的医学院校、医疗机构、高校、法律机构、社会团体等机构的医学、药学、护理、法律、居民、社会、伦理等领域的专家和代表组成。

3.审查范围和重点

建议区域性伦理委员的审查范围可以对区域内涉及人体的新药、医疗器械和科研等医药临床研究项目进行伦理审查和批准。建议其伦理审查的重点有三个方面：一是审查开展该项目的意义；其次是审查项目是否有悖人伦道德；三是当事人是否知情同意。建议区域伦理审查委员会主要负责对临床、科研等领域的所有伦理争议项目进行伦理审查、认定或裁决；对本区域内医疗机构伦理委员会工作进行指导监督，定期或不定期地开展检查及评估。

第四节　人体器官移植伦理委员会组织建设

一、宗旨

为规范我国医院伦理委员会的组织建设，中华医学会制定《医院伦理委员会组织规则》。基层医疗卫生机构根据《医院伦理委员会组织规则》，应建立由医院党委或院长领导下的与医学伦理有关的咨询机构。人体器官移植伦理委员会建设可以据此执行。

医院伦理委员会的宗旨：以医学伦理理论和原则为指导，坚持"以病人为中心"的原则，通过对临床项目和研究项目进行审查，确保当事人或者受试者的尊严、安全、正当权益得到保护，促进各项临床和科研工作达到科学与伦理的高标准，增强公众对临床和科研工作的信任和支持。此外，医院伦理委员会密切联系医务人员和患者，对医务人员加强伦理道德教育，对患者加强宣传，以缓解医患矛盾，提供咨询和建议，促进医院医疗水平提高和精神文明发展。

伦理委员会依法在国家和所在省级食品药品监督管理局、卫生行政管理部门备案，接受政府卫生、药监等行政管理部门的指导和监督。

二、任务

伦理委员会的任务构成了其日常工作和日常运作的主要内容。

第一，对本单位承担的必要的临床案例和医学科学技术研究进行独立、规范和及时的伦理审查，审查范围包括临床技术准入、器官移植、辅助生殖技术等临床项目、药物临床试验项目、医疗器械临床试验项目、涉及人的临床科研项目等。

第二，伦理委员会独立运行，有权批准或者不批准项目，根据实际情况对项目进行初始审查、跟踪审查、复审，有权终止或者暂停已经批准的项目。

第三，为医院涉及的伦理问题提供咨询意见或方案，为医务人员、患者提供伦理咨询。

第四，以医学伦理学理论和原则为纲领，制定标准操作规程。

第五，伦理委员会还应时刻掌握医院伦理道德的基本情况。当医院发生医患冲突时，伦理委员会有权力对事实情况和医务人员进行调查，并将信息反馈给上级部门参考。

第六，医院伦理委员会可以适时举办学术交流活动，加强与各地伦理学会联系，组织重点、难点、热点学术课题探讨，了解国内外最新研究成果，通过学术讲座、自我教育、对外交流、外派学习等形式提升自身的理论水平和实践能力。

三、人员构成

根据《医院伦理委员会组织规则》的规定，伦理委员会应该由学科专家、医生、护士、医院管理者、伦理学工作者、律师、管理专家、社区代表等组成，人数控制在 10～15 人，各医院可根据本院实际情况，适当调整组成人员数量，但伦理委员会人数一般不能低于 5 人。

医院伦理委员会一般设有主任委员一名、委员若干名，设有专/兼职秘书一名，可根据医院情况适当增设副主任委员和聘请独立顾问。医院伦理委员会至少要有一名医学专业委员，至少一名非医学专业委员和至少一名非本单位委员。委员会成员定期更新，每届委员任期一般为 3～5 年，也有的规定为 1～3 年。

主任委员可由委员选举产生或由医院党委、院长直接聘任，或个人向医院领导层自荐，考核通过聘任。主任委员的主要职责是主持医院伦理委员会的全面工作；伦理委员会委员主要由科室推荐，培训后考核通过之后方可担任，其工作内容主要是参加伦理委员会会议、表达个人意见，对医疗科研项目持续审查、监督，还要兼顾对公众的宣传工作。

医院伦理委员会秘书一般由主任委员直接任命或伦理委员会讨论产生，需具备一定的医学知识和伦理学知识，主要职责是负责伦理委员会会议准备、记录和文案归档，文件材料撰写，协助主任委员开展工作以及接待工作等；对特殊医药试验、新技术的临床应用持不同意见时，医院伦理委员会可以聘请专家顾问提供建议。

四、认证

目前,我国医院伦理委员会顺应国际和国内形势已有较大发展,但其建立、操作规程以及实际运作质量却为越来越多的专家担忧,其发展前景也成为各大医院不得不面对的课题。从文献资料来看,目前国际上对机构伦理审查委员会的认证与注册已有比较成熟的体系,而对医院伦理委员会的认证与注册比较少见,更多的情况是国内医院为了得到国际或外国的认可,扩大自身伦理影响力和伦理形象,本机构伦理委员会主动参与国际或国家认证。

目前国际通用的两个伦理审查认证体系分别为人体研究保护项目认证协会(Association for the Accreditation of Human Research Protection Programs,AAHRPP)和亚洲和西太平洋地区伦理审查委员会论坛(Forum for Ethical Review Committees in Asia and the Western Pacific,FERCAP),两者侧重伦理审查。

美国 AAHRPP 作为一个独立的、非政府、非营利性专业认证机构,旨在通过提倡涉及人体医学研究试验的所有过程中,遵循保护受试者及其相关人员的基本伦理道德原则,而实现规范化、高质量的医学研究工作。AAHRPP 认证也被公认为人体医学研究保护最严格、最完整的国际共识准则。AAHRPP 认证主要是从五个方面进行审议:① 人体研究项目执行机构,如医院、药物临床试验机构或者大学等;② 人体研究项目审查机构,如医院/机构伦理审查委员会;③ 研究项目负责人,主要是研究者和研究工作人员;④ 研究项目的资助机构,如生物医药企业或临床研究合同组织(Clinical Research Organization,CRO)等;⑤ 参与研究项目的受试者或其合法代理人。AAHRPP 是由国际实验生物学协会、美国医学与研究公共责任组织、美国医学院协会、美国大学联合会、社会科学协会联盟共同创建,在美国有着伦理审查方面的权威性。

FERCAP 是 2000 年在泰国曼谷开设的,它是世界卫生组织热带病特殊培训和研究项目中的一个子项,也是伦理审查能力发展的战略倡导行动(the Strategic Initiative for Developing Capacity in Ethical Review,SIDCER)的区域论坛,也称发展伦理委员会审查能力的战略行动(WHO/TDR‐SIDCER)。SIDCER 认证是 WHO 专门为发展中国家而制定的国际认证项目。FERCAP 宗旨是为更好地理解和实施生物医学研究的伦理审查,地理区域主要是针对亚洲和西太平国家。近些年,我国部分医疗机构或生物医学研究机构陆续开展 WHO/TDR‐SIDCER 伦理国际认证,主要集中在北京、上海、江苏和广东等国内经济发展领先的省市。

医院伦理委员会主要的任务与功能一般应该包括但不限于一定的伦理审查功能、教育与培训功能、咨询与建议功能、政策研究功能。上述两种认证体系专注于伦理审查功能,而对另外三个功能开展的认证尚不够全面。

五、人体器官移植伦理委员会的管理机制与工作程序

1. 工作制度与流程

医院伦理委员会正常运行必须具备相应的工作制度,有可遵守的实际操作规程,并且应根据实际需要对其相关工作制度进行修改完善。

制定工作制度需要依据《条例》制定,还需借鉴世界医学会《赫尔辛基宣言》《纽伦堡法典》、CIOMS《涉及人类受试者的生物医学研究的国际伦理准则》,以及我国卫生部发布的《涉及人的生物医学研究伦理审查办法(试行)》(2007)等相关法规的规定,结合本地区医学伦理专家委员会的相关要求和本院实际情况。工作制度可以包括工作章程、统一的书面材料(例如申请表、评审表、知情同意书等),符合本单位实际的具体操作规程。

开展每例次器官移植前,必须将器官移植病例等相关材料提交本院伦理委员会进行审核。审查内容主要有:① 人体器官捐献人的捐献意愿是否真实;② 有无买卖或者变相买卖人体器官的情形;③ 人体器官的配型和接受人的适应证是否符合伦理原则和人体器官移植技术管理规范。对项目审核须经 2/3 以上到会委员同意并签字确认,由伦理委员会主任签发批准书后(主任委员缺席时,副主任委员可以经过授权后代替行使职权),各专业方可实施人体器官移植[7]。

2. 审查形式

一般而言,医院伦理委员会对申请资料的审查形式分为三种,即快速审查、会议审查和紧急会议审查。

快速审查可以由主任委员或委员会指定人员审批。会议审查是对受试者权益影响较大的项目,采取会议评审的方式。紧急会议审查是指在研究过程中或临床工作中,出现重大或严重的伦理学问题,严重影响到受试者安全或利益时,医院伦理委员会应召开紧急会议进行评审。

情况特殊时,需采取特殊措施保护受试者安全与利益。根据相关规定,医院伦理委员会必须达到本院规定人数之后才能进行正式表决,所有成员与申请应没有任何利益冲突,如果有,该委员应及时回避,不得参加发表意见和最后表决,并且在参加会议之前应向委员会说明,且应记录在案。

3. 表决

表决方式和表决结果一般由各自医院伦理委员会自行制定，一般情况下有不记名投票、记名投票、协商一致等方式，对于争议问题处理主要有投票表决后采取多数人意见、扩大专家范围听取意见后再表决和搁置争议调研后再讨论几种形式。医院伦理委员会进行表决之后形成最后决议，并反馈，主要有三种形式：① 肯定性批准，符合相关规定，批准同意；② 条件性批准，即该申请应按照医院伦理委员会的要求或者修改意见进行修改后重新进行评审，可能获批准；③ 否定性决定，即该申请不符合相关规定，存在较大或严重问题，予以否决。

4. 管理机制

医院伦理委员会的管理体制和大家熟知的垂直管理(也称直线管理)、条块结合管理、矩阵管理、党委统一领导下的首长分工负责制、办公会制度等都存在差异。根据《医院伦理委员会组织规则》的规定，它是一种由医院党政领导兼职的管理方式，但又不局限于医院党政领导，还受到来自国际层面、国家层面和地区层面专家伦理委员会制定的有关法规或文件的影响。

医院伦理委员会的管理并不是传统意义上的组织管理，更像是一种建立在组织内部但采取学会或协会的中立性组织的管理方式，更强调管理的自我独立性。虽然附属于医院，但其性质上不是医院利益的维护者，反而具有一定的中立性，发挥着对医院涉及伦理相关工作的资质审查和工作指导。它具备一定的规范、约束、指导、协调和帮助的功能。医院伦理委员会具有组织特点，因此也离不开管理层次的划分和职权的赋予。就管理层次而言，医院伦理委员会一般分委员会主任委员和委员两个层次；而就职权划分而言，医院伦理委员会所有成员(主任委员和委员)职权是一致的，主任委员并没有单独决策的权利，只是会议的召集者和委员会的名义负责人，并不是决策者，而是需要经过委员会的共同商定、探讨、表决，期间委员会委员要坚持客观公正，不能有任何利益偏移和人情偏向，结果必须要经受多学科、多部门的共同检验，确保其公正、公平，切实保护受各方权益。医院委员会自成立之初，就要求不受外力限制和影响。

5. 其他基本条件

医院伦理委员会除了要有规范的工作程序和工作制度之外，还应有必需的工作场地、经费支持，委员会成员应有相应的待遇等。医院伦理委员的发展对其工作环境提出了新的要求，固定的工作场所有助于各项工作的顺利开展。召开会议、印刷资料费用等日常办公费的支出需要医院或社会各界给予大力支持,否则医院伦理委员会的工作将难以开展[8]。

第五节　提高人体器官移植伦理委员会运行效率

根据卫生部《人体器官移植技术临床应用管理暂行规定》和国务院《人体器官移植条例》对器官移植伦理委员会人数、专业人员组成等规定,组成机构人体器官移植技术临床应用与伦理委员会(以下简称"器官移植伦理委员会")。

医院伦理管理是研究医院管理活动中的道德现象,它依据医学伦理学原则,分析、指导医院管理思想和行为,保证医院管理的目标、内容、手段和方法符合医学法律法规与社会道德要求。医院伦理委员会运行的影响因素众多,而管理者对医院管理目标伦理性质的把握和伦理方向的理解,都会严重影响医院伦理委员会的实际运作效果。因此,医院伦理委员会运行效率的提升,必须是由内及外,全面地提升。

一、标准操作规程的制定

虽然国外颁布了诸多法规和条例,国内也出台了相应的规程,但是这些规程还需面临地区化、内化等问题。国家层面的法规属于纲领,而地区更要面临实际问题,需要详细的指导细则和操作规程。

尽管法律法规赋予医院伦理委员会相对独立的权责,但是医院伦理委员会隶属于医院,使其独立性可能具有一定的自闭性。因此,建议地市级范围内医院伦理委员会在医学伦理委员会的组织下,在现有章程基础之上,共同探讨出可行的、统一的工作程序和医院伦理委员会制度,以使伦理委员会的工作流程有章可循。伦理委员会应当组织标准操作规程的起草、审核、发布、修订和废止等工作。一份完善的标准操作规程应当包括职责、组织管理、伦理审查方式、项目的受理与处理、审查审核、传达决定、监督检查以及办公室管理等。

二、加强伦理人才队伍建设

首先,医院伦理委员会应大力引进专职伦理工作者。医院伦理委员会的宗旨是以伦理理论和原则为指导,"以人为中心",尊重人的权利,要求得到公正和不受伤害的诊治。伦理工作者最直接的作用就是以伦理学专业视角审视患者所承受的一切是否有违伦理。除此之外，医院伦理委员会要在现有伦理规章框架之上，详细阐明委员会委员的职责，让各委员准确认识到自身责任、义务和使命感。医院伦理委员会伦理性不应单单只由伦理工作者遵循和执行，应该在委员会的每个成员身上都有体现，这也就要求委员会的每位成员都应当拥有相应的伦理知识。

其次，规范医院伦理委员会委员产生的途径，加强对委员会委员资格认证。医院伦理委员会应涵盖多学科、多部门并有一定伦理学知识的人员，还应扩大院外人员比例，多吸纳一些德高望重、品德高尚的法律人士、社区代表等。此外，还应平衡医院伦理委员会性别比例，委员各属不同道德共同体，在性别体现上较为明显，一般女性对情感更为敏感，更能引起她们的重视和共鸣。同时，有条件的情况下要对伦理委员会委员进行定期或不定期考核，提升委员伦理知识水平与实践能力。

第三，建议医院伦理委员会主任委员任免要有上级和有关部门的制约。目前的医院伦理委员会主任委员大多为行政领导兼职，可能导致医院伦理委员会在决策时受到一定影响。随着医院、社会各方对医院伦理委员会需求和期望不断增加，委员会工作量也逐渐增多，现行组织很难满足其发展要求。因此，医院伦理委员会主任委员和常设的专职工作人员极其重要。

此外，为解决医院伦理委员会出席会议人数符合规定的问题，建议各医院伦理委员会根据自身情况选择最佳委员会委员人数，建立备选专家库。但需各医院重视医院伦理委员会委员的遴选，防止水平参差不齐等问题。

三、完善机构人体器官移植伦理委员会制度

医院伦理委员会的快速发展更需要有完善的制度加以规范，建议可以从以下几方面完善管理。

1. 完善会议制度

目前，三甲医院的会议制度主要采取的是按需举行会议，即根据需求不定时举行委员会会议。这在一定程度上满足了医院伦理委员会的工作需求，处理了部分棘手问题。但是，也造成了委员会成员没有固定的工作习惯，临时聚集起来的委员们很难对案件所涉及的伦理问题进行全面考虑、探讨，产生的结果的权威性和公正性也将受到一定影响。

完善会议制度省时且高效，可从两个方面着手：一方面，医院伦理委员会规定在固定时间召开会议，集中审议该时间段的所有案件；另一方面，医院伦理委

员会成立临时专家组,委员多名。处理突发、紧急案件时随机形成,委员数可根据本院情况而定,一般不少于 5 名,临时委员不得是本例次涉事委员。

2. 完善监管制度

与欧美发达国家相比,我国还存在监管人员专业素质不高、投入不足等问题。因此,针对我国医院伦理委员会现状,建议结合行政监管和社会舆论监管。行政监管是指政府部门发挥自身优势,对辖区内医院伦理委员会进行监管。社会舆论监管则是引进社会大众、媒体或社会公益组织对医院伦理委员会的各项事宜进行监管。值得注意的是,欧美的医院伦理委员会认证体系的建立就是出自社会公益组织。我们应该结合国情,积极探索以社会舆论监督与行政监管结合,积极引导社会力量参与的医院伦理委员会的监督机制。

3. 完善信息公开制度

医院伦理委员会在维护各方隐私的同时,可适当公开信息。医院伦理委员会进行信息公开与公众参与是一种新的宣传伦理意识和知识的途径,而这种宣传途径并不需要极大的资金投入。如通过建立医院伦理委员会网页方式来开展信息公开与公众参与,所需成本极低。当前已有绝大多数医院或科研机构已建立了网站作为网上看病的平台及一个宣传的窗口,却没有认识到医院伦理委员会网页也是对其科研风范的展示——本着高度负责的精神进行高质量、高伦理水准的人体研究。由于互联网的快速发展、涉及人的生物医学研究逐步增多、医院伦理委员会自身工作方式的变化,基于网络的工作方式成为一种必然趋势,这种趋势决定了以建立医院伦理委员会网页的方式来开展信息公开与公众参与的必要性。

四、规范器官移植伦理委员会的审查会议

器官移植伦理委员会设主任委员 1 人,目前多由院党政领导担任;委员由胸外科、心外科、泌尿外科、病理科、麻醉科、重症医学科,以及药学、心理学、法学、护理学、管理学等若干专业人员组成,其中 7 人为伦理委员会核心组。器官移植伦理委员会挂靠医务处,同时设秘书 1 人。在正式下发的器官移植伦理委员会文件中明确规定了委员会职责及主任委员、副主任委员、委员、秘书职责。

1. 科室申请

凡科室有符合活体移植适应证的病例时,需向器官移植伦理委员会提交书面申请。器官移植伦理委员会秘书根据科室申请,依照《卫生部关于印发规范活

体器官移植若干规定的通知》(卫医管发[2009]126 号)等相关规定,核实申请活体器官移植的供体与受体应提交的供体自愿、无偿捐献器官的书面意愿、受体同意接受捐献器官的书面意愿、供体与受体的身份证明及亲属关系的户籍证明等书面材料,初审合格后报院器官移植伦理委员会主任,并于 3～5 个工作日(特殊情况可适当延长)内召开器官移植伦理委员会。

2. 器官移植伦理委员会审查会议议程

(1) 申请科室汇报病例摘要及术前准备:申请科室主管医师汇报受体、供体情况,包括个人基本情况、主要检查结果、手术适应证、受体与供体配型点数等。同时,将申请活体器官移植供体与受体应提交的书面材料原件带到会议现场,以备参会人员现场查实。

(2) 确定主提问人:器官移植伦理委员会由主任委员主持,同时确定主提问人。主提问人除了逐一向被提问的供、受体及其家属介绍伦理会的意义外,主要是针对器官捐献是否是本人的真实意愿、是否符合相关规定要求的亲属关系、有无器官买卖、供受者配型是否合适、有无手术禁忌证、术前知情告知是否充分、从法律角度考量是否存在问题或风险等进行提问,器官移植伦理委员会其他组成人员则进行必要的补充。

(3) 现场提问:为了保护供、受体双方的合法权益,现场提问采取背对背、单独提问的方式,提问顺序依次是供体、供体亲属、受体及受体亲属。在提问供体时,侧重于"捐献器官是由谁首先提出来的""医生是否已将供肾后的风险告知于您""在器官移植手术实施前您有权随时中止捐献"等问题;在提问供体家属时,主要侧重于"医生是否告知了供体被取器官后的各种意外,是否有足够的心理准备承担手术风险及经济负担";在提问受体及其亲属时则侧重于以下问题,例如:"医生是否告知了透析等其他治疗方式,而并非移植一条途径""医生是否告知了手术风险""医生是否告知了术后长期服用抗排异药所引起的经济负担"等。器官移植伦理委员会秘书做会议记录,被提问人当场核实原始记录并签字[9]。活体器官移植应遵循知情同意、利益大于风险的伦理原则[10]。

(4) 讨论结果并签署意见:现场提问结束后,器官移植伦理委员会参会人员根据供、受体基本情况及现场提问结果,对该病例进行伦理讨论及审查,讨论结果通常分"同意""完善相关内容后同意"和"不同意"三种,并在器官移植伦理委员会审批表签字确认,最后由主任委员签字。结果为"同意"者需经 2/3 以上核心小组成员表决通过。对于"完善相关内容后同意"这一结果,主任委员可以暂不签字,待内容已经补齐并审核查实后再签字确认通过。

3. 术后情况报告

科室完成活体器官摘取和器官移植手术后,48 小时内向器官移植伦理委员会提交书面手术报告,包括活体器官摘取和移植的简要过程、术中及术后措施等。

五、若干经验与做法

1. 器官移植伦理委员会设核心组

器官移植伦理委员会委员由医院各专业的专家组成,因为临床工作需要,经常召集所有的伦理委员会成员开会可能成为比较困难的事情。为此,可以成立经批准备案的伦理委员会,赋予表决权,同时结合病例特点,在器官移植伦理委员会委员范围内临时召集 2～3 名专家进行旁听质证,为伦理会核心组提供必要的意见和建议,有现场提问权但无表决权。这样既保证了活体器官移植伦理委员会的科学性和严肃性,同时也保证了伦理会的及时召开。

2. 制定器官移植伦理委员会审批表

为了确保人体器官移植伦理会的规范化管理,特别制定了器官移植伦理委员会审批表,项目包括申请科室、移植类别、受体、供体、审议内容、伦理会成员意见及结论等。器官移植伦理委员会审批表使伦理会审查意见更加明确、更加直观,同时也便于保管。

3. 主提问人轮值制

为了避免器官移植伦理会提问时的杂乱,每次召开器官移植伦理委员会时,建议在核心小组范围内确定一个主提问人,逐一对供、受体及其家属现场提问。在主提问人提问完预先设计的问题后,其他伦理会成员则做必要的补充。主提问人采用轮值制,有利于增强器官移植伦理委员会成员的责任心,充分发挥伦理委员会的公平、公正作用。

4. 资料留存

器官移植伦理委员会会议原始记录由秘书负责保管,包括科室要求召开器官移植伦理委员会的书面申请、供受体病例摘要、器官移植伦理委员会原始记录、器官移植伦理委员会审批表、器官移植手术报告等,在资料留存过程中按要求严格做好保密工作。

参考文献

[1] 王宏斌,王梅.对伦理委员会的法律评析——以人体器官移植为视角[J].新西部,2013,

33：88－89.

［2］　郭照江.试论医院伦理委员会的组织与运行［J］.中国医学伦理学,2006,19(4)：5－10.

［3］　杨顺良,吴志贤,高霞兰,等.我国器官移植伦理委员会的建设与规范化运行思考［J］.中华移植杂志,2011,5(2)：95－99.

［4］　征信研究课题小组.征信法律制度研究.经济法论丛(第4卷)［M］.北京：法律出版社,2004.

［5］　雷祎,董书,周洪柱,等.从一例亲属捐献活体器官的伦理讨论谈起［J］.中国医学伦理学,2009,22(6)：116－117.

［6］　孙明,梁伯进,马少锋,等.器官移植的社会伦理问题探讨［J］.中国民康医学(上半月),2007,19(13)：593－594.

［7］　山东省医学伦理学学会.医学伦理审查工作现状浅析［A］.烟台：山东省医学伦理学学会第九届学术年会暨第四届理事会第二次会议.［2015－07－24］.

［8］　蒙舒柳,杨同卫.活体器官移植中变相买卖人体器官的形式与防范［J］.医学与哲学(A),2017,38(8)：25－28.

［9］　赵磊,马潞林,王国良,等.亲属活体肾移植130例次伦理分析［J］.中国医学伦理学,2010,23(2)：53－54.

［10］　王海艳,向月应.活体器官移植伦理问题的研究进展［J］.中国医学伦理学,2009,22(6)：110－112.

第十章
器官捐献的规范化管理

导读语

　　中国活体器官移植技术虽然起步较晚,但已经处于世界领先水平,尤其是小儿活体肝移植方面。总结我国活体器官捐献的发展现状以及在安全性和伦理方面的问题:活体器官移植在技术上还具有一定的风险;活体器官存在的伦理问题受我国宏观环境的影响也有其复杂性;社会民众对活体器官捐献的认知度不高、接受程度不高、捐献意愿低。因此,器官移植这项技术要在临床领域充分发挥作用需要加快公民自愿器官捐献的力度,需要从多个方面推进。

　　移植器官的来源模式体现了一个国家和地区器官移植事业和社会进步的综合水平,也是科学技术和人文精神完美结合的反映。世界移植器官的来源在不同阶段呈现为异种器官、死刑犯遗体、亲属活体、脑死亡供体、亲属活体+非亲属活体、心死亡供体、多种来源的状况[1]。

　　2006年起,国家卫生部医政司出台中国第一部卫生行政部门对器官移植行业规范的法规——《人体器官移植技术临床应用管理暂行规定》,标志我国器官移植和器官捐献逐步进入法制化时代,移植事业不再陷入社会、伦理、法律等人文困境,一个符合中国伦理和中国国情的可持续发展的器官捐献与器官移植体系逐步开始完善。

第一节　中国器官捐献事业的改革与发展

为解决器官来源的瓶颈,国家卫生部与中国红十字会于 2010 年 3 月 2 日启动了人体器官捐献试点工作,成立人体器官捐献工作委员会(China Organ Donation Committee, CODC)。必须依据中国的社会经济发展阶段与传统文化,用中国的方法解决中国移植改革中的难题[2]。试点工作的原则是借鉴世界先进国家的经验,结合中国现阶段国情和社会实际,走中国特色社会主义发展道路,全面建立一个科学的器官捐献与移植体系[3]。

一、中国器官捐献与器官移植事业发展轨迹

2010 年 3 月后,国家卫生部和中国红十字会两部门联合相继出台近 30 多个相关器官捐献的配套政策文件,经过三年艰辛努力,初步建立了我国移植事业的法律框架与管理机构,规范了中国器官捐献三类死亡判定的科学标准与流程,发布了对捐献者家庭人道主义救助的政策与办法,使一个遵循世界卫生组织指导原则并符合中国国情的器官捐献移植体系初步形成,包括:① 器官捐献体系;② 器官获取与分配体系;③ 器官移植临床服务体系;④ 器官移植后科学登记体系;⑤ 器官移植监督体系。

2013 年 2 月 25 日,我国开始全面启动了中国的公民逝世后器官自愿捐献工作,同年 8 月,由国家卫生部和计划生育委员会合并组成的国家卫生和计划生育委员会出台《人体捐献器官获取与分配管理规定(试行)》,形成了中国器官捐献的部门法规,以确保符合医学伦理学的器官来源,严格遵循公民逝世后自愿器官捐献的中国三类标准和程序(脑死亡、心死亡和心脑双死亡),建立完善的器官获取组织(Organ Procurement Organization,OPO)和人体器官捐献专业协调员及社工协调员队伍,严格使用中国人体器官分配与共享计算机系统(China Organ Transplant Response System,COTRS)实施器官分配,发挥中国红十字会在器官捐献中的宣传动员、报名登记、捐献见证、缅怀纪念、救助激励等作用,确保了公开、公正、透明、可溯源的器官获取与分配,坚持器官捐献的无偿、自愿、爱心奉献,并对捐献者家庭进行荣誉表彰及合情、合理、合法的人道主义救助。

经过严格的整改后,1995 年成立但停滞工作的中国器官移植发展基金会也于 2014 年重新启动工作,基金会严格执行在阳光下运行的政策,向社会公开,成

立了基金会专家委员会,签署了庄严承诺书。基金会功能定位将为推动中国器官捐献事业,特别是在器官获取与分配体系的建设、人道主义救助等方面配合支持中国红十字会和各级医疗机构发挥重要作用。

为贯彻落实国家卫生和计划生育委员会 2013 年 8 月下发的《人体捐献器官获取与分配的规定》,2013 年 11 月,中华医学会器官移植大会在浙江杭州举行,广大移植领域的医师凝聚改革共识通过了"杭州决议"。为进一步贯彻落实《人体捐献器官获取与分配管理规定》,11 月 2 日下午,现场 38 家拥有大移植中心的医院签署了移植医疗机构协约,承诺全面停止使用死囚器官,这一举措将使器官获取更加公开、公正、透明以及可以溯源。

2014 年 3 月 1 日,为进一步贯彻落实国务院《人体器官移植条例》,依法推进人体器官捐献与移植工作,根据国卫医发[2014]9 号文件精神,经研究,国家卫生和计划生育委员会与中国红十字会会决定将人体器官移植技术临床应用委员会(OTC)与中国人体器官捐献工作委员会(CODC)合并,成立中国人体器官捐献与移植委员会。

中国人体器官捐献与移植委员会由国家卫生和计划生育委员会主导,在国家卫生和计划生育委员会与中国红十字会党组领导下,对全国人体器官捐献和移植的管理工作进行顶层设计并拟定有关具体的政策和措施,推进移植事业深入开展。该委员会按照国家人体器官捐献和移植的 5 个工作体系:即人体器官捐献体系、人体器官获取和分配体系、人体器官移植临床服务体系、人体器官移植术后登记体系和人体器官移植监管体系,对器官移植工作进行统一协调和指导;组织开展法规、政策、技术等方面的培训;评估审核医疗机构人体器官移植临床技术能力及管理水平,并将评估结果上报卫生和计划生育委员会行政部门进行依法管理。

2014 年 3 月 20 日,我国 169 家移植医院经过多次筹备会议,成立了由国家器官捐献与移植委员会领导和中国医院协会协助管理的中国 OPO 联盟,开始规范器官获取和严格 COTRS 的分配。中国人体器官移植委员会主任委员黄洁夫在 OPO 联盟成立大会上指出,这标志着我国器官捐献于移植体系从松散无序到科学高效、公正公开透明发展。

2014 年 12 月 3 日,在云南昆明举行的"中国 OPO 联盟"会议上,黄洁夫代表器官捐献与移植委员会宣布要求全国 169 家移植医院全面停止使用死囚器官。此举意义非凡,获得了全社会的热烈响应和国内外广泛赞誉,表明了我国开始了一个以公民自愿捐献为唯一来源的历史发展新阶段,移植事业开始走向伦理、透明,逐步与世界接轨,并标志着我国器官移植事业已揭开了新的篇章。

2015 年,也就是实现器官移植根本性来源改革的这一年,我国公民逝世后器官捐献达 2 766 例,2016 年达到了 4 080 例,提高了将近一倍。2017 年我国公民逝世后自愿捐献达到了 5 146 例,年均增长的速度已经超过 20%,捐献例数居亚洲第一、世界第二。每百万人口年捐献率已经从 2010 年的 0.03 上升至 2017 年的 3.72。2017 年全国 1.6 万例器官移植手术当中,86% 的器官是来源于公民逝世后的自愿捐献,14% 是来源于亲属间的活体捐献。

2019 年初,为了进一步规范中国公民逝世后器官捐献的流程,中华医学会器官移植学分会组织器官移植和器官捐献相关专家,从报名登记、捐献评估、捐献确认、器官获取、器官分配、遗体处理、人道救助、捐献文书归档等 8 个环节制定《中国公民逝世后器官捐献流程和规范》(2019 版)。

中国器官捐献与器官移植事业发展轨迹详见附录一。

二、器官获取组织

完善的器官捐献体系需要由完善的器官获取组织和人体器官捐献专业协调员及社工协调员队伍组成。

OPO 是专门为器官捐献工作而成立的由来自不同专业领域的人员所组成的工作团体。OPO 成立的目的,是为了提升国家或地区范围内的死亡后器官捐献的数量和质量,即增加成功捐献的数量和可利用的器官质量,改善捐献者家属的捐献体验,给予充分的心理抚慰与悲伤关怀等。

国家卫健委国卫医发[2019]2 号文件关于《人体捐献器官获取分配管理规定》(以下简称《规定》)(见附录三)第二条规定:"本规定适用于公民逝世后捐献器官(以下简称捐献器官,包括器官段)的获取与分配。"第三至第五条明确了人体器官获取组织(以下简称 OPO)依托的医疗机构的组成,以及负责监督和日常管理的机构。第八至第十条明确:"OPO 应当组建具备专门技术和能力要求的人体捐献器官获取团队,制定潜在捐献者识别与筛选医学标准,建立标准的人体捐献器官获取技术规范,配备专业人员和设备,以确保获取器官的质量。医疗机构成立 OPO,应当符合省级卫生健康行政部门规划,并符合 OPO 基本条件和管理要求。OPO 应当独立于人体器官移植科室。"第十七条明确:"OPO 应当在红十字会人体器官捐献协调员现场见证下获取捐献器官,不得在医疗机构以外实施捐献器官获取手术。捐献者所在医疗机构应当积极协助和配合 OPO,为实施捐献器官获取手术提供手术室、器械药品、人员等保障。"

综上,省级卫生行政主管部门完成达到质量控制标准的医疗机构方可获批成立 OPO。OPO 常设工作办公室的主要职能包括器官捐献移植的宣传动员、协调员的培训和监管,潜在捐献者信息收集汇总,建立与省级卫生行政主管部门、省级人体器官捐献管理中心的沟通机制,积极协调院内及院际伦理委员会、OPO 团队、捐献医院及移植学科的相关工作,规范捐献器官的工作制度、捐献流程和标准。

当器官捐献志愿者成为潜在捐献人(心死亡、脑死亡或心脑死亡)后,OPO 将负责进行医学评估,与家属签订合法文件,将相关信息录入 COTRS,获取、保存器官后,按照 COTRS 系统的分配结果把器官运送到移植等待者所在的医院。

三、中国器官捐献事业得到国际社会认可

中国器官移植改革进程得到国际移植界的关注与支持。《条例》的颁布、《杭州决议》的出台均得到国际社会的指导与帮助[4]。2014 年 4 月,世界移植协会前主席 Delmonico 等 8 名世界著名移植专家在《移植》(*Transplantation*)杂志上发表了一封给习近平主席的公开信:"反腐败斗争中的中国器官移植事业",公开信提及,中国国家主席习近平倡导的实现中华民族伟大复兴的"中国梦",是一种呼唤尊重人权的文化,将一个伟大国家的尊严与每一个公民的尊严联系在一起[5]。

为向世界移植社会阐明我国移植改革的决心与举措,并通过器官捐献在中国树立社会主义核心价值观,我国器官捐献与移植委员会专家组于 2014 年 12 月在《中华医学杂志》中、英文版发表了"依法治国,推进中国器官移植事业改革"的文章,介绍了 10 年来中国政府推进移植改革的历程,表明了一个政治大国自我革新的自信[6]。

2015 年 3 月,在《肝移植》(*Liver Transplantation*)杂志上发表的《根据中国文化传统与国情建立公民器官捐献体系》文章向全世界进一步阐明了中国器官移植事业改革的方向与前景,在国家卫生和计划生育委员会以及中国红十字会总会领导下,国家器官捐献与移植委员会将团结全体移植工作者将中国移植事业推向一个新阶段[7]。

2015 年 10 月 17 日召开的全球器官捐献移植大会上,理事会全票通过决议,中国正式进入国际器官移植大家庭,中国移植事业迎来前所未有的发展前景,进入可持续发展的新历史阶段。世界卫生组织前总干事陈冯富珍表示,中国

的改革方向正确，行动迅速，许多成功经验可以做样板，供面对相似挑战的其他国家学习借鉴，并表示世界卫生组织将一如既往地支持中国器官捐献与移植事业。

第二节　健全器官移植与捐献法律法规

2017 年 6 月 11 日是我国首个器官捐献日。距国务院颁布我国首部器官移植法律条例——《人体器官移植条例》已十余年，这部法规明令禁止了器官买卖，明确不得收取移植器官的费用，侧重监管不规范的器官移植，是我国器官移植事业走上法治化道路的标志。然而《条例》在鼓励公民捐献器官领域仍有许多待完善之处。

建议从健全相应的法律法规，建立配套的激励和保障机制，提高活体器官移植手术的安全性，完善医疗机构的准入与监管制度，加快医疗机构器官移植伦理委员会建设，加强医务人员法律和伦理素养培养，多种途径提高公民捐献率等多个方面为优化器官捐献的管理体系提出建议。

一、打通器官捐献的"绿色通道"

供体的严重缺乏极大地制约着临床救治工作。救治过程中最困难的地方在于突破各部门之间的利益，协调起来做同一件事。据估算，中国每年因终末期器官衰竭而苦苦等待器官移植的患者约有 30 万人，但是每年器官移植数量仅 1 万多例。中国亟待出台能够打破各个条块分割的器官获得协作制度，并期望以法律法规的形式将之固化。

在美国，器官捐献就有完整的协作制度。比如，高速公路失事，交警在处理事故的同时，急救医务人员现场判定是否有人脑死亡，如果恰好死者是器官捐献志愿者，空中救援体系就会迅速派出直升机将其带走，随后进入医疗机构确定是"医治"还是"移植"。

二、建立合理的器官捐献激励机制

中国传统死亡文化中"死要全尸"的观念是导致我国器官捐献率过低的重要因素之一。但另一面中国人重血缘、重孝道、重家族的独特宗法伦理制度使中国人的家庭观念重、注重父母子女的亲情维护。

我国政府可以此为突破点,从社会、文化、心理等角度因势利导,确立器官捐献的激励机制,制定相关政策来推动与鼓励公民逝世后捐献器官。如前来登记死后捐献器官的个人及其直系亲属,可记录在其医疗卡或驾驶证的数据库中,在需要器官移植时排序享有合理的优先权,并可提供其他医疗方面的某些优惠政策;反对器官有偿捐献避免可能产生的器官买卖。

可深入挖掘中国传统文化中"利他"的思想打造本土化的助捐理念。建立一种"我为人人,人人为我"的器官捐献激励机制,实现公民权利与义务的统一,更容易被民众接受从而提高器官捐献率。

三、加强器官捐献者权益保护

从法理角度来看,器官移植能否获得足够的器官,关键取决于是否有足够的捐献人愿意捐献器官。因此,严格保护供体的利益是激发其捐献意愿的基础。器官移植的供体不同,需要保护的程度也不尽相同,活体供体需要承担更大的风险和安全隐患,很多国家对此做了进一步的规定,可以供我国完善借鉴。例如:① 必须优先考虑供体的利益,尤其是对供体的健康损害方面;② 对供体利益的侵害必须以能换得受体的生命拯救或改善为前提;③ 器官获得过程中必须保证受体没有受到任何外来压力的情况下,是完全出于知情之后自愿同意的;④ 自愿前提下应当保证器官供体必须是法定的成年人。

四、实行遗体器官移植到生命预嘱与脑死亡立法

我国法律制定了《人体器官移植条例》,还应考虑制定新的法律法规,如以《人体器官捐献法》和《脑死亡法》等来弥补《人体器官移植条例》规定的宽泛不细致,以及可能引起的立法缺陷和器官移植时可能出现的操作性漏洞。

我国政府可以通过立法实行公开、透明的捐献卡制度和做好对所捐遗体的保护、尊重和善后工作。建议进一步强化推行的力度,如开辟和提供便捷的器官捐献登记途径,方便公民自愿捐献器官;建立人体器官分配的共享信息网络,待保证死者的亲属充分知情和同意的时机成熟时,再最终实现负责人体器官移植的职业医师"推定同意"的捐献政策,即生命预嘱立法。

器官移植的实践表明,供移植的器官越新鲜,移植的效果就越好。可是人们对其选择摘取器官的时机会与死亡的界定有关。我国目前尚未出台《脑死亡法》,一定程度上减少了移植供体,尤其是可移植的活体器官。黄洁夫曾说过,"中国的脑死亡必须得到共识,没有脑死亡判定,就没有真正的人体器官移植。

因为一个人呼吸停止 15 分钟后器官就不能用了。"力争脑死亡立法的目的不是为了获得最好的器官移植供体,但是器官移植一定是脑死亡立法后的重要受益结果之一。

五、允许活体器官捐献中的例外

活体器官移植的规范化发展需要法律的约束以适应社会发展的需要,避免侵害供体的身体权和受体的生命健康权。但是由于技术的进步总是优先于法律的诞生,因此往往会发生因为缺乏法律规制的困境。

建议允许以司法解释的形式建立活体器官捐献的例外规定,目前《人体捐献器官获取与分配管理规定》对于近亲属间无法配型成功患者三代以外的血亲、交叉器官捐献的情况没有规定。以至于出现第十二章中活体器官移植的特殊案例时无法可依,因此建议应建立活体器官捐献的例外规定并配套严格的审核规定,来解决现实问题[8]。

六、保护弱势群体和细化法律责任

建议加强器官移植法律体系中保护弱势群体的条款。器官移植立法,不仅要成全收养家庭、再婚家庭情感共同体,以及经济共同体的合法、合理利益,同时应注意未成年人、精神病患者、残疾人等特殊群体的利益保护[9]。

还应该进一步细化法律责任,我国人体器官移植应当就有关行政责任、民事责任和刑事责任均作出详细的规定,以期达到法律实施的效果[10]。

第三节　多途径优化器官捐献管理体系

一、建立配套的保障和激励机制

随着活体器官移植技术的成熟,建立相应的社会激励和保障政策是促进该项技术发展的必然趋势。对于供体来说摘取部分或者完整的器官对身体的损害是不可逆转的,即使当今社会的医学技术已经飞速发展,但仍然没有医生或医疗机构可以保证器官移植手术有百分之百的成功率。因此,对于活体器官供体来说,接受手术依然需要面临手术失败、并发症、术后恢复等问题。因此,建立活体器官捐献的社会激励和保障机制,一方面有利于促进公民形成对活体器官捐献正确的认识,推动活体器官捐献,从而解决我国器官资源短缺的问题;另一方面,有利于维护供体和受体在术后的健康水平和生活质量。

构建活体器官捐献的社会激励和保障政策,可以考虑从以下几方面推进。

第一,建立合理的物质补偿机制,为生活困难的捐献者及其家属提供可保障其基本生活的"补偿金",避免一次性高额补偿的形式,应参照当地基本生活标准定期发放;此外,还可采取其他多样化的补偿形式,如减免医疗费用,享受一定额度税收减免等。

第二,为活体器官移植供体提供医疗保险,实现风险转移和补偿转移,若供体在术后出现安全性问题可以减轻其经济压力,有助于消除因器官移植带来的社会不安定因素。

第三,赋予活体器官供体在医疗资源尤其是珍稀医疗资源的优先权,参考目前我国献血者的用血优先办法,对于已经进行活体器官的捐献者,若产生严重的不良反应需要再次进行器官移植,则在器官获取上具有一定的优先权。但须对这种医疗资源优先权做出一定限制,如仅限供体本人使用,杜绝将医疗资源优先权商品化的可能性。

第四,为活体器官捐献者提供便捷就医等多样化社会便利服务,如提高社会信誉等既可体现社会对捐献行为的支持与激励,又可切实为供者提供社会健康保障。

第五,充分利用国家拨款或者社会捐助得到的资金用于活体器官捐献工作的管理和运行,参考新加坡的做法可以建立活体器官捐献的专项基金。

二、提高活体器官移植手术的安全性

活体器官移植存在一定的医疗风险,比如手术失败、术后并发症、术后生活质量低下等,而这些医疗风险影响最大的就是器官捐献者,这也是活体器官移植遭到反对的最重要原因。不能使"一个病人变成两个病人",更不能使一个健康人因捐献器官而死亡;此外,还需要保证捐献者术后的长期生活及生命质量。

医学技术进步带来的问题也能通过医学技术的进步得到解决,因此加快活体器官移植技术的发展,提高活体器官移植手术的安全性是减少活体器官移植争议的最好方法。提高活体器官移植手术的安全性水平需要从以下几方面展开。第一,器官移植依赖外科医生精细的外科操作,这就需要严格器官移植手术规范,提高准入门槛,保证从事人体器官移植的医护人员均为医德医风优良、专业技术顶尖、从业经验丰富的卓越人才。第二,活体器官移植的成果离不开免疫、麻醉、医学影像、医疗设备、实验室检查等先进的医疗手段,因此要及时掌握这些领域的最新技术和安全标准,各个环节都要坚持严格的质控标准,同时不放弃对这些领域的进一步发展和科研。第三,成功的活体器官移植手术需要从术前到术后全面的医疗救护,因此包括术前生理及心理的评估、术中操作、围术期管理、术后随访等均需制定严格的行业规范及违反措施。第四,临床技术的发展离不开基础医学的发展,因此需要重视并促进相关领域的基础研究。

三、完善医疗机构的监管制度

器官移植过程中的"黑幕说"是造成我国公民对人体器官捐献体系不信任的重要原因之一,由于活体器官捐献的监管制度不完善,很多公民对于器官分配的公平公正一直抱有怀疑态度。因此,目前医疗机构开展活体器官捐献的监管制度亟待提高。第一,我国卫生主管部门对器官移植的行政监管主要是通过诊疗科目登记制度、能力评估制度、定期报告制度来实现,诊疗科目登记制度和定期报告制度均属于被动监管,卫生行政部门应更主动的发挥监管功能。第二,除了政府监督,还应充分发挥行业监督和社会监督,应开发器官移植医师分会作为行业自律性组织在培训医务人员职业素养、监督医务人员从业行为、规范器官移植事业中的作用。第三,还可以成立区域性的人体器官移植伦理审查中心,主要负责器官移植的伦理审查,实现区域内活体器官移植的统筹监管。区域性的伦理审查中心作为非营利性质的公共卫生服务部门可以最大范围地调动各领域的专家,可以更便捷地运用政府资源准确地核对相关材料,实现有效监管,更好地为患者及家属服务。

四、加强医疗机构器官移植伦理委员会建设

医疗机构器官移植伦理委员会在我国发展时间短,各医疗机构器官移植伦理委员会存在着建设水平参差不齐、审查标准不统一、审查效率较低、缺乏监督机制等问题。面对器官移植数量的快速增加,医疗机构器官移植伦理委员会也应加快自身建设。为了更好地实现医疗机构人体器官移植伦理委员会功能,可从以下方面入手。其一,制定详细的伦理委员会建设规范,并严格按照规范进行建设。我国《人体器官移植技术临床应用管理暂行规定》指出,伦理委员会成员应包括管理、医疗、护理、药学、法律、伦理等方面的专家,其中从事人体器官移植的医务人员人数不得超过委员会委员总人数的四分之一。但对于其他专业委员的构成、总人数、专业水平、工作经验等均没有详细的规定,各医疗机构的器官移

植伦理委员会没有统一的建设标准,导致建设水平参差不齐。其二,各医院伦理委员会应进一步明确标准操作程序,包括审查的流程、审查的标准、医疗安全的评估标准等,做到公正、公开,并定期进行应用效果的评估。其三,取得公安、居委会等多部门合作,积极开展实地审查,避免伦理审查流于形式。其四,通过加大人、财、物的投入来保障其功能和管理措施均按照规范执行,从而实现审查效率的提升。其五,提升其伦理教育与咨询的能力与水平,成为医院伦理教育和监督的主要力量。其六,加大宣传力度,争取更多的理解与支持[11]。此外,医院伦理委员会在进行伦理审查中应严格遵守其他相应的法律法规,对活体器官移植应用的审查应遵审慎的原则,不能受医院利益和外界的干扰,还应该对审查项目进行跟踪审查,确保方案的执行。

五、加强医务人员法律和伦理道德教育

医务人员在医疗服务实践的过程中必须不断加强自身的伦理理论和法律知识素养[12]。医务人员的法律素养培养应该包括学习掌握相关法律法规,更要培养其运用法律知识、分析法律问题、规避医疗纠纷的能力。对医务人员的伦理道德教育包括学习伦理学的基本原则、范畴、标准作业程序和伦理审查技术等。尤其是要重视对医学生在实习过程中法律和伦理素养的培养,这是达到知行合一最有效的措施。其次,医院伦理委员会要发挥其伦理教育和监督的作用,可采取定期或不定期的形式对医务人员的法律和伦理水平进行考核和监督,并对表现突出的医务人员给予表扬。卫生行政部门可以不定期组织医院进行医疗服务法律法规培训,也可将其列入继续教育规划[13]。

六、传播权威信息,提高公众接受程度

从临床技术的初步摸索到全球器官移植数量第二,中国器官移植事业的迅速发展离不开广大媒体的宣传和报道,但无论是电影、电视剧、话剧类的文艺类宣传,还是报纸、杂志、网络的新闻类宣传以及活动类宣传,媒体都要注意报道的真实性和客观性[14]。宣传内容上,过度弘扬先进事迹容易让人产生厌烦情绪,需要推陈出新,满足受众的好奇心和求知欲,让公众了解与器官移植相关的伦理学原则、法律规范、临床指征等方面的信息;宣传形式上,可以通过公益广告、影视作品、文艺汇演及图文宣传等多种形式;宣传媒介上,充分使用微博、微信等新媒介扩大受众、缩短时间达到广而告之的效果,形成良好的社会舆论环境。除加强对普通公民的宣教外,对相关领域的工作者更应加强培训,使他们成为权威信

息的传播者或传播路径。医务人员、器官捐献登记或管理部门等的工作人员与患者和潜在器官捐献者关系密切，在了解到对方有捐献意愿时，可给予及时的沟通引导和答疑解惑，有利于公民获得更多积极正面的信息。

器官捐献是一项重要的社会事业，充分体现出奉献和大爱的和谐社会精神。随着志愿服务事业的发展壮大及其发挥的巨大作用，可以将器官捐献与其有机结合。在各项志愿服务活动中渗入器官捐献宣教形成浓厚的社会捐献氛围，让广大志愿者逐渐认知器官捐献并成为器官捐献潜在捐献者。与此同时，以志愿服务机构为基石向社会普通民众传递器官捐献的大爱力量，使器官捐献氛围成为社会奉献的主流，让民众逐步承认并接受器官捐献行为，投入到器官捐献行列。尽管我国公民器官捐献强调无偿自愿原则，对于捐献者无私奉献的行为应当嘉许荣誉和给予一定的社会福利以达心理激励的效果[15]。在器官捐献各个阶段，捐献者及其家属心理情况都比较反复，做器官捐献决策时常出现摇摆不定的情况。此时，需要运用说服劝导法、合理宣泄法等心理疏导的手段修正人们的行为。当器官捐献者与家属捐献意见不一时，需要用到说服劝导法对双方进行开导、规劝，帮助他们理性思考死亡与捐献，尽可能平衡双方意愿，起码做到不反对捐献者的决定。

第四节　加强器官捐献者的合理补偿

随着活体器官移植技术的成熟，建立相应的补偿体系是促进该项技术发展的必然趋势，其原因主要来源于两个方面。首先，对于供体来说，在医学技术飞速发展的今天，摘取部分或者完整的器官依然是有风险的，且其对身体的损害是不可逆转的。供体在捐献过程中承担着风险却不能获得相应的补偿，这显然有违伦理学的"公平原则"。另一方面，在活体器官移植技术被广泛应用于肝肾等疾病的终末期时，供体器官供需不足的矛盾日益凸显，面对此现状，仍然坚持活体器官无偿捐献虽然是对人性道德的坚守，但也同时制约了该技术的进一步发展，使许多器官衰竭的患者在等待中死亡。因此，建立活体器官捐献的补偿是大势所趋。

活体器官自愿无偿的捐献原则是国际社会达成的共识，我国《人体器官移植条例》明确规定："器官摘取、保存、运输等项目上可以收费，但是任何组织和个人不得以任何形式买卖人体器官，不得从事与买卖人体器官有关的活动。"人们主观上会认为有偿捐献可能使器官转化为商品而成为买卖的对象，从而有悖公序良俗；但事实上，无偿捐献与补偿机制在本质上并不冲突。补偿机制与器官交易有着本质区别，前者是遵循伦理学的"公平原则"，以人道救助为目的，以荣誉嘉奖、制度保障、困难救助等非商品化的形式进行鼓励，而后者是以谋取经济利益为目的，把器官当作商品，明码标价，以金钱支付的方式进行非法交易[16]。因此，当下器官捐献管理的重要任务不仅是坚持活体器官无偿捐献，还要建设器官捐献补偿机制，同时做好这两方面工作的融合和衔接，让活体器官移植更好地应用于挽救患者生命的医疗事业中去。目前，湖南、湖北等省市已启动了对人体器官捐献者困难家庭进行人道主义抚恤或困难救助的制度。现行法律需要进一步明确捐献者家庭申请救助的范围、救助的程序、掌握适宜的救助标准，既要确保捐献人和法定受益人的基本权益，又不能让器官捐献"自愿无偿"的原则被扭曲。

将器官买卖视为违法行为符合国际惯例，但是未缓解器官供需矛盾。推进无偿捐赠器官的原则，使一些人获益，但可能使另一些人受损，从而致使捐献群体与受惠群体之间失衡。因此，针对目前我国的国情提出加强器官捐献者的合理补偿可能是避免单纯行政规制、防止器官买卖的一个重要途径，补偿依据如下。

一、体现尊重生命

对于活体器官供体而言，生命和健康是无价的，因此活体器官作为一种稀缺资源无法用金钱衡量其价值。合理的补偿措施仅仅是对于捐献者因捐献造成的部分客观存在的利益损失的弥补，而不是对其损失器官的补偿，体现了社会对其行为的认可与尊重。另一方面，对于活体器官受体而言，合理的补偿措施有助于激励公民捐献器官，从而扩大器官捐献的来源，挽救更多的患者，是更高层面的尊重患者生命，是尊重所有濒临死亡急需器官移植患者的生命。此外，对于尸体器官捐献，患者的个别器官在其躯体死亡后通过器官移植的方式继续存活于世界上，保持生机，成为生命的一种延续，也在最大程度上实现了生命的价值。

二、符合公平原则

器官捐献过程中的公平包括个人和社会两个层面的公平。从个人层面来说，器官捐献者自愿承担器官摘取手术的风险，提供自身部分或完整器官以挽救受体生命，这一行为是完全出于利他主义的崇高思想。在这一过程中，器官接受者收获了痊愈的机会，但捐献者及其家属们客观上却承担了很重的压力，甚至是很多心理、情感乃至经济、物质的负担,由于没有补偿措施,器官捐献者甚至需要自费来支付相关的手术及检查费用。我国的社会保障政策发展到今天,有养老保障、大病保障、贫困补助、残障关爱,但那些为挽救他人生命而奉献自己的活体器官捐献者依然没有获得相应的补偿。从道义上讲,器官捐献者理应得到合理的补偿,而且所谓合理的补偿措施,合理之处在于其完全不足以诱导公民为之捐献器官。

从社会层面来说,进行活体器官捐献后,受体获得了生存的希望,社会彰显了高尚,医学价值得到了实现,医疗机构、医务人员等所有的相关利益方均各得其所,却唯独缺失了活体器官捐献者的利益考量。就整个社会公平而言,供体也应该得到合理的补偿。

三、合理补偿的同时要避免器官买卖

1. 器官商品化与捐献补偿本质上完全不同

这主要体现在以下几点:第一,利益取向不同。在器官商品化的概念里,人体器官作为商品可以自由买卖。供体器官被待价而沽,经济上的获利多寡成为衡量器官价值的标准。器官捐献补偿则是出于道义上的感谢及对捐赠方所付出成本的补偿而非针对器官本身,故绝不对所谓的"器官价值"进行评估,亦不存在用器官获利的目的和行为。第二,两者目的不同。在器官买卖的过程中,所售器官仅是出售者可利用的资源,因此,对其所谓的"经济补偿"本质上是购买者对资源的购买和交换。而捐献补偿则主旨在体现道义上的感谢和对其行为的肯定,并减轻因捐献产生的经济负担,本质上具有更多象征意义。第三,两者形式不同。器官买卖一般以金钱支付的形式实现交易,而捐献补偿的形式则多种多样。其中,可以实物补偿和相关政策优惠为主,而经济补偿仅占小部分,有的甚至是无补偿金[17]。

2. 国际社会普遍认为器官买卖是违法行为

在器官买卖交易过程中,供、受双方的利益均得不到任何的法律保障。有专家认为建立合理的活体器官捐献补偿机制后,补偿的内容、形式、标准都会以文件的形式公正、公开地展示在大众面前。经过教育宣传,补偿机制的公益性及合法性会逐渐被公民大众所接受,就不会再有人愿意冒险购买器官,器官交易也因此可以被避免[18]。特别要说明的是,器官买卖是违法的,但合理严谨的补偿机制则有利于减少器官买卖行为的发生。

3. 有观点认为建立补偿机制可能导致器官买卖论

反对者们认为建立补偿机制将会诱导器官买卖的发生,甚至有人认为补偿

措施的实行本身就相当于人体器官有偿获得。另外,在建立补偿机制的基础上,一旦非亲属间的活体器官捐献获得允许,就等于间接承认了人体器官的商品属性,侵犯了生命尊严,也势必为器官商业化和器官买卖敞开了大门。而由于人体器官是稀缺的资源,一旦允许器官买卖,一方面因为供求规律,很可能使器官移植的成本持续上涨,最终造成器官集中于少数富人阶层,谁竞价高谁就获得延续生命的机会;另一方面,器官市场的出现,也会减少尸体捐献的数量,一旦缺乏规范的程序,更极易导致器官贩卖,影响移植器官的质量,同时造成对弱势群体的剥削,引发犯罪等各类社会问题[19]。

4. 有观点认为补偿制度违反公正原则论

反对者们坚信捐献行为对承担风险远大于收益的供者而言是不公平的。同时,任何经济上或其他形式的补偿都可能造成对供者的不当诱惑,从而影响供者的自主捐献意愿。实践证明,一旦形成器官黑市,中间商会以强迫、诱骗等多种手段致使弱势群体沦为富人的器官供体,造成富人对穷人的剥削,有损社会公平与公正。另一方面,还有部分反对者认为,补偿机制在执行的过程中可能会使那些既可以支付自身移植相关费用又可为捐献者提供一定补偿的人优先获得器官捐献,从而违反了公正原则或器官捐献利他的本意。

5. 有观点认为补偿制度有损人格尊严论

反对者们认为对器官捐献者进行补偿是对其捐献行为的亵渎,他们认为活体器官捐献者本着无偿自愿的原则捐献出自身部分或完整器官用于挽救亲属的生命,是一种无法用价值衡量的高尚行为,而补偿制度对这种无私的利他行为进行了相应的回报,似乎更像是一种"礼尚往来"的表现。认为补偿制度有损人格尊严的想法本质上仍然属于对人体器官有偿捐献的反对,但报酬与补偿本质上是有区别的[20]。这一争议可通过对补偿体系的合理性进行具体的规定和限制来减少或消除。建立补偿机制应严格规定补偿项目、范围、程序等,以体现公正和社会主义正义,防范误导与滥用。

参考文献

[1]　陈忠华.人体器官移植供体来源的发展历程[J/CD].中华移植杂志(电子版),2009,3(4):264-267.

[2]　黄洁夫,李焯辉,郭志勇,等.中国器官捐献的发展历程[J/CD].中华重症医学电子杂志,2017,3(2):81-83.

[3]　黄洁夫.推动我国器官移植事业健康发展的关键性举措——心死亡器官捐献试点工作

原则性思考[J].中华器官移植杂志,2011,32(1):1-4.

[4] Delmonico FL. Organ transplantation in China—the 21st century[J]. Hepatobiliary Pancreat Dis Int, 2012, 11 (4):346-348.

[5] Delmonico F, Chapman J, Fung J, et al. Open Letter to Xi Jinping, President of the People's Republic of China[J]. Transplantation, 2014, 97 (8):795-796.

[6] Huang JF, Wang HB, Zheng SS, et al. Advances in China's organtransplantation achieved with the guidance of law[J]. Chin Med J (Engl), 2015, 128 (2):143-146.

[7] Huang J, Millis JM, Mao Y, et al. Voluntary organ donation systemadapted to Chinese cultural values and social reality[J]. Liver Transpl, 2015, 21 (4):419-422.

[8] 杨红.人体器官移植供体法律问题研究[D].杭州:浙江大学,2012.

[9] 李芳星.我国活体器官移植中受供体权利的民法保护研究[D].银川:宁夏大学,2016.

[10] 纪晓彬.我国器官移植法律问题研究[D].昆明理工大学,2017.

[11] 薛迪,周萍,唐智柳,等.上海市医院伦理委员会功能与管理状况研究概述[J].中国卫生资源,2008,(4):158-159.

[12] 曹翠萍,黄海.构建中国人体器官捐献社会宣教系统的策略[J].中国组织工程研究,2015,19(2):300-304.

[13] 才智超.医务人员卫生法规知识知晓度调查及分析[D].长春:吉林大学,2013.

[14] 张迎.思想政治宣传工作理论与实证研究——以建党九十周年系列宣传为例[D].天津大学,2012.

[15] 王嘉雯,张曼婕,韦林山,等.关于我国公民器官捐献心理激励的思考[J].现代医院,2016,16(4):570-573,576.

[16] 王卫国.我国人体器官捐献激励机制的伦理研究[D].天津医科大学,2018.

[17] 司小北,王丽宇."人体器官捐献补偿系统"的构想及相关伦理思考[J].医学与哲学,2010,31(17):19-20.

[18] 赵金萍.我国人体组织、器官捐献中的合理补偿原则研究[D].济南:山东大学,2007.

[19] 杨阳,刘宇峰.非商业性的利他与非诱骗强迫性的自主——论非亲属活体器官捐献的伦理向度及道德基础[J].医学与哲学,2015,36(15):28-30.

[20] Dickens B M. Control of prosecutions in the United Kingdom[J]. The International and Comparative Law Quarterly, 1973, 22(1):1-34.

第十一章

活体器官捐献案例分析

导读语

　　《人体器官移植条例》规定，活体器官移植的受体仅限于活体器官捐献人的配偶、直系血亲或者三代以内旁系血亲，或者有证据证明与活体器官捐献人存在因帮扶等形成亲情关系的人员。活体器官捐献始终以保护供体的生命安全为首要前提，但还缺乏受体接受条件的相关规定。本章以案例为导向，探讨怀孕中的母亲是否可以作为供体，痴呆患者是否适宜成为受体，受体是否应当接受器官捐赠的制约和限制等伦理问题。

第一节　特殊家庭子女的器官捐献

一、父母离异的子女

患儿的父母已经离异多年,监护人是其母亲。患儿因肝硬化入院,需要尽快实施肝移植手术,母亲经过检查发现自己的肝脏和患儿的不匹配。紧急关头,母亲想起了患儿的父亲,也就是离异的前夫。患儿的亲生父亲得知后第一时间来医院,配合医生做了一系列术前检查。结果发现,父亲和患儿的肝脏匹配,父亲决定捐献部分肝脏给自己的患儿。在顺利通过了医院的器官移植伦理委员会审查后,父亲和患儿实施了活体肝移植手术,术后父子顺利康复。母亲一人护理前夫和患儿,对于离异夫妻来说也是非常少见的。因为儿子患病,这个特殊家庭摒弃了夫妻间多年的矛盾,共同为患儿奉献自己的爱。

1. 法律规定

我国《人体器官移植条例》明确规定,即受体范围仅限于活体器官捐献人的配偶、直系血亲或者三代以内旁系血亲,或者有证据证明与活体器官捐献人存在因帮扶等形成亲情关系的人员。患儿父母虽然离异且监护人是其母亲,但是患儿父亲仍然是其直系血亲,患儿父亲作为供体符合我国法律条例的规定,也意味着在法律上他们成为器官移植的供受体双方是完全合法的。但因为患儿的父母已经离异,在法律方面,除了需要征得供体自身同意之外,还需要征得供体父母的同意。相互关系需由相应的社区和派出所出具的有效证件和相关文件证明,有的地方甚至需要进行亲子鉴定。

2. 伦理辨析

患儿作为肝移植受体,急需实施肝移植手术挽救其生命。唯一符合医学和我国法律规定的器官移植供体是患儿的父亲。但是因为患儿父母多年离异,而单身的父亲为患儿提供部分肝脏需要承担一定的手术风险,因此本案例在伦理上就出现了较大的争议。

部分人认为患儿父亲作为供体,手术后如果供受体双方均恢复良好那就皆大欢喜。如果供体出现意外或者手术后恢复未达到预期目标而导致失去工作能力,作为单身的他来讲,应该由谁来照料?谁为他今后的生存负责?另一种观点认为患儿父亲作为供体,肝脏匹配,且本人强烈表示愿意捐献自己部分肝脏,从人情及法律上来说是合理合法的。而且作为患儿的父亲，即使知晓自己手术后可能出现意外，也无法做出失去患儿的决定，因为这会让他在自责中无法正常生活。以上两种观点由于考虑的方面不同而产生了较大的伦理分歧。第一种观点以供体健康质量为考虑，为供体今后的生活质量担忧居多。另一种观点以供体心理感受来考虑，以供体为人父的角度来体会供体的巨大精神压力，感受到供体捐献器官给患儿的迫切心愿。这种伦理分歧带给了器官移植伦理专家两难的抉择。

活体器官捐献始终以保护供体的生命安全为首要前提，保护供体的生命健康权包括保护供体的生理和心理均不因器官摘取手术造成严重伤害。一旦活体器官捐献在伦理审查过程中罔顾捐献者的身心安全，不但直接损害了公民的健康权，还违反了医学伦理学"尊重""有利""公正"和"不伤害"四大基本原则。本案例中出现的伦理争议是由于从供体的身体和心理两个方面进行考虑才出现的，但均是以保护供体为根本目的，其出发点和落脚点都是供体的利益，因此解决的根本途径就是保障供体术后生活。

本案例最终因为患儿父亲的坚决和坚持，并且患儿母亲也承诺因为手术而造成供体的意外，她愿意负责其今后的生活和照料，伦理委员会成员一致表决同意患儿父亲作为供体实施活体肝移植手术。结合供体的意愿及其术后生存问题，最终做出同意器官移植的决定，可以说本案例得到了一个圆满的结局。但是，本案例中的伦理争议同时提示了我国活体器官捐献保障制度的不完善，即若供体因手术发生意外甚至失去工作能力时，其长期生存由谁来保障。若是受体及其家属本身经济条件较差，如何再去承担供体的长期生存问题。由此可见，完善活体器官捐献补偿和保障体系是必要且急需的，由国家、社会以及受体及其家属共同为受体建立起完善的术后保障体系，不仅可以消除供体的后顾之忧，同时也可减少类似于本案例中出现的伦理争议。

二、非婚生子女

未婚生子的母亲，因为宝宝患有胆道闭锁而急需实施肝移植手术，经过各项配型检查，母亲符合"捐肝"的条件，她毫无怨言地答应做活体肝移植手术以拯救自己的宝宝。而作为唯一的经济来源者——患儿母亲，如果作为捐肝的"供体"，万一手术的风险造成变故，那么患儿如何抚养？谁来抚养？伦理会期间专家们将这个现实问题抛给了患儿母亲，母亲说了一句最朴实而又最真实的回话："难道让我眼睁睁地看着自己的孩子离开人世吗？我只是做了一个不让我今后后悔的决定。"就这样，该案例通过了医院的器官移植伦理委员会审查，实施了活体肝移植手术顺利，母亲恢复良好，患儿得到了有效的治愈。

1. 法律规定

《人体器官移植条例》对活体器官移植的条件进行了规定，即受体范围仅限于活体器官捐献人的配偶、直系血亲或者三代以内旁系血亲，或者有证据证明与活体器官捐献人存在因帮扶等形成亲情关系的人员。患儿母亲虽然未婚，但仍然是其直系血亲，患者母亲作为患儿的供体符合我国法律条例的规定。

2. 伦理辨析

儿童活体肝移植是医学领域中具有较大意义的技术，对于挽救终末期肝病患儿的生命具有重要意义。目前患儿母亲经过各类配型证实与患儿相匹配，能作为供体实施肝移植手术。但是因为患儿的特殊家庭背景关系，伦理过程一直围绕患儿母亲非婚生子这个主题在讨论，在伦理会上出现了较大的争议和分歧。

支持者认为患儿因"胆道闭锁"，已经处于终末期肝病状态，急需实施肝移植手术。在供体短缺的情况下，作为患儿的供体母亲能够配型成功，对患儿来说是非常幸运的事，母亲作为供体符合我国法律规定，给其带来了生的可能，而且母亲又对这个捐献器官的决定这么坚决，应该给予支持。反对者则认为，作为非婚生子的母亲，在法律上确实符合规定，但是由于母亲作为供体，患儿与母亲共同实施手术，万一手术出现状况，谁能成为患儿的监护者来代表母亲做进一步的决定？如果供体术后恢复有问题时，谁来照料这对母女，谁来负责他们今后的生活和生计？当问及患儿父亲的时候，母亲表示由于患儿父亲是有家庭的，并且那个家庭不知道这个患儿的存在，所以不想打扰到他们。最主要的是患儿父亲和供体已经没有任何联系，也不可能成为患儿的监护人。供体表示如果她出现意外的话，自然是患儿的外公外婆成为患儿的监护人。

这是一个特殊案例，其产生伦理争议的矛盾点在于非婚生子女与其监护人同时进行手术，若术后出现问题谁来负责的问题。两种伦理观点虽然各不相同，但是都为患儿和他的家庭考虑。一方为患儿幼小的生命考虑，有这么好的机会能救治这个患儿，何不给他这个生的机会呢？另一方考虑得更为全面和深远，为这个家庭今后的幸福考虑，为患儿担忧，更为母亲担心。伦理处于两难的境地。如果不同意，患儿将可能告别这个人世；如果同意，对这个家庭今后的生存可能带来很大的挑战。现今社会非婚生子现象占据一定的比例，随着社会的不断发展，这种现象也将不是小概率事件，类似于本案例的事件可能会逐渐增加。另外，由于我国活体器官捐献的术后保障机制不完善，导致伦理争议始终无法逃避谁来保障术后长期生活这一问题。基于目前我国的活体器官捐献体系,如何看待和处理这种特殊家庭的伦理案例,需要专家们以审慎态度来权衡各方利益后作出决断。

幸运的是,本案例中的这对母子最终顺利实施了肝移植手术,且术后恢复良好,母亲在手术后不久也开始正常上班了。但是假如患儿母亲术后恢复不理想甚至失去工作能力,那这对母子今后的生活和生存就是一个严峻的现实问题,一旦发生特殊情况就会出现无法可依、求助无门的情况。因此,有必要进一步完善我国活体器官立法,并加快推进活体器官捐献补偿及保障机制的建立。

三、再组家庭的子女

患儿的亲生父母离异多年,并各自重建了家庭,也生育了重建家庭后的孩子。该患儿因为代谢性疾病导致肝硬化,需要实施肝移植手术,作为其监护人的父亲因为患有乙肝而无法成为患儿的"供体"。只能联系到患儿的母亲,经过各项检查后,生母的各项指标检查结果显示都符合给患儿捐肝的条件。患儿的亲生母亲同意捐肝给患儿。

然而,作为重新组建家庭成员的她来说,新组家庭的丈夫和孩子是否同意让患儿的母亲做这个手术呢? 毕竟她在新家庭中扮演着为人妻、为人母的角色,也要对新家庭负责。新家庭中的丈夫对于妻子的捐肝行为是否有权利拒绝? 要如何表态? 对于妻子捐肝手术后可能出现的并发症要如何面对? 两个家庭经过多次交流和家庭会议,终于一致同意为患儿实施肝移植手术。最终手术顺利,供受体均恢复良好,各自在自己家庭中承担着原来的角色。

1. 法律规定

患儿母亲作为供体是符合我国《人体器官移植条例》相关规定的,即使患儿父母已经离异,并且再组家庭,也不改变患儿是供体的直系血亲这个事实。伦理委员会审查时只要能提供派出所出具的相关身份证明以及患儿的出生证原件,证实供体与受体确实是母女或者母子关系,符合活体肝移植手术的相关法律规定就可以了。

2. 伦理辨析

患儿的亲生父母同时也是另外重组家庭的父母,已经分别在各自新的家庭中扮演着为人父为人母的角色。患儿母亲虽然是患儿的直系血亲,但也是另一个家庭的母亲和妻子,为患儿捐献肝脏这一行为势必涉及两个家庭的利益,这也是本案例关键的争议点。观点一认为,患儿的母亲已经再婚,并有了其他亲生孩子,她作为患儿的供体虽然符合法律规定,但是再次为人母的她是否也应该考虑再组家庭成员的感受? 再组家庭成员又如何看待她想成为患儿供体这个决定?

现任丈夫心理是否做好充分准备,并能接受一切手术可能出现的意外并愿意照顾捐助手术后的妻子?观点二认为,作为母亲,不可能因为自己的各种顾虑而做出今后后悔莫及的决定。即使知晓因为手术可能会出现的意外,也不会动摇母亲的决定。母亲表示,哪怕只有一线希望,她也会义无反顾地决定做这个手术。而且,现任丈夫也能体会妻子的心情,因为他也扮演着父亲这个角色,也充分感受到妻子的心理煎熬,他表示将做好一切准备来支持妻子的决定。

本案例之所以特殊是因为患儿的亲生父母已经各自重组家庭并且另外生育了孩子,虽然从血缘关系来说母亲依然符合法律规定的捐献条件,但核心问题在于利益相关方从一个家庭增加至两个家庭。人体器官移植伦理委员会作为第三方,既要重视受体基本的生存权,还要考虑其进行移植术后的生命质量和生存时间。既要尊重供体无偿奉献的自主意愿,更应考虑保障其基本的生命健康权和捐献器官后的生活水平、工作能力。本次案例,除把握好以上这些要点之外,还要兼顾到两个家庭的利益以及供体的家庭角色。

在伦理委员会专家做了反复的讨论和权衡利弊后,最终一致决定同意这对母女实施活体肝移植手术,其中现任丈夫的充分支持为最终的审查结果产生了极大的积极影响。手术顺利,供、受体在家庭成员们的祝福下康复出院,并回归各自的家庭承担自己的角色。本案例中,由于牵涉两个家庭,伦理审查应该格外严格谨慎,充分考虑两个家庭各自成员的意愿,并最终做出决定。

第二节　痴呆受体接受健康供肝

患儿是个痴呆儿童,因"胆道闭锁"入院,父母人到中年,三代单传,对其倍加呵护。而如今患儿因为胆道闭锁需要实施肝移植手术。父母和爷爷奶奶都极力表态同意将自己的部分肝脏捐献给患儿,以挽救患儿的生命。而对一个痴呆儿童来讲,如果实施了肝移植手术,患儿的智力仍然不会恢复,虽然全家都同意为患儿实施活体肝移植手术,但是伦理专家们考虑的问题就要更为全面,到底救还是不救?伦理专家也为此难下定论。

一、法律规定

依照《人体器官移植条例》相关规定,直系血亲或者三代以内旁系血亲都可以作为活体器官移植供体实施器官移植手术。也就是说,本案例中患儿父母以及爷爷奶奶都符合法律的相关规定成为器官移植的供体方。而相关条例中，也没有对受体对象是智障而加以限制。

二、伦理辨析

作为三代单传的患儿，在这个家庭中占据着核心地位。他是家庭所有成员的精神支柱。然而患儿除了疾病之外，还是个智障儿童，这在伦理方面产生了较大的争议。

支持者认为即使受体是智障儿童，他们也是社会和家庭的一分子，应该享有治疗的权利。重视生命、重视健康对社会上每一个人来说都是平等的。这个家庭无法接受失去患儿这一重要家庭成员的结果，因此无论手术结果如何，家庭成员都希望竭尽全力救治患儿。反对者认为由于自理能力极其有限，智障儿童将一辈子需要亲属的照料。肝移植手术后，终生服药和生活细节上更需要谨慎对待，这不是一个智障儿童能够完全自主执行的。一旦因为自我照顾不周导致发生排异反应等情况，就意味着对器官捐献供体的极度不珍惜。

本案例中，观点一从受体角度出发，认为智障儿童首先是社会公民，必然拥有基本的生命健康权；此外从伦理学角度出发，每个人的生命都应该是平等的，因此，智障儿童当然也拥有接受活体供肝治疗的权利。观点二从供体及家庭乃至社会的角度考虑，认为有智力缺陷的儿童接受活体肝移植手术后，虽然肝脏疾病获得了治愈，但其智力缺陷依然不能恢复，甚至需要家属更为精心的照料，若因为其自我照顾不周而导致排异反应，即是对供体肝脏的不珍惜以及对社会资源的浪费。

从医学伦理角度来说，该儿童是一位患者，应该享有基本的治疗权；其次根据医学伦理学的基本原则，医生的诊治行为首先应以保护患者的利益为前提，即必须遵循有利原则。此外，应该同时尊重患者及其家属的意见，即遵循尊重原则，本案例中，由于患者不具备自主行为能力，因此应该尊重患者监护人的意见。器官移植伦理委员会进行伦理审查时，对本案例进行了全面剖析，经过与会伦理专家反复商议和讨论后，从生命平等的角度出发，认为其享有公平的治疗权，同时考虑到监护人及家属均强烈表示愿意捐献肝脏并负责照料患儿今后的恢复和生活，最终表决结果为同意实施活体肝移植手术。

对此类案例进行伦理审查时，首先应该考虑的是患者首先是一个人，其次是一个患者，最后其有一定的缺陷，但其生命本身的价值跟正常人应该是相同的，因此，不应该剥夺其获得身体健康的权利。此外，通过本案例可以发现我国活体器官捐献的立法缺少受体接受条件的相关规定，有待进一步完善和发展。

第三节 "两供一受"活体肝移植

本案例发生在成人活体肝移植中,患者患有重症肝炎,病情危重,已经处于肝昏迷。而公民逝世后捐献器官短缺的情况下,患者没有时间等待捐献的肝脏。就在这时,患者的哥哥和妹妹愿意捐肝给患者,经过一系列的检查显示,两位亲人都符合捐献部分肝脏的条件。对于患者来说,本身情况差,病情危重,单靠一个"供体"实施肝移植手术是无法挽救患者的生命,经过精准的医学计算,只有两个人的半肝才能治疗患者,挽救患者的生命。一个受体,两个供体,三个家庭,每个人在自己家庭中所承担的责任,关系错综复杂,牵涉的人员关系网较多,而且受体本身的病情又这么危重,医生很难保证手术后患者的健康,如何衡量家庭关系中的角色,如何做好取舍,是伦理会议中需要反复斟酌的。

一、法律规定

依照《人体器官移植条例》相关规定,直系血亲或者三代以内旁系血亲都可以作为活体器官移植供体实施器官移植手术。也就是说,本案例中患者的哥哥和妹妹可以捐献部分肝脏给患者实施肝移植手术。

二、伦理辨析

患者患有重症肝炎,病情危重,处于肝昏迷状态。目前唯一的方法就是需要两个供体的半肝实施肝移植手术才有希望挽救患者的生命。一个受体,两个供体,三个家庭,每个人在自己家庭中所需承担的重要角色,伦理争议自然在所难免。

支持者认为患者已经重症肝炎,肝昏迷状态,急需实施肝移植手术,并且单靠一个"供体"实施肝移植手术无法挽救患者的生命,只有两个人的半肝才能治疗患者,在供体短缺的情况下,作为患者的哥哥和妹妹均能够与患者配型成功,且两人均表示愿意为患者供肝,对患者来说是无疑是非常幸运的,而且兄妹作为供体完全符合我国法律规定,因此应该给予支持。反对者则认为受体病情如此危重,如果术后没有预期恢复良好,三个家庭的每一个成员难以面对这种残酷的后果,这可能意味着对两位器官捐献供体的极度不珍惜。此外,无法明确患者的哥哥和妹妹为亲人捐献器官是否出于自愿,还是为了迎合家庭的利益,被迫做出牺牲,移植手术是否对患者的哥哥和妹妹存在着一定的"道德绑架"? 二人是否知晓成人肝移植供受体手术的巨大风险性？

本案例中包含着多重伦理学问题和现实问题，给伦理审查带来了巨大的考验。一方面，供体从通常状况下的一位增加至两位，意味着一旦移植手术中任意环节出现问题，出现的损失将是通常状况下的两倍甚至更多。另一方面，利益相关方从通常的两个家庭增加至三个家庭，涉及利益相关的家庭成员增加，两位供体作为各自家庭的丈夫和父亲或者妻子和母亲，若在手术中出现意外，谁来承担这些家庭的责任。此外，本案例中，部分反对者认为无法明确供体自愿捐献器官这一行为的真实性。

本案例从医学正义及法律依据等方面均支持移植手术的决定，因此关键点在于核实供体自愿捐肝的真实性及相关家属的真实意愿。其中，若供体自愿捐肝，则不存在"道德绑架"的伦理问题，若相关三个家庭的家属均愿意实施移植手术，且在充分了解手术风险的情况下表示愿意接受一切后果的话，则不存在相关利益方出现利益冲突的问题。

经过伦理委员会深入审查确定供体捐献意愿的真实性，同时三个家庭成员均作出实施手术的决定，并表示愿意接受一切后果，伦理表决结果为同意实施活体肝移植手术。此类案例由于牵涉相关利益方增多而导致伦理审查较为困难，解决的重点应该是找出伦理问题的核心矛盾点，并找到合适的途径去化解伦理矛盾。如本案例中若供体在移植手术中出现意外，其家庭责任谁来承担，相关家庭成员能否接受等问题，通过使供体及其家属充分了解移植手术的风险并作出自愿同意的决定后可作为伦理审查的重要参考依据。

对一个受体需要二个或二个以上供体的活体器官移植案，需要极其严谨与慎重的医学和医学伦理审核，切实维护供受双方的健康利益。

第四节　母亲流产治患儿

患儿因先天性"胆道闭锁"过几天就要实施肝移植手术了，供体就是患儿的母亲。两周前医院器官移植伦理委员会已经审查批准通过。但是就在手术前几天，肝移植手术的捐肝者，也就是患儿的母亲发觉自己竟然怀孕了，面对着新生命的到来，又面对着病情已经非常危重的患儿，母亲难以取舍，到底是留下肚子里的新生命，还是拯救肝硬化腹水的患儿？母亲经过几番纠结，与患儿父亲多番商讨，终于下定决心，先做流产手术，一个月后为患儿实施了肝移植手术。

一、法律规定

母亲作为患儿的直系亲属,符合《人体器官移植条例》关于供体适用范围的相关规定。然而,作为怀孕中的母亲是否可以作为捐献者,法律没有明文规定。

二、伦理辨析

一边是作为供体的母亲怀孕,一边是患儿的生命垂危,这个家庭面临着两个生命的抉择问题,如果留下肚子里这个孩子就意味着要放弃那个生病的宝宝,如果要挽救那个生命的孩子就必须放弃肚子里的宝宝,这一两难的局面引发了诸多伦理问题。

首先从受体角度出发,患儿因"胆道闭锁"已经处于终末期肝病状态,急需实施肝移植手术,并且摆在面前的现实困境是除了患儿母亲之外,无法在短时间内等到符合法律规定且与他相匹配的捐献供肝,若母亲无法为其捐肝,则该患儿就面临着死亡的结局。

从供体的角度考虑,供体作为患儿的母亲,与患儿配型成功且符合我国法律规定的捐献范围,原本可以顺利进行捐献,但供体除了是母亲外还是一名孕妇,属于法律规定的弱势群体,此时进行器官捐献违反了伦理学保护弱势群体的原则。此外,不论供体最终是否进行器官捐献都将承担巨大的伤痛和长久的自责。从母亲腹中的胎儿角度考虑,这个胎儿虽未出世,但他也是一个生命,生命的价值是至高无上的。而他在本案例中最终成了被牺牲的那个,失去了成功诞生于世上的机会,这不免令人遗憾。

最后,从整个家庭进行考虑,不论是否实施活体肝移植手术,最终都会给这个家庭造成无法挽回的损失和伤痛。本案例的特殊之处在于,牵涉的任何一方都是弱势群体,因此不论从哪一方的角度考虑,都有充分的理由选择接受手术或拒绝手术,但综合各个角度进行考虑后依然无法武断地评判父母的选择正确与否,也无法就其是否违反伦理道德下定论,因为本案例既无明确的法律条文可依据,又无有效的科技手段可避免,这反映出我国当前活体器官捐献立法的不完善,同时为未来活体器官移植医疗手段的发展方向提供了指引。

本案例中,父母最终选择了人工流产来拯救胆道闭锁的患儿,并实施了移植手术。可以预见,此类案例在现实生活中完全有可能再发生,如何避免让更多的家庭陷入如此困境,同时避免更多的伦理争议,笔者认为可以从以下三个方面着手。第一,加快我国活体器官移植立法,增加特殊群体作为供体时的限制或要求;第二,扩大活体器官捐献的范围,若此案例中出现可以为患儿捐肝同时又符合法律规定的捐献范围,患儿父母就可以不必面临两难局面,两个孩子也可以不必面临非此即彼的选择;第三,加快活体肝移植技术的发展,所有科技进步带来的伦理学问题也可以通过进一步发展科技获得解决,假如活体肝移植技术的进步带来孕妇可以在不流产的前提下安全进行部分肝脏捐献的结果,那本案例中存在的伦理困境自然也就从根本上得到了解决。

第五节　生活无度的受体

患者因"肾功能衰竭"需要实施肾移植手术,患儿的父亲眼看着自己的儿子年纪轻轻就要一辈子与血透打交道,血透后的极度虚弱让患儿父亲心疼不已。55岁的父亲决定捐出一侧肾脏给自己唯一的儿子。经过各项检查,双方肾脏匹配程度较高,可以实施肾移植手术。父亲满心欢喜,即使捐出自己一侧肾脏也是高兴不已。活体肾移植手术顺利,父子顺利出院,但万万没有料到,儿子因为沉迷游戏,沉迷玩乐,透支生命,两年后竟然发生移植的肾脏失去功能的结局,就这样,父亲的一侧肾脏在两年后被儿子无度的生活给消磨殆尽。

一、法律规定

供体父亲作为患儿的直系亲属,符合《人体器官移植条例》关于供体适用范围的相关规定。但是,由于法律方面缺乏对受体进行一定制约和限制的规定,导致部分活体手术由于受体的不珍惜和生活无度最终面临失败的结局。

首先应看到这类个案总体上与整个活体器官捐献的审核有一定关系。但人是多择性的,人是可以变的。医院伦理委员会的审核应该加强,但也不是全部约束。加强对受体的行为调查,了解后也能逐步纳入审核的内容之中。对于不遵纪守法、行为放荡、涉毒赌黄者,予以更多的谨慎。

二、伦理辨析

患者的父亲本着伟大的父爱和无私的奉献精神为患者捐献肾脏,帮助患者恢复了健康,但患者不但没有好好珍惜来之不易的健康,反而因沉迷游戏而透支生命,最终导致父亲捐献的肾脏功能衰竭而再次面临生命垂危的状况。

在我国每年约有30万患者急需器官捐献来挽救生命,其中只有约5.3%的患者最终可以获得捐献,能够成功进行活体器官捐献只占患者总人数的0.83%[1]。在整个活体器官捐献及移植过程中,供体为挽救受体的生命牺牲了自身利益,永久地损失了身体部分器官,同时承担着手术风险、术后恢复不良的风险,以及手术失败失去患者等种种风险。医疗机构为实施器官摘取与移植手术消耗了大量医疗资源。

从各个方面而言,活体器官是十分珍贵且稀缺的资源,受体能够获得活体器官捐献是异常幸运的,同时受体也是活体器官捐献的利益相关方中获利最多的一方,获得重新恢复健康的机会后至少应该心怀感恩,珍惜生命方能算是不辜负供体、医务人员以及医疗机构等的付出。而本案例中受体不仅没有对捐献肾脏的父亲有丝毫感恩之心,反而沉迷网络,透支生命,最终使得捐献的肾脏功能衰竭,不仅是对活体器官资源的极度浪费,更是对父亲牺牲的极不尊重。就结果而言,此案例的利弊分配极不平衡。

出现本案例所示的结果,说明了我国活体器官捐献立法的不完善以及我国器官移植伦理委员会在建设和伦理审查方面的缺失。我国法律方面缺乏对受体是否可以接受器官捐赠的制约和限制,因此在本案例中,即使父亲的付出最终成为一种资源浪费,对患者最多也仅限于道德上的谴责,而无法使其承担相应的责任或惩罚,这对供体、其他患者以及医疗机构和医务人员都是不公平的。可见,活体器官捐献立法有必要对受体接受资格进行一定的限制。

此外,即使法律对此类现象进行了相应的规定,但要发现受体是否符合资格,依然需要活体器官移植伦理委员会通过深入的伦理审查进行核实。由于我国部分医疗机构伦理委员会自身建设的不足以及缺乏系统的伦理审查指导方针等原因,导致伦理审查流于形式,或在权衡供受双方权益时更注重医学价值的评估而忽略了双方社会价值的评估,从而无法在审核过程中充分考量器官受者的生活态度、个性、价值观等,最终使得供者的这种奉献成为一种资源浪费。因此,如何审查和评估供受体双方的道德水平与价值观,使整个捐献行为在合法合规的前提下更符合伦理原则,这些也是伦理委员会在今后的工作和发展中需要不断探索和总结的。综上所述,要避免类似案例的发生,需要从完善活体器官移植立法以及加快医疗机构伦理委员会建设两个方面入手,提高审查内容的全面性、审查过程的科学性以及审查结果的真实性,同时保证审查条目有法可依。

参考文献

[1] 国家卫生健康委员会.2018年7月31日新闻发布会文字实录[EB/OL](2018 - 07 - 31).
http://www.nhfpc.gov.cn/zhuz/xwfb/201807/903cf262b2904e16b0206d32f188339b.shtml.

第十二章

活体器官捐献特殊情形

导读语

    进入 21 世纪以来，世界活体器官移植实践中，涌现出一种特殊的小概率事件，例如非亲属间交叉捐献器官，未成年人、精神病患者捐献器官等。这些特殊案例出现的最初目的是为解决器官短缺难题，但是反而使得学术界对本已经复杂的器官捐献领域出现更多的学术争议。

    作为一种非常复杂的特殊现象，学界很难用对和错、应该和不应该去评判已经发生的案例，人们更应该从有利于挽救生命和促进器官移植事业的角度出发，在遵从事件发生地法律的前提下，以及全面考虑供体权利的基础上，高度重视此类特殊事件的发生与转归。本章将对几个重要的特殊现象及其争议焦点进行讨论，以期对学界以及我国的器官捐献事业有所启发与促进。

第一节 非亲属间交叉捐献器官

2007 年 12 月,来自湖南的两名尿毒症患者急需进行肾脏移植手术挽救生命,其各自家庭的所有亲人均未能与该二人配型成功,但两个家庭中各自肾源提供者恰恰能与对方匹配,只要彼此交换供体肾源(以下简称"交叉换肾"),双方家庭的受体就都能得到最好的手术效果。然而,双方家庭的这项共同的意愿却被两位患者所在的某医院伦理委员会以8∶1的表决结果所否定,理由是我国《人体器官移植条例》规定活体器官移植只限于在配偶、直系亲属、三代以内旁系血亲以及"因帮扶形成的亲情关系"之间进行。

然而在 2008 年 1 月,海南省农垦总局医院在基于相同事实的基础上做出了截然相反的认定,认为双方家庭已经形成了"因帮扶形成的亲情关系",这场引起社会广泛关注的肾移植手术最终完成。在此事件中,不同医院在相同事实情况下做出了相互矛盾的认定,将"人体器官交叉移植"(以下简称"交叉移植")涉及的深层次问题集中展现出来,引起了社会各界广泛关注和讨论。人体器官移植涉及医学、法律、伦理等诸多因素,在世界各国都是一个极具争议的问题,而本案"交叉移植"涉及的问题更为复杂、敏感。

一、法律规定

1. 我国的相关规定

2007 年颁布实施的《人体器官移植条例》是我国规范人体器官移植的基本法,但对于可否进行"交叉移植"的问题,该法并无直接明文规定,但也未直接明文禁止,而是通过"因帮扶形成的亲情关系"这一极为抽象的概念性描述,为"交叉移植"提供了法律与逻辑上的可能[1]。由于该项原则的规定存在相当的模糊性,毫无疑问给其解释和具体操作留下诸多灰色空间与边缘地带,现实中由此产生巨大的争议与分歧亦无法避免。人们注意到,尽管"交叉换肾"手术成功,双方家庭均表示满意,但有关卫生主管部门则通过新闻媒体表示将对此事件予以深究,显然表明有关法律问题仍悬而未决。基于此,当时我国学者主要形成了三种观点。

第一种观点是,"交叉移植"在我国的立法尚属空白。国内第一个家庭间"交叉换肾"手术实施者陈忠华教授认为:"交叉移植"既无法律支持,也无法律反对,

《人体器官移植条例》没有考虑这类多家庭间互换肾脏的"小概率事件"[2]。

第二种观点是，"交叉移植"为我国现行法律所禁止。有学者认为：根据《人体器官移植条例》第 10 条规定，"活体器官的接受人"严格限于两种人：一是法律明示的器官捐献人的亲属，二是"拟亲属"——"与活体器官捐献人存在因帮扶等形成亲情关系的人员"。"交叉换肾"事件中的两个"活体器官接受人"均不属于上述两种情况中的任何一种[3]。开展"交叉移植"主要受行政法律规范制约，既然法无明文规定可以为之，因此即为我国法律所禁止。

第三种观点是，"交叉移植"符合现行法规的立法精神，但应当通过法律解释（包括立法解释、司法解释）进一步明确法律的目的和精神[4]。"交叉换肾"可以属于"因帮扶等形成亲情关系"，且不具有社会危害性，不宜追究实施手术医院的行政责任。

为了避免由"因帮扶形成的亲情关系"这一模糊表述导致的伦理问题，2009年底，卫生部印发了《关于规范活体器官移植的若干规定》，其中第二条第三项将因帮扶等形成的亲情关系明确限定为：养父母和养子女以及继父母和继子女之间的关系。至此，第三种观点用"帮扶关系"解释本案例符合的情形也被政府规章明确解除。

2. 其他国家的做法

对于"交叉移植"，世界各国以不同的判断标准予以不同的规定。归纳起来，其立法态度主要有以下几种类型。

一是绝对禁止非亲属间的活体器官捐献，则当然禁止了"交叉移植"。在无压力下进行活体器官捐献几乎是所有国家都确定的一个原则。有些国家的法律认为，亲属的活体器官捐献不可能是在毫无压力的情形下作出，多数亲属都是基于道德以及担心无法在日后面对亲人而考虑不得不捐献。为避免法律的尴尬以及防止人体器官的捐赠成为一种亲属间的法定义务，立法强调活体器官的供体与受体仅限于有血缘关系的亲属，或禁止亲属之间进行不可再生器官的活体捐献。

二是原则上禁止非亲属间的活体器官捐献，但以"交叉移植"为例外。根据英国 1989 年的《人体器官移植法案》(*Human Organ Transplants Act*, 1989)的规定，从活体上摘取器官或组织是一种犯罪行为，除非受体与供体之间存在遗传关系。可见在该立法下，活体器官移植只能发生在亲属之间。但是，在该法案下又产生了一个机构——非遗传性器官移植管理局，它被赋予对符合某些条件则可以在遗传上无关的人之间进行器官移植的准许权，为"交叉移植"提供了法律上的可能。考虑到"交叉移植"名义上并不属于器官买卖，现实中英国已经允许并实际实施此类手术。

三是法律不明文禁止"交叉移植"。很多国家的立法都没有明文禁止"交叉移植"，甚至个别国家还采取有效措施积极促进这种做法。例如，荷兰由国家参与建立资料库，为来自不同家庭的患者提供咨询；美国有些州由州政府建立资料库，推动不同家庭之间实现有效的"交叉移植"[5]。

以上三种观点，很难以优劣高下来划分、评价。每种观点都是基于维护人类生命、健康、人格尊严考虑，在伦理矛盾中进行两难选择的结果。对立法者与社会而言，切合本国文化与法律传统的"交叉移植"立法也许才是最好的选择。

二、伦理辨析

对于"交叉移植"，学界一直争议不断。不可否认，"交叉移植"确实可能导致诸多的伦理学问题，如可能导致器官买卖。因为在家庭纽带紧密、亲情比较深厚的儒家文化中，家庭成员之间义务捐献器官是能够做得到的，而家庭以外的第三者如果同意捐献，则很可能出于金钱动机，并且在这种交易中，很难查明究竟是"无偿"还是"有偿"。其次，手术风险谁来承担的问题。由于活体器官捐献对供受双方都可能产生伤害，而家庭间进行交叉移植时所涉及的供受方增多，一旦手术失败则可能出现三种情况：一是一方索赔，二是收回向对方提供的肾脏，三是找医生算账。此时非常容易产生医疗纠纷甚至司法矛盾。另外，双方所提供的器官质量不同，可能存在不公平的问题。供体肾脏的质量与供体的年龄、身体状况、生活习惯等诸多因素有关，因此家庭之间进行交叉换肾时，两方提供的肾脏质量很可能是不同的；而受体接受器官移植后所产生的排异反应及恢复情况也是不同的。

在 2010 年以前，即《关于规范活体器官移植的若干规定（试行）》实行之前，我国曾有多起家庭之间进行"交叉移植"的案例[6]，虽然仅限于两个家庭的范围，但证明此举确实能拯救两个家庭的患者生命，在伦理学上很难有理由禁止这样做。如果器官捐赠者是在完全知情的情况下并自愿做出的行为，而行为结果又能拯救其他患者的生命且对自己伤害又不是太大，那么从伦理角度上是可以行得通的。从法律角度上，刘炫麟学者认为作为部门规章的《关于规范活体器官移植的若干规定》将"因帮扶等形成亲情关系仅限定在养父母和养子女、继父母和继子女之间的关系"，既可以认为是对上位法《人体器官移植条例》的进一步细化，又可以认为其有违反上位法之嫌，因此在实际操作中，可以在规范技术应用和避免社会危害的基础上,适当允许"交叉移植"的开展。另外,如果确实存在可进行"交叉移植"的条件,但因为法律条例不允许就让两位患者在等待中死亡,这是否直接违反了我国《执业医师法》的相关规定,并且违背了基本的医学伦理学原则。从社会角度上,在全球器官短缺的大背景下,有"交叉移植"这种有助于缓解器官短缺现状的途径而不用,从而导致更多的患者在等待中死亡,这一做法是否可取仍有待商榷。

三、建议

所谓"交叉移植",是指两个或两个以上的患者家庭成员互为对方家庭成员提供活体人体器官捐献为条件,并由医疗机构实施活体器官移植手术的活动。开展这种活动的根本目的在于解决各自亲属间配型不符的问题。目前全球器官短缺形势严峻,在美国,2007 年约有 5 万例患者在等待器官的过程中死亡;在欧洲,平均每天有 12 例患者在等待中死亡;在中国,每年仅有 5.3% 的患者能够获得器官捐献。因此,"交叉移植"有潜力成为缓解目前器官短缺现状的措施之一,并且"肾源交换"近年来已经成为国际上较为常见的一种做法。美国霍普金斯大学医学院于 2001 年率先建立了器官移植配对系统,目前已有数十位患者经不同家庭亲属之间肾脏互换,顺利完成了肾脏移植手术。"交叉移植"手术在我国也已有先例。

我国具备实行"交叉移植"的实践基础,2006 年 4 月 12 日,我国首例两对夫妻间"交叉换肾"手术在武汉同济医院进行并获得成功。2007 年 5 月 1 日《人体器官移植条例》实施后,武汉同济医院、广州军区第二总医院以及解放军第一五三中心医院也分别在符合该《条例》相关规定的情况下进行了 5 例亲情交换器官移植手术。因此,笔者认为我国可以适当放宽活体器官供受体之间的范围限制,在一定程度上允许"交叉移植"的开展。

我国可以借鉴国际移植学会捐献肾准则规定的七条标准制定相关的法条:① 只有在找不到合适的尸体捐赠者或有血缘关系的捐赠者时,才可接受无血缘关系者的捐赠;② 接受者及医师应确认捐赠者出于利他的动机,而且有一位社会公正人士出面证明捐赠者的"知情同意"不是在压力下签字的;③ 不能为了个人的利益向没有血缘关系者恳求或利诱其捐出肾脏;④ 捐赠者应已达到法定年龄;⑤ 活体无血缘关系的捐赠者也应符合伦理学、医学和心理学方面的捐肾标准;⑥ 接受者本人、家属或支持捐赠的机构不可付钱给捐赠者,避免误导器官是可以买卖的,但可以补偿捐赠者因手术而造成的损失;⑦ 捐赠者与接受者的诊断和手术必须在有经验的医院中施行,而且希望义务保护捐赠者权益的公正人士是同一医院的成员但不是移植小组中的。

另外,可以从以下几个方面进行完善。第一,完善知情同意制度。由于交叉移植的特殊性,医疗机构应当向捐献人和接受人充分说明手术风险、术后并发症、替代医疗方案、风险收益以及利弊等,并征得其书面同意。第二,建立国家主导的活体器官交叉捐献共享平台,允许不同家庭间进行器官配型。第三,设置适当的活体器官捐献补偿制度,以代替纯粹的无偿原则。

第二节　未成年公民捐献器官

关于未成年人能否成为捐献器官的供体一直有较大的伦理争议。我国大陆、香港特别行政区、台湾地区、澳门特区的人体器官移植条例规定了未成年人不能成为活体器官移植中器官的供体。生活实践中还是有此类事件发生,如一位 17 岁的女儿想要把肾换给患有尿毒症的母亲,但医院依据《人体器官移植条例》第八条"捐献人体器官的公民应当具有完全民事行为能力"的规定而拒绝手术。

这里还有一个真实的案例。一位 17 岁的未婚母亲,她的女儿罹患了严重的肾脏疾病,如果在女儿陷入危重状态之前还不能找到合适的器官进行肾脏移植手术的话,女儿将面临死亡。17 岁的母亲愿意捐献她的一个肾脏给女儿以挽救她的生命。虽然这位 17 岁的母亲可以再等几个月,直到她到达法定年龄,但是罹患肾脏疾病的女儿极有可能在这几个月的等待时间中丧失最终的手术时机,甚至是丧失生命。

我国立法出于保护未成年人的考虑禁止未成年人成为活体器官移植的供体,但也有国家对于未成年人捐献器官的态度是较为灵活的,如日本、土耳其、丹麦、挪威、法国。

一、法律规定

1. 我国的相关规定

我国要求活体器官捐献者必须满足法定的主体条件,这个主体条件包括行为能力条件和身份条件。我国要求活体器官捐献主体必须是具有完全民事行为能力且年满十八周岁者。《刑法修正案(八)》指出:"摘取未满十八周岁者的器官,可以构成故意伤害罪。"身份条件是指活体器官捐献人和接受人应该具备的身份条件。我国分别于2007年和2009年发布《人体器官移植条例》(以下简称《条例》)和《关于规范活体器官移植若干规定》限定活体器官接受人为活体器官捐献人的配偶、直系血亲或者三代以内旁系血亲,或者有证据证明与活体器官捐献人存在因帮扶等形成亲情关系的人员(即养父母和养子女、继父母与继子女),并限定配偶必须为结婚3年以上或者婚后已育有子女的。

关于公民的民事权利能力和民事行为能力,《民法总则》第十一条规定:"十八周岁以上的公民是成年人,具有完全民事行为能力,可以独立进行民事活动,是完全民事行为能力人。十六周岁以上不满十八周岁的公民,以自己的劳动收入为主要生活来源的,视为完全民事行为能力人。"第十二条规定:"十周岁以上的未成年人是限制民事行为能力人,可以进行与他的年龄、智力相适应的民事活动;其他民事活动由他的法定代理人代理,或者征得他的法定代理人的同意。"

2. 其他国家的相关规定

由于活体器官移植的风险性,各国对于未成年人捐献活体器官的规定均较为严格。允许未成年人捐献器官的国家同时设立了诸多限制条件以保护这一群体,这些限制条件可以被总结为以下几个方面:一是法定代理人或监护人的同意;二是如果未成年人有识别能力,要经过本人的同意;三是必须捐赠给其近亲或挚友[7]。芬兰1985年第355号法律对未成年人捐献器官做了如下规定:"只有至少年满18周岁的公民方可捐献不可再生之器官,未满18周岁的公民只能捐献可再生之器官。"1976年法国的相关立法也没有完全禁止未成年人捐献器官,其相关规定为:"如果供体是未成年人,那么他(她)必须是受体的兄弟或姐妹"[8]。

美国有些州法院支持未成年人捐献人体器官(如密歇根州允许满14周岁者捐献非再生组织)[9]。西班牙法律规定:"任何情况下,人体器官应用都必须尊重个人最基本的权利以及生物医药研究的伦理要求,未成年人即使取得其父母或监护人的同意也不允许进行器官摘取。"因此,西班牙的潜在捐献者必须达到法定年龄,否则其捐献意愿无效。文中第二个案例发生在西班牙,一度使得当地人们对这一条款是否适用任何情况产生了怀疑。这位母亲在当地申请法庭审理,希望得到她能够为女儿进行器官捐献的司法授权。2007年10月18日,西班牙塞维利亚的一审法院做出了同意捐献的司法裁决。这一事件的处理尽管让人们觉得公平和正义,但是从法律技术上讲,判决与现行法律相抵触[10]。

二、伦理辨析

目前国际上的普遍共识是不提倡未成年人进行器官捐献。首先活体器官移植会对供体造成健康损害。因为,活体器官移植是一种高难度的医学科学技术,存在着一定的健康损害甚至是死亡风险。活体器官移植需要对供体实施手术,就会使供体身体器官的储备功能受到一定贬损,导致其健康在一段时间内受到损害。由此看来,现代医学理论所认为的活体器官移植对供体的生命健康不会造成损害的论断只是相对而言,而在绝对意义上活体器官移植对供体的生命或健康是具有一定的损害或是有这种风险的。而未成年人由于正处于生长发育阶段,此时若丧失部分不可再生器官对其未来的健康存在更多不确定性。此外,与具有完全民事行为能力的成年公民相比,未成年人在进行活体器官捐献时缺乏足够的自我判断及对捐献后果的理解和承担能力,容易引发未成年人权益的损害。基于此,我国部分伦理专家坚持未成年人为弱势群体,应该对其权益给予特殊的保护,且限制民事行为能力人的生命和身体健康均需要受到同等的保护。

但是未成年人活体器官移植是根据器官移植的供体来源划分的,但实际上,"未成年人"并不是一个预设的标准法律概念,而是不同国家和地区根据各自的情况,以生理年龄为标准界定法学意义上的未成年人,实际上各国对未成年人的规定并没有统一的标准,但大致在 18 岁左右[11]。

在我国,未成年人是指未满 18 周岁的公民。民事行为能力也以 18 周岁作为年龄界限。此外,限制民事行为能力的未成年人也可以区分为很多情况:有的经济完全独立,生活来源完全依靠自己自理;有的心智尚未完全成熟,是非常需要得到保护的一类弱势群体。我国法律也规定十六周岁以上不满十八周岁的公民,以自己的劳动收入为主要生活来源的,可视为完全民事行为能力人。因此,第二个案例若发生在中国,则 17 岁的未婚母亲是否可以视作具有完全民事行为能力人或者是限制无民事行为能力人,主要取决于这位母亲是否以自己的劳动收入作为主要生活来源。如果参加工作,以自己的劳动收入来源,可以视作完全民事行为能力人。如果没有参加工作,也没有以自己的劳动收入作为主要生活来源,则该母亲将被视作限制民事行为能力人,不符合捐献人的法定条件。

另外,关于未成年人判断能力而言,有研究显示,7～8 岁的儿童已经能够合理分析客观事物和事件,11～15 岁的儿童,已经具备了对假设情景(包括器官捐献在内的情景)进行分析的能力,14 岁儿童的判断能力和成年人的判断能力相当[12]。

从单纯的伦理学角度而言,亲情在我国传统文化中占据十分重要的位置,因此若捐献者有为亲属捐献器官的强烈意愿,但由于其无完全民事行为能力而无法捐献器官,只能眼看着自己的亲人痛苦地死去,从而留下终生的悔恨和遗憾,这种做法虽然符合法律规定,但在法理之外不免令人唏嘘。法律行为的成立的确需要民事主体具有相应的行为能力,但是社会经济的发展、科技的进步以及人的需求是不断变化的,因此立法也应随着各方面需求的变化而不断进步[13]。据有关学者分析,我国年均活体器官捐献总量虽已达到全球第二位,但相对捐献量却位于倒数几位[14],造成这一结果的原因之一是我国活体器官捐献者的范围限定过于狭窄,因此,建议适当放宽捐献范围。

三、建议

鉴于满足未成年人对父母、同胞兄弟姐妹及未法定婚生子女的亲情和心理需求,可以在严格的规制下,在一定程度上允许未成年人捐献器官。鉴于提出这一建议的谨慎性,学者们都假设提出了未成年人进行器官捐献必须遵循更为严格的程序。首要前提是以确定捐献的充分必要性和必须保护其个人的生命健康权,因此必须对其进行必要的医学评估,以确保捐献者在捐献前后的健康状况不会因为捐献行为受到伤害。其次,由所在医院和省级专业机构进行二级伦理审查,审批是否同意当事人所在医院的该项决定并出具审批报告。最后,捐献人签署书面的知情同意书是法定的必备程序和捐献要件。此外,允许以医疗为目的或出于特殊的器官移植事由而摘取未成年人器官的行为必须以立法形式予以具体规定和特别限制。具体包括以下几点。

第一,最大利益原则。一般而言,未成年人在进行活体器官捐献时,缺乏足够的自我判断能力及对捐献后果的理解能力。因此,器官的摘取只能以客观上最有利于捐献者的最大利益为原则。对捐献者最大利益的判断,应综合多方面的因素,笔者认为至少应当考虑以下几方面的问题。① 患者与捐献者存在的情感状况,如关系亲疏、依赖程度等可以作为衡量他们之间情感状况的依据。② 捐献者的家庭利益。如只有在家庭无其他成年活体器官捐献者的前提下,方能对未成年人的活体器官捐献予以考虑,并且家庭成员的亲密程度也是考虑的内容。③ 捐献对捐献者将造成怎样的心理影响。捐献者若不捐献,其亲属将因得不到救治而死亡,这可能使其情感上受到极大冲击,甚至成为其终身的懊悔与悲痛,在这种情况下则可考虑让其捐献。④ 捐献者的主观因素,即捐献者对捐献器官的态度是否强烈等[15]。

第二,对可捐献器官的限制。未成年人正处于成长阶段,器官对其身体的重要性不言而喻。因此,立法要对可供捐献的器官予以限制。笔者认为,对未成年人可摘取的器官进行限制,应把握以下几个标准。① 该器官具有非唯一性,器官的摘取不会对捐献者的生命造成实质性的损伤。② 该器官为维系接受者生命所必须,即若不进行该器官移植,则可能造成患者的死亡;反之,则不可进行捐献。如未成年人近亲属的眼球受损而致盲,该未成年人就不能因此捐献眼球。③ 需要对捐献的后果进行医学评估,若可能造成捐献者不可逆的身体伤害,则不可捐献。

第三,特殊正当理由。未成年器官捐献者因其具有特殊的民事地位,其器官捐献须有更为正当的理由,这些理由包括:对于受体来说,其他治疗手段不切实可行;没有切实可行的其他捐献者或该捐献者器官成活率非常显著地优于其他捐献者;捐献对未成年的伤害水平要很低。笔者认为,特殊的正当理由包括但不限于:该捐献行为是救治患者的唯一选择;患者对捐献者而言具有特殊的地位,如是其唯一的近亲属,是家庭的核心成员;在一个突发地对患者十分危急的时刻而不得不进行捐献移植,而实施移植医院的技术有高度肯定性。

第四,监护人同意及后悔权的赋予。为维护未成年人的最大利益,未成年人所做出的器官捐献意思表示须有其监护人的书面同意。英国《2004 人体组织法》第三十章第一部分第二条规定了儿童活体器官捐献的"必要同意"原则:"儿童作为一个活体器官捐献者,其既没有做出捐献意愿的表示也没有否定捐献意愿的行为;他要么没有针对该捐献行为所需的组织做出同意的意思表示,要么他有针对该组织做出决定的权利,但是其未能做出。"在上述三种情况中,"必要同意"是指儿童自己做出同意的意思表示,其监护人同样做出同意的意思表示。坚持监护人同意原则的目的在于,为一个理解、判断能力相对不足的捐献者提供更为合理的意见,以保障其最大利益。此外,未成年活体器官捐献者在其器官摘取前对其做出的捐献意思表示享有无条件撤回权。

第五,受体范围的限制。《人体器官移植条例》第十条规定了活体器官捐献的受体为活体器官捐献人的配偶、直系血亲、三代以内的旁系血亲,或者有证据证明与活体器官捐献者存在因帮扶等形成亲情关系的人。

未成年人捐献肾、肝、肺等器官,原则上不应予以支持。有专家认为,未成年捐献者的受体范围应相对地予以缩小,具体缩小到什么程度为宜,应考虑未成年人的血亲等、家庭成员亲疏关系。因此,活体器官受体范围应局限在活体器官捐献人的父母、子女、兄弟姐妹为宜。首先,父母作为未成年活体器官捐献者的直系血亲,为第一亲等,可成为活体器官捐献的受体。其次,不排除未成年人是非婚生子女的情况,非婚生子女与婚生子女一样,也为第一亲等的直系血亲。最后,未成年活体器官捐献者的兄弟姐妹,虽为第二亲等血亲,但作为家庭成员,他们之间具有较为密切的亲情关系,所以也可成为活体器官捐献的受体。

第三节　精神病患者捐献器官

我国目前精神病患者的监护看管仍是以家庭为主。但由于经济原因和恐惧心理等多种因素,多数亲属及监护人未能履行责任。医疗机构将特定的人诊断为精神病人,将其与"正常人"区别开来,并基于其对权利秩序造成破坏的威胁而强制其住院,将其与"正常人"隔离开来。精神病患者作为特殊群体的一种,其生存状况、权利保障理应引起关注。

一、法律依据

1. 我国的相关规定

关于精神病患者,《民法通则》第十三条规定:"不能辨认自己行为的精神病人是无民事行为能力人,由他的法定代理人代理民事活动。不能完全辨认自己行为的精神病人是限制民事行为能力人,可以进行与他的精神健康状况相适应的民事活动;其他民事活动由他的法定代理人代理,或者征得他的法定代理人的同意。"精神病人为无民事行为能力人或者限制民事行为能力人,无法认识自己行为的真实意思表示,所做出的捐献行为无效。精神病人的精神健康状况存在缺陷,因此无法得知他们做出的捐献行为是否是自己真实意思的表示,为了更大程度地保护他们的利益,我国规定精神病人是无权作出捐献器官决定的,无论是活体器官捐献还是在其死后的尸体器官捐献。

2. 其他国家的做法

各国立法中除了 1979 年土耳其的法律,其他各国在这个问题上都没有明确的法律规定。行为人的行为应有其意思表示,若是本人没有意思表示的行为能力,由其父母或者监护人代理行使。但器官捐献作为特殊的民事权利,无法考究精神病人的意思表示是否为真实的,父母或者监护人并不能对器官捐献行使代理权。

基于最佳利益原则,多数国家对待这些主体的器官捐献,只要这些人不反对就可以进行捐献。且他们自身的表示也被考虑在内,如瑞典和哥伦比亚的器官移植法律就认为,当无能力人反对时,禁止捐赠。

二、伦理辨析

随着器官捐献事业的发展,特别是面临着当前全球器官短缺的现状之下,精神病人成为器官捐献者的案例不断增多,同时就精神病患者是否可以成为器官捐献的主体在学界引发了诸多争论。有学者认为,精神病患者有无民事行为能力人和限制行为能力人,因此其是否可以成为器官捐献者要针对不同情况区别对待:神志不清、生活不能自理的精神病患者属于完全无民事行为能力人,不能进行任何器官捐献;但对于间接性精神病患者,在精神状态正常且知情同意充分的条件下可以做出器官捐献的意思表示,该意思表示自愿真实时,法律对其效力应该给予认可[16]。

一般情况下,精神病患者判断能力比较低,完全无民事行为能力的精神病患者神志不清、心智不全,无法认识自身行为的性质和后果,因此,此类精神病患者在任何情况下做出的捐献意愿均不具有法律效力,这是毫无异议的。限制民事行为能力人虽然能够在意识清醒的状况下做出符合要求的同意表示,但需要考虑到其情绪的不稳定,假设某精神病患者曾在精神状态正常时表示同意捐献,但是在摘取其器官时病情突发,精神状态失常,此时不再具有民法上的认知和控制的行为能力,那么之前的同意表示无效,此时任何人无权将其器官捐出或取出。另外,根据《人体器官捐献条例》,做出器官捐献书面同意后,在器官移植之前,器官捐献主体可以随时撤销器官捐献的决定,而间歇性精神病患者由于其精神状况不稳定,显然其撤销权无法得到保障,所以从保护这类群体合法权益和受体安全的角度,不应提倡精神病患者作为器官捐献的主体。

精神病患者的精神状态通常难以判断,在实际情况中即使暂时处于精神状态正常状态也很有可能被人利用,同时也容易导致强迫精神病患者捐献器官,严重损害了他们的利益。精神病患者的权利应该受到更多的保护,而不能因为我国器官移植的压力而迫使精神病患者承担捐献器官的义务[17]。

三、建议

精神病患者在认知及智力等方面存在缺陷,无法确保自己的决定经过深思熟虑,也无法积极争取努力维护自身权益,常常需要家庭及社会的援助。因此,从人权保障角度、伦理学角度等均不应提倡将精神病患者作为活体器官捐献的供体。对于任何有可能侵害精神病患者的行为,都应该予以摒弃,才能实现对其人权最大限度地保障。

参考文献

［1］　李娜玲.关于非亲属间活体器官"交叉移植"的法律思考[J].河北法学,2011,29(5)：26－30.

［2］　佚名.绝不鼓励推广"交叉移植"[J/OL].21CN 健康网,http：//health.21cn.com/report/2008/01/07/4124199.shtml.[2009－06－10].

［3］　周永坤.凡法必有弊——评交叉肾移植[EB/OL].http：//guyan.fyfz.cn/blog/guyan/index.aspx? blogid=298377.[2009－06－08].

［4］　王岳."交叉换肾"事件再显法律尴尬[EB/OL].http：//hi.baidu.com/sswxz/blog/item/7b4bc23d46fa57c39f3d621f.html.[2008－05－28].

［5］　刘炫麟.非亲属活体器官交叉移植的法律与伦理问题研究[J].中国医学伦理学,2017,30(10)：1201－1205.

［6］　白晶,邱仁宗.家庭之间"交叉换肾"的伦理考虑[J].中国医学伦理学,2008,(5)：25－28.

［7］　苏小路.活体器官移植的若干法律问题的思考[J].西安文理学院学报(社会科学版),2011,(6)：63.

［8］　杨文.器官捐献的西班牙模式[N].中国医学论坛报,2003－09－18.

［9］　蔡昱.器官移植立法研究[M].北京：法律出版社,2013：481.

［10］张玮晔.西班牙器官捐献组织架构与法律管窥[J].实用器官移植电子杂志,2015,3(3)：82－87.

［11］冯嘉文.未成年人作为供体的活体器官移植的非罪化研究[D].暨南大学,2016.

［12］蔡昱.器官移植立法研究[M].北京：法律出版社,2013,478－479.

［13］史尚宽.民法总论[M].北京：中国政法大学出版社,2000：296.

［14］孙茜.从器官捐献大国到器官移植大国还有多远[J].中国医院院长,2017,(9)：28－29.

［15］孙道锐,牛梦婧.未成年人可作为活体器官捐献的主体[J].天中学刊,2015,30(2)：26－31.

［16］李培.活体器官捐献主体资格探究[J].现代妇女(下旬),2014,(1)：66.

［17］李月华.我国人体器官捐献法律问题研究[D].沈阳师范大学,2015.

附录一

中国器官捐献与器官移植
事业发展大事记

时　间	事　项
2001年3月1日	《上海市遗体捐献条例》正式实施,是中国第一部关于遗体捐献的地方性法规
2003年10月1日	《深圳经济特区人体器官捐献移植条例》正式实施,成为中国第一部器官移植的地方性法规
2005年	在世界卫生组织移植高层会议上,黄洁夫代表卫生部承诺中国要改革器官移植体系
2006年	中国组建人体器官移植技术临床应用委员会(OTC)
2006年7月1日	卫生部颁布的《人体器官移植技术临床应用管理暂行条例》正式实施
2006年11月14日	OTC在广州举行全国人体器官移植临床应用和管理高峰论坛,发布《广州宣言》,呼吁改革
2007年3月31日	国务院正式颁布《人体器官移植条例》
2007年6月26日	卫生部办公厅下发《关于境外人员申请人体器官移植有关问题的通知》,严格限制移植旅游
2009年12月28日	卫生部颁布《关于规范活体器官移植的若干规定》
2010年3月2日	卫生部和中国红十字会启动公民逝世后器官自愿捐献试点工作,成立人体器官捐献工作委员会(CODC)
2011年5月1日	《中华人民共和国刑法修正案(八)》施行,中国死刑罪名增加一条刑事罪名:"器官买卖罪"
2013年2月25日	卫生部和中国红十字会全面启动中国公民逝世后器官自愿捐献工作

时　间	事　项
2013 年 7 月	国家人体器官捐献与移植委员会主任委员、时任卫生部副部长黄洁夫担任中国器官移植发展基金会第四届理事会理事长
2013 年 8 月 13 日	国家卫生和计划生育委员会发布《人体捐献器官获取与分配管理规定(试行)》
2013 年 11 月 2 日	在杭州中华医学会器官移植大会上,38 家大移植中心签署移植医疗机构协约,贯彻落实《人体捐献器官获取与分配管理规定(试行)》
2014 年	重新启动中国器官移植发展基金会的工作
2014 年 3 月	中国器官移植发展基金会主管的"施予受"器官捐献平台成立,是国内第一个器官捐献登记网站
2014 年 3 月 20 日	中国人体器官获取组织(OPO)联盟成立,共 169 家医院参与
2014 年 12 月 3 日	昆明举行的"中国 OPO 联盟大会"上,黄洁夫宣布全国 169 家移植机构全面停止使用死囚器官
2015 年 10 月 17 日	全球器官捐献移植大会上,理事会全票通过决议:中国正式进入国际器官移植大家庭
2019 年初	中华医学会器官移植学分会制定《中国公民逝世后器官捐献流程和规范》(2019 版)等文件
2019 年 1 月 28 日	国家卫生健康委员会发布《人体捐献器官获取和分配管理规定》
2019 年 6 月 30 日	中国器官移植发展基金会"施予受"器官捐献平台志愿者超过 100 万人

附录二

人体器官移植条例

中华人民共和国国务院令第 491 号

《人体器官移植条例》已经 2007 年 3 月 21 日国务院第 171 次常务会议通过，现予公布，自 2007 年 5 月 1 日起施行。

第一章　总　　则

第一条　为了规范人体器官移植，保证医疗质量，保障人体健康，维护公民的合法权益，制定本条例。

第二条　在中华人民共和国境内从事人体器官移植，适用本条例；从事人体细胞和角膜、骨髓等人体组织移植，不适用本条例。

本条例所称人体器官移植，是指摘取人体器官捐献人具有特定功能的心脏、肺脏、肝脏、肾脏或者胰腺等器官的全部或者部分，将其植入接受人身体以代替其病损器官的过程。

第三条　任何组织或者个人不得以任何形式买卖人体器官，不得从事与买卖人体器官有关的活动。

第四条　国务院卫生主管部门负责全国人体器官移植的监督管理工作。县级以上地方人民政府卫生主管部门负责本行政区域人体器官移植的监督管理工作。

各级红十字会依法参与人体器官捐献的宣传等工作。

第五条　任何组织或者个人对违反本条例规定的行为，有权向卫生主管部门和其他有关部门举报；对卫生主管部门和其他有关部门未依法履行监督管理职责的行为，有权向本级人民政府、上级人民政府有关部门举报。接到举报的人民政府、卫生主管部门和其他有关部门对举报应当及时核实、处理，并将处理结果向举报人通报。

第六条 国家通过建立人体器官移植工作体系,开展人体器官捐献的宣传、推动工作,确定人体器官移植预约者名单,组织协调人体器官的使用。

第二章 人体器官的捐献

第七条 人体器官捐献应当遵循自愿、无偿的原则。

公民享有捐献或者不捐献其人体器官的权利;任何组织或者个人不得强迫、欺骗或者利诱他人捐献人体器官。

第八条 捐献人体器官的公民应当具有完全民事行为能力。公民捐献其人体器官应当有书面形式的捐献意愿,对已经表示捐献其人体器官的意愿,有权予以撤销。

公民生前表示不同意捐献其人体器官的,任何组织或者个人不得捐献、摘取该公民的人体器官;公民生前未表示不同意捐献其人体器官的,该公民死亡后,其配偶、成年子女、父母可以以书面形式共同表示同意捐献该公民人体器官的意愿。

第九条 任何组织或者个人不得摘取未满 18 周岁公民的活体器官用于移植。

第十条 活体器官的接受人限于活体器官捐献人的配偶、直系血亲或者三代以内旁系血亲,或者有证据证明与活体器官捐献人存在因帮扶等形成亲情关系的人员。

第三章 人体器官的移植

第十一条 医疗机构从事人体器官移植,应当依照《医疗机构管理条例》的规定,向所在地省、自治区、直辖市人民政府卫生主管部门申请办理人体器官移植诊疗科目登记。

医疗机构从事人体器官移植,应当具备下列条件:

(一)有与从事人体器官移植相适应的执业医师和其他医务人员;

(二)有满足人体器官移植所需要的设备、设施;

(三)有由医学、法学、伦理学等方面专家组成的人体器官移植技术临床应用与伦理委员会,该委员会中从事人体器官移植的医学专家不超过委员人数的 1/4;

(四)有完善的人体器官移植质量监控等管理制度。

第十二条 省、自治区、直辖市人民政府卫生主管部门进行人体器官移植诊疗科目登记,除依据本条例第十一条规定的条件外,还应当考虑本行政区域人体器官移植的医疗需求和合法的人体器官来源情况。

省、自治区、直辖市人民政府卫生主管部门应当及时公布已经办理人体器官移植诊疗科目登记的医疗机构名单。

第十三条 已经办理人体器官移植诊疗科目登记的医疗机构不再具备本条例第十一条规定条件的,应当停止从事人体器官移植,并向原登记部门报告。原登记部门应当自收到报告之日起2日内注销该医疗机构的人体器官移植诊疗科目登记,并予以公布。

第十四条 省级以上人民政府卫生主管部门应当定期组织专家根据人体器官移植手术成功率、植入的人体器官和术后患者的长期存活率,对医疗机构的人体器官移植临床应用能力进行评估,并及时公布评估结果;对评估不合格的,由原登记部门撤销人体器官移植诊疗科目登记。具体办法由国务院卫生主管部门制订。

第十五条 医疗机构及其医务人员从事人体器官移植,应当遵守伦理原则和人体器官移植技术管理规范。

第十六条 实施人体器官移植手术的医疗机构及其医务人员应当对人体器官捐献人进行医学检查,对接受人因人体器官移植感染疾病的风险进行评估,并采取措施,降低风险。

第十七条 在摘取活体器官前或者尸体器官捐献人死亡前,负责人体器官移植的执业医师应当向所在医疗机构的人体器官移植技术临床应用与伦理委员会提出摘取人体器官审查申请。

人体器官移植技术临床应用与伦理委员会不同意摘取人体器官的,医疗机构不得做出摘取人体器官的决定,医务人员不得摘取人体器官。

第十八条 人体器官移植技术临床应用与伦理委员会收到摘取人体器官审查申请后,应当对下列事项进行审查,并出具同意或者不同意的书面意见:

(一)人体器官捐献人的捐献意愿是否真实;

(二)有无买卖或者变相买卖人体器官的情形;

(三)人体器官的配型和接受人的适应证是否符合伦理原则和人体器官移植技术管理规范。

经2/3以上委员同意,人体器官移植技术临床应用与伦理委员会方可出具同意摘取人体器官的书面意见。

第十九条 从事人体器官移植的医疗机构及其医务人员摘取活体器官前,

应当履行下列义务：

（一）向活体器官捐献人说明器官摘取手术的风险、术后注意事项、可能发生的并发症及其预防措施等，并与活体器官捐献人签署知情同意书；

（二）查验活体器官捐献人同意捐献其器官的书面意愿、活体器官捐献人与接受人存在本条例第十条规定关系的证明材料；

（三）确认除摘取器官产生的直接后果外不会损害活体器官捐献人其他正常的生理功能。

从事人体器官移植的医疗机构应当保存活体器官捐献人的医学资料，并进行随访。

第二十条　摘取尸体器官，应当在依法判定尸体器官捐献人死亡后进行。从事人体器官移植的医务人员不得参与捐献人的死亡判定。

从事人体器官移植的医疗机构及其医务人员应当尊重死者的尊严；对摘取器官完毕的尸体，应当进行符合伦理原则的医学处理，除用于移植的器官以外，应当恢复尸体原貌。

第二十一条　从事人体器官移植的医疗机构实施人体器官移植手术，除向接受人收取下列费用外，不得收取或者变相收取所移植人体器官的费用：

（一）摘取和植入人体器官的手术费；

（二）保存和运送人体器官的费用；

（三）摘取、植入人体器官所发生的药费、检验费、医用耗材费。

前款规定费用的收取标准，依照有关法律、行政法规的规定确定并予以公布。

第二十二条　申请人体器官移植手术患者的排序，应当符合医疗需要，遵循公平、公正和公开的原则。具体办法由国务院卫生主管部门制订。

第二十三条　从事人体器官移植的医务人员应当对人体器官捐献人、接受人和申请人体器官移植手术的患者的个人资料保密。

第二十四条　从事人体器官移植的医疗机构应当定期将实施人体器官移植的情况向所在地省、自治区、直辖市人民政府卫生主管部门报告。具体办法由国务院卫生主管部门制订。

第四章　法　律　责　任

第二十五条　违反本条例规定，有下列情形之一，构成犯罪的，依法追究刑事责任：

（一）未经公民本人同意摘取其活体器官的；

（二）公民生前表示不同意捐献其人体器官而摘取其尸体器官的；

（三）摘取未满 18 周岁公民的活体器官的。

第二十六条 违反本条例规定，买卖人体器官或者从事与买卖人体器官有关活动的，由设区的市级以上地方人民政府卫生主管部门依照职责分工没收违法所得，并处交易额 8 倍以上 10 倍以下的罚款；医疗机构参与上述活动的，还应当对负有责任的主管人员和其他直接责任人员依法给予处分，并由原登记部门撤销该医疗机构人体器官移植诊疗科目登记，该医疗机构 3 年内不得再申请人体器官移植诊疗科目登记；医务人员参与上述活动的，由原发证部门吊销其执业证书。

国家工作人员参与买卖人体器官或者从事与买卖人体器官有关活动的，由有关国家机关依据职权依法给予撤职、开除的处分。

第二十七条 医疗机构未办理人体器官移植诊疗科目登记，擅自从事人体器官移植的，依照《医疗机构管理条例》的规定予以处罚。

实施人体器官移植手术的医疗机构及其医务人员违反本条例规定，未对人体器官捐献人进行医学检查或者未采取措施，导致接受人因人体器官移植手术感染疾病的，依照《医疗事故处理条例》的规定予以处罚。

从事人体器官移植的医务人员违反本条例规定，泄露人体器官捐献人、接受人或者申请人体器官移植手术患者个人资料的，依照《执业医师法》或者国家有关护士管理的规定予以处罚。

违反本条例规定，给他人造成损害的，应当依法承担民事责任。

违反本条例第二十一条规定收取费用的，依照价格管理的法律、行政法规的规定予以处罚。

第二十八条 医务人员有下列情形之一的，依法给予处分；情节严重的，由县级以上地方人民政府卫生主管部门依照职责分工暂停其 6 个月以上 1 年以下执业活动；情节特别严重的，由原发证部门吊销其执业证书：

（一）未经人体器官移植技术临床应用与伦理委员会审查同意摘取人体器官的；

（二）摘取活体器官前未依照本条例第十九条的规定履行说明、查验、确认义务的；

（三）对摘取器官完毕的尸体未进行符合伦理原则的医学处理，恢复尸体原貌的。

第二十九条　医疗机构有下列情形之一的,对负有责任的主管人员和其他直接责任人员依法给予处分;情节严重的,由原登记部门撤销该医疗机构人体器官移植诊疗科目登记,该医疗机构 3 年内不得再申请人体器官移植诊疗科目登记:

(一) 不再具备本条例第十一条规定条件,仍从事人体器官移植的;

(二) 未经人体器官移植技术临床应用与伦理委员会审查同意,做出摘取人体器官的决定,或者胁迫医务人员违反本条例规定摘取人体器官的;

(三) 有本条例第二十八条第(二)项、第(三)项列举的情形的。

医疗机构未定期将实施人体器官移植的情况向所在地省、自治区、直辖市人民政府卫生主管部门报告的,由所在地省、自治区、直辖市人民政府卫生主管部门责令限期改正;逾期不改正的,对负有责任的主管人员和其他直接责任人员依法给予处分。

第三十条　从事人体器官移植的医务人员参与尸体器官捐献人的死亡判定的,由县级以上地方人民政府卫生主管部门依照职责分工暂停其 6 个月以上 1 年以下执业活动;情节严重的,由原发证部门吊销其执业证书。

第三十一条　国家机关工作人员在人体器官移植监督管理工作中滥用职权、玩忽职守、徇私舞弊,构成犯罪的,依法追究刑事责任;尚不构成犯罪的,依法给予处分。

第五章　附　　则

第三十二条　本条例自 2007 年 5 月 1 日起施行。

附录三

人体捐献器官获取与分配管理规定

国卫医发〔2019〕2 号

第一章　总　　则

为积极推进人体器官捐献与移植工作,进一步规范人体器官获取,完善人体器官获取与分配体系,推动人体器官捐献与移植事业健康、可持续发展,依据《人体器官移植条例》等法规政策,结合工作实际,制定本规定。

第一条　本规定适用于公民逝世后捐献器官(以下简称捐献器官,包括器官段)的获取与分配。

第二条　本规定中人体器官获取组织(以下简称 OPO)是指依托符合条件的医疗机构,由外科医师、神经内外科医师、重症医学科医师及护士、人体器官捐献协调员等组成的从事公民逝世后人体器官获取、修复、维护、保存和转运的医学专门组织或机构。

第三条　国家卫生健康委负责全国人体捐献器官获取与分配的监督管理工作。

第四条　县级以上卫生健康行政部门负责辖区内人体捐献器官获取与分配的监督管理工作。

第五条　医疗机构应当加强对所设 OPO 的日常管理,保障其规范运行。

第二章　捐献器官的获取

第六条　OPO 获取捐献器官,应当在捐献者死亡后按照人体器官获取标准流程和技术规范实施。获取捐献器官种类和数量,应当与人体器官捐献知情同意书一致。

第七条　OPO 应当履行以下职责:

（一）对其服务范围内的潜在捐献者进行相关医学评估。

（二）获取器官前核查人体器官捐献知情同意书等合法性文件。

（三）维护捐献器官功能。捐献者死亡后，依据捐献者生前意愿或其配偶、成年子女、父母共同书面意愿获取相应捐献器官。

（四）将潜在捐献者、捐献者及其捐献器官的临床数据和合法性文件上传至中国人体器官分配与共享计算机系统（以下简称器官分配系统，网址：www.cot.org.cn）。

（五）使用器官分配系统启动捐献器官的自动分配。

（六）获取、保存、运送捐献器官，并按照器官分配系统的分配结果与获得该器官的人体器官移植等待者（以下简称等待者）所在的具备人体器官移植资质的医院（以下简称移植医院）进行捐献器官的交接确认。

（七）对捐献者遗体进行符合伦理原则的医学处理，并参与缅怀和慰问工作。

（八）保护捐献者、接受者和等待者的个人隐私，并保障其合法权益。

（九）组织开展其服务范围内医疗机构相关医务人员的专业培训，培训内容涉及潜在捐献者的甄别、抢救、器官功能维护等。开展学术交流和科学研究。

（十）配合本省份各级红十字会人体器官捐献管理机构做好人体器官捐献的宣传动员、协调见证、缅怀纪念等工作。

第八条　OPO应当组建具备专门技术和能力要求的人体捐献器官获取团队，制定潜在捐献者识别与筛选医学标准，建立标准的人体捐献器官获取技术规范，配备专业人员和设备，以确保获取器官的质量。

第九条　医疗机构成立OPO，应当符合省级卫生健康行政部门规划，并符合OPO基本条件和管理要求。

第十条　OPO应当独立于人体器官移植科室。

第十一条　省级卫生健康行政部门应当根据覆盖全省、满足需要、唯一、就近的原则做好辖区内OPO设置规划，合理划分OPO服务区域，不得重叠。

第十二条　省级卫生健康行政部门应当根据OPO设置规划，在满足需要的前提下减少OPO设置数量，逐渐成立全省统一的OPO。

第十三条　省级卫生健康行政部门应当将OPO名单及其服务区域及时报国家卫生健康委备案。变更OPO名单或服务区域，应当在变更后5个工作日内报国家卫生健康委备案。

第十四条　OPO应当在省级卫生健康行政部门划定的服务区域内实施捐

献器官的获取,严禁跨范围转运潜在捐献者、获取器官。

第十五条　OPO进行潜在捐献者评估时,应当在器官分配系统中登记潜在捐献者信息及相关评估情况,保障潜在捐献者可溯源。

第十六条　OPO应当建立捐献者病历并存档备查。捐献者病历至少包括:捐献者个人基本信息、捐献者评估记录、人体器官捐献知情同意书、死亡判定记录、OPO所在医疗机构人体器官移植技术临床应用与伦理委员会审批材料、人体器官获取同意书、器官获取记录、获取器官质量评估记录、器官接收确认书等。转院的患者需提供首诊医院的出院记录。

第十七条　OPO应当在红十字会人体器官捐献协调员现场见证下获取捐献器官,不得在医疗机构以外实施捐献器官获取手术。捐献者所在医疗机构应当积极协助和配合OPO,为实施捐献器官获取手术提供手术室、器械药品、人员等保障。

第十八条　各级各类医疗机构及其医务人员应当积极支持人体器官捐献与移植工作,并参加相关培训。发现潜在捐献者时,应当主动向划定的OPO以及省级红十字会报告,禁止向其他机构、组织和个人转介潜在捐献者。

第十九条　省级卫生健康行政部门应当在OPO的配合下,依照《人体器官移植条例》的有关规定,积极与当地医疗服务价格管理部门沟通,核算人体器官捐献、获取、保存、分配、检验、运输、信息系统维护等成本,确定其收费标准。

第二十条　人体器官获取经费收支应当纳入OPO所在医疗机构统一管理。医疗机构应当根据人体器官获取工作特点,建立健全人体器官获取财务管理制度,规范人体器官获取有关经费收支管理。

第二十一条　OPO所在医疗机构应当向其服务区域内的捐献者所在医疗机构支付维护、获取捐献器官所消耗的医疗与人力等成本。移植医院接受捐献器官,应当向OPO所在医疗机构支付人体器官获取的相关费用。

第三章　人体捐献器官获取质量管理与控制

第二十二条　国家卫生健康委建立人体捐献器官获取质量管理与控制体系,发布人体捐献器官获取质量管理与控制标准,收集、分析全国人体捐献器官获取相关质量数据,开展OPO绩效评估、质量管理与控制等工作。

第二十三条　省级卫生健康行政部门应当收集、分析辖区内人体捐献器官获取相关质量数据,开展辖区内OPO绩效评估、质量管理与控制等工作。

第二十四条　OPO组织或其所在医疗机构应当按照要求建立本单位人体

器官获取质量管理与控制体系,对 OPO 工作过程进行全流程质量控制,包括建立标准流程、制定本单位人体器官获取技术要求,以及记录分析评估相关数据等。

第四章　捐献器官的分配

第二十五条　捐献器官的分配应当符合医疗需要,遵循公平、公正和公开的原则。

第二十六条　捐献器官必须通过器官分配系统进行分配,保证捐献器官可溯源。任何机构、组织和个人不得在器官分配系统外擅自分配捐献器官,不得干扰、阻碍器官分配。

第二十七条　移植医院应当将本院等待者的相关信息全部录入器官分配系统,建立等待名单并按照要求及时更新。

第二十八条　捐献器官按照人体器官分配与共享基本原则和核心政策的规定,逐级进行分配和共享。有条件的省份可以向国家卫生健康委提出实施辖区内统一等待名单的捐献器官分配。

第二十九条　OPO 应当按照要求填写捐献者及捐献器官有关信息,禁止伪造篡改捐献者数据。

第三十条　OPO 获取捐献器官后,经评估不可用于移植的,应当在分配系统中登记弃用器官病理检查报告结果,说明弃用原因及弃用后处理情况。

第三十一条　OPO 应当及时启动器官分配系统自动分配捐献器官。器官分配系统按照人体器官分配与共享基本原则和核心政策生成匹配名单,并向移植医院发送分配通知后,OPO 应当及时联系移植医院,确认其接收分配通知。

第三十二条　移植医院接到器官分配通知后,应当在 30 分钟内登录器官分配系统查看捐献者和捐献器官的相关医学信息,并依据医学判断和等待者意愿在 60 分钟内作出接受或拒绝人体器官分配的决定并回复。拒绝接受人体器官分配的,应当在器官分配系统中说明理由。

第三十三条　OPO 应当按照器官分配结果将捐献器官转运至接受者所在移植医院,转运过程中应当携带器官接收确认书。到达移植医院后应当与移植医院确认并交接捐献器官的来源、类型、数量及接受者身份。

第三十四条　移植器官交接后,特殊原因致接受者无法进行移植手术的,移植医院应当立即通知 OPO,由 OPO 使用分配系统进行再分配。

第三十五条　移植医院应当严格执行分配结果,并在人体器官移植手术完成后,立即将接受者信息从等待者名单中移除。

第三十六条　为避免器官浪费,对于符合以下情形的捐献器官开辟特殊通道。OPO可通过器官分配系统按照人体器官分配与共享基本原则和核心政策选择适宜的器官接受者,并按程序在器官分配系统中按照特殊情况进行登记。省级卫生健康行政部门应当加强对特殊通道的监督管理。

(一)因不可抗力导致捐献器官无法转运至分配目的地的;

(二)捐献器官已转运至分配目的地,但接受者无法进行移植手术,再分配转运耗时将超过器官保存时限的;

(三)器官分配耗时已接近器官保存时限的。

第三十七条　国家卫生健康委定期组织专家或委托专业机构对人体器官分配与共享基本原则和核心政策进行评估,必要时根据工作需要修订。

第五章　监　督　管　理

第三十八条　省级卫生健康行政部门应当及时公布辖区内已经办理人体器官移植诊疗科目登记的医疗机构名单、OPO名单及其相应的服务范围。

第三十九条　省级卫生健康行政部门应当按年度对全省各OPO工作进行评估,形成省级人体器官获取质量管理与控制报告。省级卫生健康行政部门应当根据OPO评估及质控结果对辖区内OPO服务区域进行动态调整。

第四十条　省级卫生健康行政部门应当加强器官分配管理,指导辖区内移植医院规范使用器官分配系统分配捐献器官,做好移植医院人体器官移植临床应用能力评估,将移植医院器官分配系统规范使用情况作为其人体器官移植临床应用能力评估的重要内容。

第四十一条　移植医院分配系统规范使用评估主要包括以下内容:

(一)等待者录入分配系统情况;

(二)接到器官分配通知后应答情况;

(三)有无伪造等待者医学数据的情形;

(四)器官分配结果执行情况;

(五)特殊通道使用是否规范;

(六)移植后将接受者信息从等待者名单中移除情况。

移植医院分配系统规范使用评估不合格的,应当进行整改,整改期间暂停器官分配。

第四十二条　医疗机构违反本规定的,视情节轻重,依照《刑法》《人体器官移植条例》《医疗机构管理条例》等法律法规，由县级以上卫生健康行政部门给予警告、整改、暂停直至撤销人体器官移植诊疗科目登记的处罚。

医务人员违反本规定的，视情节轻重，依照《刑法》《执业医师法》《人体器官移植条例》等法律法规，由县级以上卫生健康行政部门依法给予处分、暂停执业活动直至吊销医师执业证书的处罚。涉嫌犯罪的，移交司法机关追究刑事责任。

第六章　附　　则

第四十三条　本规定自 2019 年 3 月 1 日起施行，《人体捐献器官获取与分配管理规定（试行）》（国卫医发〔2013〕11 号）同时废止。